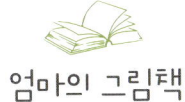

엄마의 그림책

그림책 태교로 육아의 길을 안내하는
엄마의 그림책

초판 1쇄 발행 2016년 2월 29일

지은이 김소라, 김은정, 김효선, 안세정

펴낸이 강기원
펴낸곳 도서출판 이비컴

편 집 오수연
표 지 김수미
마케팅 강필중, 박선왜

주 소 서울시 동대문구 천호대로81길 23 수하우스 201호
전 화 02)2254-0658 **팩 스** 02-2254-0634
메 일 bookbee@naver.com
출판등록 2002년 4월 2일 제6-0596호
I S B N 978-89-6245-123-8 13590

ⓒ 김소라 김은정 김효선 안세정, 2016

본 책에 이해를 돕기 위해 수록한 그림책 표지 및 일부 내지 이미지의
저작권은 각 출판사에 있습니다.

책 값은 뒤표지에 있습니다.
파본이나 잘못 인쇄된 책은 구입하신 서점에서 교환해드립니다.

> 「이 도서의 국립중앙도서관 출판예정도서목록(CIP)은 서지정보유통지원시스템 홈페이지
> (http://seoji.nl.go.kr)와 국가자료공동목록시스템(http://www.nl.go.kr/kolisnet)에서
> 이용하실 수 있습니다.(CIP제어번호: CIP2016004534)」

그림책 태교로
육아의 길을 안내하는

엄마의 그림책

김소라
김은정
김효선
안세정

지음

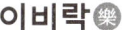

프롤로그

　우연한 기회에 《그림책으로 태교하기》라는 강의를 맡게 되었다. 임산부 대상의 그림책 태교 강의였다. '송파 어린이 도서관'에서 이루어진 그림책 태교강의를 시작으로 보건소, 병원, 도서관, 인구보건협회 등 다양한 기관에서 임산부 대상의 그림책 강의를 이어나갈 수 있었다. 그림책 태교라는 내용 자체도 낯설 뿐더러 임산부들은 생각보다 그림책에 대한 지식이 없었다. 생각해 보니 나 역시 그러했다. 그림책을 본격적으로 접한 것은 임신을 알고난 이후였기 때문이다. 특별히 그림책을 좋아해서 즐겨 본다는 사람들은 거의 없다. 여성도 그러할진대 그림책 좋아하는 미혼 남자는 대한민국에서 희귀종이 아닐까.

　그림책 태교 강의에 온 분들께 '평소 그림책을 읽어보셨나요?' 라고 질문하면 손드는 사람들이 거의 없다. 간혹 그림책 출판과 관련된 일을 하거나 그림을 그렸던 분들이 드물게 1~2명 있었다. 뭐든 처음 접하는 시작이 중요하다. 첫 경험의 강렬한 호기심이나 재미로 인해 그 분야에 관심이 생긴다. 미팅이나 소개팅 자리에서 파트너가 괜시리 '느낌'이 좋으면 지속적으로 만나고 싶어지는 것처럼. 크리스마스 교회에서 초코파이를 나누어 주었던 일로 교회를 다니게 되었다는 것처럼. 단순히 수학 선생님이 멋

있어서 수학을 좋아하게 되었다는 것처럼. 뭐든 시작은 짧은 관심과 호기심이 동기가 된다. 그림책이라는 세계를 처음 접하는 임산부들에게 놀라운 재미로 가득찬 그림책의 영역을 소개해주고 싶었다. 주로 내가 읽고서 벅찬 감동을 느꼈거나, 생각의 전환을 갖게 된 그림책을 읽어 주고 작가에 대해 알려주었다. 그림책을 읽어 주는 요령이나 그림책 고르는 방법, 그림책 육아 시작하는 노하우까지 담았다. 그림책 태교 강의를 들은 후 임산부들은,

"그림책이 이렇게 재밌는 줄 몰랐어요. 그림책에 오늘 처음으로 호기심 갖게 되었어요."

"아마 오늘 이 강의 듣지 않았다면 그림책이라는 분야 자체를 몰랐을지도 몰라요."

"아이가 좀 더 큰 다음에 그림책을 읽어 주리라 막연하게 생각했는데 태교 때부터 그림책 읽어야 하는 이유를 알게 되었네요."

"태교에도 좋을뿐더러 앞으로의 육아에 큰 도움되는 강의였습니다."

"이번 강의를 듣지 않았다면 나중에 주변에 휩쓸려 전집을 구입하거나 영업사원의 말만 듣고 책을 고르게 되지 않을까요. 책 선정이나 구입에 도움되었습니다."

"어린이 도서관 정보나 그림책 중고매장 등에 관한 정보도 유익했어요."

이런 반응들을 말하곤 했다. 강의를 특별하게 잘해서가 아니라 임산부들이 그림책을 처음 접하는 신선한 강의였기 때문이라 생각한다. 그림책으로 태교했던 엄마들은 자연스럽게 그림책 육아를 하게 되고, 초등학생 이후 독서 및 토론교육으로 연결된다. 그림책으로 감동을 느낀 엄마들이

그림책에 감동하는 아이를 만들어낸다.

 나는 2005년 아이를 임신하였고, 태교하면서 약 200여 권의 그림책을 뱃속아이에게 읽어주었다. 사실 대학시절 아동문학가 현은자 교수님의 강의를 들은 것이 큰 계기였다. 1997년도 아동문학 강의 시간에 대학생을 모아놓고, '존 버닝햄'의 그림책을 읽어주신 현은자 교수님(현재 성균관대 아동청소년과 교수)의 음성과 분위기를 잊을 수 없었다. 스물 한 살이었던 나는 당시 '내가 엄마가 되면 그림책을 읽어주는 엄마가 되어야지.' 라고 어렴풋이, 막연히 생각했다. 왜냐하면 그 때 온몸으로 느낀 감각이 남달랐기 때문이다. 속으로 울기도 했다. 그림책 자체가 감동적이어서가 아니라 '누군가가 나에게 책을 읽어 주는 일' 자체가 오래된 그리움이어서... 그리고 시간이 흘러 결혼을 하고 임신을 하게 되어 본격적으로 그림책을 읽었다. 어떤 책을 읽었는지 수첩에 메모하며 그림책 일기를 짬짬이 써 놓았던 2005년도의 경험이 10년 후 현재 나를 다른 사람으로 만들어 놓았다고 해도 과언이 아니다.

 시중에 수많은 그림책 관련 육아서들이 쏟아져 나오고 있다. 정신과의사, 심리상담사, 아동문학교수 등의 전문가들이 쓴 그림책관련 도서들이 많다. 보통의 엄마들이 육아하면서 그림책을 활용한 경험담을 쓴 에세이도 있다. 하지만 그 중 '그림책 태교'와 관련된 경험과 내용을 다룬 책들은 거의 없다는 것을 알게 됐다. 그림책 태교의 경험담, 임신기에 읽으면 좋은 그림책을 선정한 책, 그림책 태교의 중요성 등 실전 경험에 관한 책은 없었다. 누군가가 임신했을 때 '이러 이러한 그림책을 읽었다'는 경험만으로 위로가 되고 힘이 된다. 경험만큼 강력한 학습은 없기 때문이다.

이 책은 임신한 산모에게 그림책 태교의 길잡이가 되어 줄 것이다. 어떤 책을 골라 읽어야 하는지 상세하게 알려주는 팁도 가득하다. 남이 골라주는 그림책이 아닌 엄마가 능동적으로 선택하여 애정을 갖고 골라서 읽은 단 한권의 그림책은 출산 후 아이와의 특별한 끈이 된다. 임신했을 때 만난 단 한 권의 그림책이 어쩌면 엄마로서의 가치관을 형성하는 계기가 될지도 모른다. 한 권의 그림책이 엄마가 되는 두려움을 조금 덜어줄 수 있다면 아이의 성장발달을 이해하는 예습도 될 것이다.

과연 그림책 태교를 한다고 하여 아이들이 일찍 한글을 떼고, 호기심 가득한 영재아가 되는 건 아닐까? 기대하는 분들이 혹시 있을지 모른다. 세상에 태어난 내 아이를 누구보다도 특별하게 키우고자 하는 부모의 마음이 반영되어서인지 뭔가 특별한 태교를 하려고 애쓰는 이들도 있다. 사실 내가 그랬다. 태교하면서 수학 정석도 풀고, 영어 공부도 하고, 바느질로 만들기도 하고, 그림도 그리고, 피아노도 쳤다. 그렇다면 지금 그 아이는? 현재 12살이 된 아들은 매일 게임 좋아하고, 만화 좋아하고, 학교공부에 흥미없는 아주 평범한 남자 아이다. 지금도 옆에서 뒹굴거리며 스마트폰으로 만화를 본다. '영재로 만드는 특별한 태교법'은 사실 복불복이라 할 수 있다. 열심히 태교했는데 기대만큼 훌륭한(?) 아이가 되지 않아서 실망하는가? 그렇지 않다. 오히려 축복이다. 혹시 그랬더라면 '특별한 태교를 해서 특별하고 우수한 아이가 되었다'는 오만한 생각으로 가득 찬 자기 세계에 갇힌 독단적인 부모가 되었을 것이다.

이 책은 그림책 태교를 해서 아이가 똑똑하거나, 영특하거나, 학교 공부를 잘하게 되었다는 결과 보고는 아니다. 이 책의 저자인 김소라, 김은정,

김효선, 안세정은 오히려 그림책 태교를 하면서 백과사전류의 지식을 주입하는 일만큼은 지양하게 되었다. 조기교육으로 학교공부에서 앞서 나가는 것을 싫어하게 되었으며, 감수성을 느끼고 자유로운 사고를 할 줄 아는 유연성있는 아이로 키울 수 있었다. 도심에서 다소 떨어진 곳으로 이사 가서 자연에서 뛰어노는 것을 즐길 줄 아이로 키우게 되었다. 많이 알기 보다는 많은 걸 나눌 줄 아는 인간관계가 폭넓은 아이로 키우는 엄마가 되었다. 사교육을 하지 않고 아이마다 다른 발달시기를 기다리면서 조급해 하지 않는 부모가 될 수 있었다. 또한 학교에서 혹은 도서관에서 그림책을 읽어주는 학부모가 되었다. 이 모든 것이 그림책 덕분이다.

이 책이 나올 수 있도록 도움을 준 것은 순전히 우리들의 아이 덕이다. 아이들이 이 세상에 태어나지 않았더라면 이 책도 태어날 수 없었다. 아이들이 없었다면 그림책이라는 놀라운 세계를 영영 몰랐을지도 모른다. 네 명의 엄마들을 그림책이라는 황홀한 세계로 이끌어 준 아이들 때문에 이 책이 세상에 나온 셈이다. 특히 4명의 저자 중 김효선, 안세정은 이 책을 쓰면서 각각 둘째 아이와 셋째 아이를 임신한 상태였다. 그들의 생생한 경험담이 고스란히 책에 담겨 있다. 이재혁, 이지호, 이유나, 염리원, 염서빈, 안휘준, 안휘연, 안휘은 8명의 아이들은 모두 엄마를 위한 선생으로 이 땅에 태어난 존재들이다.

곧 피어오를 초록이들을 생각하며
저자 일동

CONTENTS

프롤로그 005

01 태교를 준비하는 그림책

01 이런 마음으로 엄마가 되어도 될까? 014
02 이런 마음으로 아빠가 되어도 될까? 021
03 출산의 두려움, 그림책으로 극복하기 029
04 엄마의 엄마 035
05 그림책으로 태교할 걸 042
06 임신했을 때 읽은 '최고의' 그림책들 047
- 엄마가 되는 숭고함을 알려준 책 047
- 엄마를 기다리는 아기, 아기를 기다리는 엄마 051
- 너무 너무 놀라운 너 054
- 엄마는 기쁘다 056

07 우리 아이 태몽, 그리고 그림책 059
08 너도 엄마가 되면 알게 될 거야 066
09 그림책으로 아기와 이야기 나눠요 074

02 태교를 배우는 그림책

01 믿음을 주는 그림책 {0~10주} 080
02 용기를 주는 그림책 {11~20주} 088
03 지혜를 주는 그림책 {21~30주} 094
04 사랑을 주는 그림책 {31~40주} 101

엄마의 그림책

05 내가 좋아하는 그림책 작가는? 109
- 아이의 눈높이를 맞추는 '존 버닝햄' 109
- 재미, 의미, 철학을 담는 '유타 바우어' 116
- 나, 우리, 모두의 이야기를 담는 '권윤덕' 120
- 아이의 마음을 가진 어른 '김점선' 125

06 도서관으로 태교하러 갈까? 133
{ 어린이도서관 이용하기, 북스타트 안내 }
Tip | 도서관으로 그림책 태교하러 가기

03 태교를 즐기는 그림책

01 내 손으로 직접 그림책 고르기 140
02 태교하며 읽기 좋은 우리 그림책 145
03 태교하며 들려주기 좋은 옛이야기 그림책 151
04 태교하며 보기 좋은 그림이 아름다운 그림책 159
05 태교하며 느끼기 좋은 음률이 있는 그림책 166
06 태교하며 듣기 좋은 음악이 흐르는 그림책 173
07 이런 태교도 할 수 있어요 178
- 태담 태교 178
- 음악 태교 180
- 미술 태교 181
- 걷기 태교 183
- 일기(글쓰기) 태교 185
- 바느질 태교 187

04 그림책으로 자라는 아이

01 그림책 모임, 우리도 한 번 만들어 볼까?   **190**

Tip | 그림책 모임 만들기와 진행방법

02 그림책으로 하는 품앗이 육아   **201**

    {은평 품앗이 육아 '은평 북스타트 맘'}

03 내 딸로 태어나줘서 고마워   **206**

04 동생이 생겼어요   **212**

05 그림책으로 아이의 욕구 이해하기   **219**

- 사랑과 소속의 욕구   **222**
- 자유의 욕구   **227**
- 즐거움의 욕구   **232**
- 힘 성취의 욕구   **237**
- 생존의 욕구   **242**

06 너와 나를 이어 주는 그림책 {생후 1년 애착관계 형성}   **250**

07 나를 발견하게 하는 그림책 {생후 2년 자존감 형성}   **256**

08 어울림을 알려주는 그림책 {생후 3년 사회성 형성}   **264**

09 즐거운 그림책 소통   **271**

10 워킹 맘을 위로하는 그림책   **278**

부록 | 본문에 소개한 그림책 목록   **284**

01장
태교를 준비하는 그림책

엄마라는 존재가 만들어지는 데는 시간이 필요하다. 그 중 가장 손쉽게 자신을 꽤 괜찮은 엄마로 끌어올릴 수 있는 최고의 방법으로 '독서'를 꼽을 수 있다.

그림책 속에는 아이들의 순진무구하고 영롱한 세계가 잘 담겨 있다. 그림책 읽기는 단순히 아이를 위해서만이 아니라 그림책을 통해 부모도 각박해진 마음을 조금은 느슨하게 풀 수 있다. 또한 그림책에 담긴 상상을 통해 아이를 어떻게 키워 가면 좋을지를 내다볼 수 있게 되고, 부모 역시 동심을 찾게 될 뿐만 아니라 앞으로 자신의 삶을 어떻게 일궈가야 할지를 새롭게 다져갈 수도 있다.

1장에서는 태교를 준비하는 예비 엄마 아빠에게 앞이 캄캄한 육아의 길도 그림책이 작은 등불이 되어 행복한 육아가 무엇인지를 안내해줄 것이다.

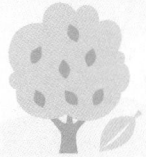

01
이런 마음으로 엄마가 되어도 될까?

"그렇게 기다리던 아이를 임신했는데 별로 행복하지 않아."

얼마 전 임신소식을 전하며 기뻐했던 친구의 전화였다. 지금 임신 7개월로 뱃속 아이의 존재를 태동으로 느끼며 만날 날을 기대해야 할 시기인데 우울한 목소리였다. 왜 그럴까?

아무래도 아이를 가지니 이것저것 제약이 많고 하지 마라 먹지 마라하는 것들도 전보다 많아져서 그럴 것이다. 아이를 갖게 되면 자신의 삶의 많은 부분을 포기해야 하니 당연히 상실감이 크다. 남편과 둘이 단란하게 보내는 지금과 아이가 태어나 부산해지고 정신없어질 것 같다는 생각에 그나마 내 안에 있던 모성애도 모두 달아나버릴 것만 같았다.

그러나 앞으로의 일을 벌써 걱정하지 않아도 된다. 이런 마음으로 엄마가 되어도 좋을까 하는 걱정일랑 하지 말자. 엄마라는 존재가 남자와 여자 성별을 나누는 것처럼 타고나는 것이 아니다. 그렇기에 엄마라는 존재가 만들어지는데 시간이 필요하다.

요즘 엄마들은 아이를 낳고 기르는 일을 과거보다 더 많이 힘들어 한다. 나 역시 그랬고 지금도 그러고 있다. 왜냐하면 어릴 때부터 남자들과 차별 없이 자신의 인생을 잘 살도록 교육받았기 때문이다. 20~30년을 오로지 자기의 인생만 생각하며 살다가 갑자기 아기가 태어난다. 내 시간을 빼앗아가고 내 수고를 당당하게 요구하고 나의 고통이나 감정 따위는 아랑곳하지 않는 상황에 놓이니 힘든 게 어찌 보면 당연할 수 있다. 그래서 초보 맘 시절은 내 자신을 위해 살았던 모든 것들을 포기하느라 안간힘을 쓰는 때이기도 했다. 아이에게 최선을 다하면서도 가끔은 분하고 억울하고 손해 보는 기분이 들면서 말이다.

옛날 우리 엄마들은 젊은 엄마들에게 '너희는 애들 거저 키우는 거다'라고 말씀하시곤 한다. 그러나 그렇지 않다. 요즘 엄마들은 자신과의 싸움이 만만치 않다. 괴로움의 내용이 다를 뿐이지 과거 엄마들처럼 힘들고 고민스럽다. 수많은 날들을 눈물로 보내기도 한다. 그렇게 하면서 서서히 엄마가 되어간다. 수없이 많이 고민하고 또 전전긍긍하면서 힘겹게 자신이 엄마임을 받아들이고 있어서이다.

나만의 삶을 중시했던 여성들이 내면에 강한 모성애를 가지고 있을 때는 육아가 무척 어렵고 혼란스러운 일이 된다고 한다. 그래서 임신 전의 나로 되돌아가고 싶은 마음이 들기도 하는 것이 아닐까? 그럴 때 엄마가 될 자격이 부족하다고 자책하지 말자. 스스로 엄마가 되는데 긴 호흡이 필요한 사람이라고 생각하자. 이제 곧 엄마가 될, 기꺼이 엄마가 되기로 받아들인 나를 칭찬하고 격려하자.

자, 지금부터 엄마가 되는 것이 기대되는 엄마들의 그림책을 읽어보는 것이 어떨까?

『엄마가 엄마가 된 날』

나가노 히데코 지음, 한영 옮김 | 책 읽는 곰

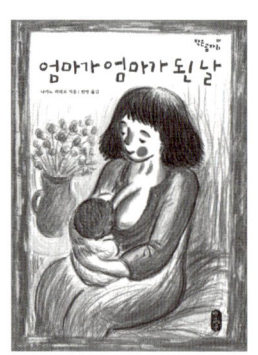

요즘은 대부분 병원에서 아기를 낳는다. 병원에서 아기를 낳기 전 긴장되는 마음과 아기가 빨리 태어나길 기다리는 마음이 같이 있을 것이다. 『엄마가 엄마가 된 날』은 '네가 태어난 날 이야기를 들려줄게'로 시작한다. 출산예정일이 다가와도 아기가 좀처럼 나올 신호가 없자 엄마는 입원을 하게 된다. 초음파상으로 아기가 건강하다는 것을 확인하고 엄마는 운동 삼아 병원을 둘러보기 시작한다. 진료 대기실, 식당, 매점, 신생아실, 산모교실 등을 다니며 뱃속 아기와 이야기를 나누던 도중 진통의 신호가 온다. 엄마는 급히 '진통실'로 옮겨지고 간호사가 진통 간격을 잰다. 이런 상황들이 만화처럼 컷으로 나눠져 아기가 태어날 시간이 임박했음을 보여준다. '분만실'에서 마지막 진통을 하고 힘을 주는 순간 "응애" 하고 아기가 태어난다. 바로 탯줄이 달린 아기를 안아보며 "엄마란다. 엄마야." 라며 기쁨의 눈물을 흘린다.

분만에 대한 두려움을 갖고 있는 예비 엄마들이 의외로 많다. 병원에 입원해서 분만까지의 과정을 차분하고 자연스럽게 보여주며 아기자기한 색채로 그려낸 『엄마가 엄마가 된 날』을 읽으며 기다리던 아기와 만날 순간을 상상해보는 것도 좋을 듯하다. 나중에 내 아기에게 이런 이야기를 들려줘야지 하고 준비하는 시간이 될 수 있다.

『엄마, 언제부터 날 사랑했어?』
안니 아고피앙 글, 클레르 프라네크 그림, 염미희 옮김 | 문학동네

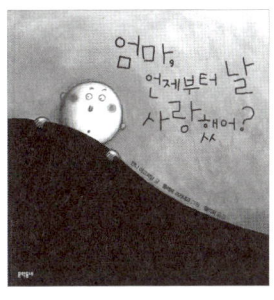

제목부터가 인상적인 책이다. 『엄마, 언제부터 날 사랑했어?』는 앞뒤 속표지에 탯줄이 그려져 있다. 엄마는 내가 생긴 그 때부터 나를 사랑했다는 것을 보여주는 대목이다. 아기가 태어나기까지 40주, 280일, 6,720시간, 403,200분을 기다려야 한다. 그 시간들이 설렘과 감동의 순간순간들임을 책의 곳곳에서 알 수가 있다.

작은 씨앗처럼 생긴 태아가 엄마의 자궁 속에서 자리 잡고, 탯줄을 달고 헤엄치듯 지내던, 그러니까 아직 아기처럼 생기진 않았지만 심장이 뛰기 시작한 그날부터, 어떻게 지냈고 무엇을 먹었고 어떻게 성장해서 이 세상으로 나오게 됐는지

를 보여 주는 그림책이다. 아기의 성장 뿐만 아니라 엄마의 기다림과 사랑의 순간들을 감동적으로 그려냈다. 프랑스의 심리학자이자 카피라이터로 활약 중인 안니 아고피앙이 엄마의 따뜻한 마음을 담아 재치 있는 솜씨로 글을 썼다. 그림을 그린 클레르 프라네크는 두 아이의 엄마로서 애정이 듬뿍 묻어나는 색감의 그림을 그렸으며, 옮긴이 염미희는 이 책을 번역하고 얼마 뒤에 두 번째 아이를 낳았다고 한다. 세 엄마가 따뜻한 마음으로 이 책을 만들어냈다고도 볼 수 있다.

차분하게 이야기를 나누는 듯한 글 뒤로 엄마의 하루하루와 태아의 성장을 담은 그림이 펼쳐진다. 엄마가 무엇을 하든, 누구와 함께 있든 뱃속 아이도 함께한다. 사랑스럽게 그림과 글이 잘 어우러지는 가운데 이미 우리는 '너'를 사랑하고 있었다는 메시지를 보여준다. 중간 중간 아기에 대한 온가족들의 코멘트들이 수다스럽게 연출한 장면이 재치 있다. 뱃속 아기와 태담이 아직도 부담스럽고 어렵다면 이 책을 읽고 한번 똑같이 따라 해보는 것을 어떨까?

『우린 모두 아기였다!』

스즈키 마모루 글 그림, 김난주 옮김 | 베틀북

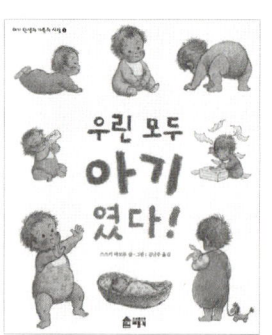

아기의 성장 과정을 한눈에 볼 수 있는 책. 거기에 독특한 구성과 사실적인 그림, 밝고 따뜻한 색감으로 그림책의 재미까지 주는 『우린 모두 아기였다』는 예비 엄마와 아빠는 물론 아기를 둔 엄마들에게도 종합 선물 세트 같은 책이다. 특히 이 책에서 말하는 '모두가 아기였다'는 커 가면서 간과하기 쉬운 사실을 짚어 주며 의

미심장한 메시지를 전한다. 뱃속에 있을 때의 초음파로만 확인되던 아기가 태어나서 2개월, 4개월......., 만 3살까지 자라는 동안 변화하는 모습과, 각 개월 수마다의 특징들을 아기자기하고 자세하게 설명하고 있다. 섬세하고 정교한 그림과 친근하고 유머러스한 말투로 이야기를 풀어가고 있기 때문에 읽는 사람이 지루하지 않고 금세 책 속으로 빠져들게 된다. 소시지 같은 팔다리에 포동포동한 볼에 한번 안아보고 싶고 만져보고 싶은 귀여운 아기로 그려져 있어 읽는 동안 미소가 절로 나온다. 딱딱한 육아백과사전보다 보석 같은 성장의 순간과 발달과정을 즐겁게 읽어 볼 수 있다. 내 아기가 태어나서 어떻게 자랄까 막연하게 생각하기보다는 『우린 모두 아기였다』를 통해서 구체적으로 이미지를 그려보는 것도 임신기간을 즐겁게 보내는 방법이다.

이렇게 태담을 나눠보아요

다온아. 엄마랑 『우린 모두 아기였다』라는 책을 읽어볼까 해. 태어나서 거의 두 달은 우리 다온이가 대부분은 먹고 자기만 한다는구나. 열 달 동안 엄마 뱃속에 있다가 나와서 모든 게 낯설고 힘들겠지만 우리 잘해보자.

4~5개월이 되었을 때야 비로소 너는 진짜 웃음을 엄마에게 보여준대. 배냇웃음에도 엄마는 모든 힘든 순간들을 다 잊어버리겠지만 그래도 네가 진짜 방실방실 웃어준다면 더 기쁠 것 같아.

6~7개월이 되면 제법 힘이 세져서 혼자 장난도 칠 줄 안다면서? 엄마는 그 날이 기대된다. 이유식도 먹을 시기가 되는데 엄마가 솜씨는 없지만 그래도 네가 맛있게 먹어준다면 어느 일류 요리사 부럽지 않게 노력해볼게.

한 살이 되어 네가 걸을 수 있게 되면 엄마는 다온이와 가고 싶은 곳이 너무 많아. 동물원에도 가보고 수족관에도 가보고 싶어. 또 넓은 공원에서 네가 나에게 달려와 안긴다면 정말 행복할 것 같단다. 생각도 많이 하고, 하고 싶은 것도 많아진다는 한 살. 엄마는 그 날이 언제 올까 벌써 기다려진다. 다온이가 혼자 옷도 입을 수 있고 계단을 오를 수 있다는 것도 엄마는 신기하기만 해.

'빠바 하 빵빵 가'처럼 알아들을 수 없을 것 같은 말들을 쏟아내도 엄마가 단박에 알아들을게. 네가 말을 한다는 것만으로도 엄마는 참 행복할 것 같거든. 지금 뱃속에 있지만 다온이 네가 세상에 나와서 엄마와 함께 할 것들이 많아진다는 것만으로도 즐거워. 사랑한다. 내 아기 다온아.

02

이런 마음으로
아빠가 되어도 될까?

" 자기야! 나 임신 맞대."
남편에게 전화를 걸어 떨리는 목소리로 임신 소식을 전했다. 한동안 남편은 아무 말도 없었다.

" 다행이다. 정말 잘됐다."
전화기 너머 남편의 떨리는 목소리가 들려왔다. 우는 것일까? 그러더니 이내 밝은 목소리로

"오늘 얼른 끝내고 총알 같이 갈게!"

그리고는 남편과의 통화를 끝냈다. 그 때 남편의 마음은 어떠했을까? 그냥 좋기만 했을까? 아니면 나처럼 기쁘면서도 겁이 났을까?

"아내의 배에 손을 얹어 꼬물거리는 것을 느낄 때는 '내가 아빠가 되는 구나'하는 생각이 들어요. 하지만 아내가 집안일 하는 것도 힘들어하고 전보다 짜증도 늘고 감정기복도 심할 때는 내가 뭔가 손해 보는 것 같은 생각이 들어요."

"휴일에 공원 같은 데를 가보면 아기 띠 메고 기저귀 가방 들고 땀을 뻘뻘 흘리며 가는 아빠들을 보면 나중에 내 모습이 저렇겠구나 하면서 벌써부터 한숨이 나온다니까요. 지금 아내와 단둘이 단란하게 손잡고 걸어가는 이 순간은 이제 끝이잖아요."

"임신 소식을 들었을 때 정말 기뻤거든요. 그런데 요즘은 아이 한 명한테 드는 돈이 많잖아요. 갑자기 어깨가 뻐근해지며 무거워지기 시작했어요."

첫 아이를 가졌을 때의 남편 마음은 알 수 없었지만 주변에 다른 예비 아빠의 이야기들로 어렴풋이 짐작할 수 있었다.

예비 엄마들이 임신을 확인하는 순간의 느끼는 복잡한 마음을 예비 아빠들도 느낀다. 나와 닮은 내 아이가 생겼다는 기쁨과 더불어 불안한 감정을 느끼게 된다. 누군가 알려주지 않아도 아내와 아기를 책임져야 한다는 것을 생각을 하게 되며 가장으로서의 경제적인 압박이 생기기 마련이다. 그러나 임신을 엄청난 책임감이 늘어나는 숙제로만 여길 것이 아니라 가정을 이루어 나가는 자연스러운 현상으로 이해하면 더 큰 기쁨으로 바뀌게 된다.

한편 예비 아빠는 지금까지 남편에게만 관심을 갖던 아내가 온통 뱃속 아이에게 더 많은 신경을 쓰고 있다는 생각이 들면서 태아에 대한 묘한 경쟁의식과 질투심을 갖기도 한다. 또한 아기가 태어난 후에 바뀌게 될 부부의 생활 모습에 대해 상상만으로 즐거워하는 예비 아빠들이 있는 반면, 생각만으로도 끔찍하다는 예비 아빠들도 있다. 임신에서 출산까지 자신이 할 수 있는 일은 없다고 생각하며 그저 아내와 뱃속 아이가 건강하게 있기만을 바라기도 한다.

꼬물꼬물 뱃속 태동을 아내와 함께 같이 느낄 수 있게 되면 어느덧 아빠로서 다시금 실감하는 순간이 온다.

3, 4대가 같이 살던 예전에는 한 집안에 아기가 생겼을 때, 모두에게 말과 행동을 조심하며 좋은 자극과 행복한 마음으로 지내야한다는 암묵적인 가족태교가 있었다. 그러나 지금은 핵가족으로 태아에게 최대한 좋은 기운을 주고 행복을 알려주는 사람이 엄마와 아빠뿐이라는 것을 알아야 한다. 그렇기에 엄마 못지않게 아빠의 역할 또한 중요하다.

태교는 아내만의 몫일까? 남편은 그저 경제적인 지원만 하는 사람일까? 아니다. 뱃속의 우리 아이는 아내와 남편이 사랑해서 얻게 된 큰 축복이다.

이 험난한 세상에 아빠를 만나러 와준 우리 아기를 엄마와 함께 같이 축복해주는 것은 어떨까? 아빠가 되어서 정말 기쁜 아빠들의 이야기를 그림책으로 만나보자.

『아빠가 아빠가 된 날』

나가노 히데코 지음, 한영 옮김 | 책읽는 곰

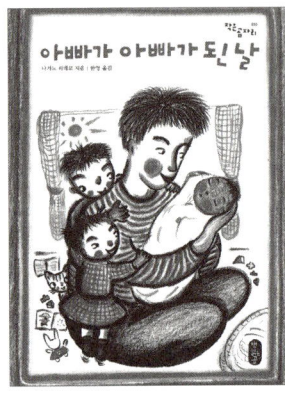

『아빠가 아빠가 된 날』은 이미 두 아이를 둔 가정에서 셋째 아이를 맞이하는 이야기이다. 이번에는 자택 출산을 하기로 하고, 온 식구가 함께 아기를 기다린다. 그런데 두 아이가 아빠에게 묻는다. "아빠는 엄마처럼 직접 아기를 낳은 것도 아닌데, 어떻게 아빠가 된 걸 알았어요?" 아빠는 온 세상이 눈부시고, 온몸이 떨리고, 늘 보던 풍경이 빛나 보이고, 어쩐지 쑥스럽기도 하고, 아이들을 지켜 주리란 다짐으로 신기한 힘이 샘솟던 '아빠가 아빠가 된 날'의 기억을 펼쳐 보인다. 이윽고 온 가족이 지켜보는 가운데 셋째가 태어나고, 식구들은 처음 못지않은 감동을 하게 된다.

『엄마가 엄마가 된 날』의 후속 작품이라고 볼 수 있다. 본문에서는 '아빠가 아빠가 된다'는 것은 엄마가 되는 것과는 많이 다른 감정이라고 말하고 있다. 그리고 아빠가 느끼는 감정을 세세하게 설명하고 있지 않지만, 그림에서 그 감정을 느낄 수 있다. 의사와 간호사의 도움으로 아기를 낳는 병원 출산과는 달리 온 가족이 아기의 탄생을 위해 준비하고 기다

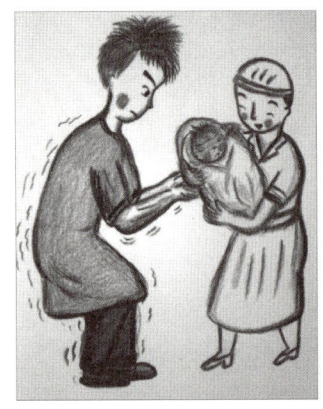

리는 자택 출산이 좀 이채롭게 보이기는 하지만 아빠가 느끼는 벅찬 감동은 더 클 것이라고 생각한다. 색연필로 그리고 색칠한 그림이 아기자기하고 귀여운 느낌을 주며 세 아이의 탄생으로 바빠진 아빠의 일상을 마지막 부분과 뒤표지에 보여주어 재미는 물론, 재치가 돋보인다.

아기가 태어나면서 모든 일상과 생활패턴이 송두리째 바뀔 수도 있다. 그러나 아기가 주는 행복과 기쁨이 그보다 크다는 것을 느낀다면 아빠가 되길 정말 잘했다는 생각이 들 것이다. 예비 아빠로서 두렵고 겁이 난다면 세 아이가 된 책 속의 아빠를 보고 힘을 내보도록 하자.

『아빠는 언제나 너를 사랑해』

한스 크리스티안 슈미트 글, 안드레아스 네메트 그림, 이상희 옮김
| 크레용하우스

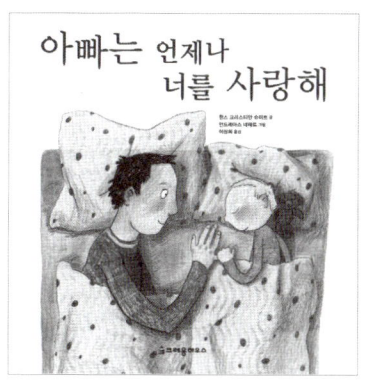

『아빠는 언제나 너를 사랑해』는 책장을 넘길 때마다 저절로 '그래그래' 라는 말이 나온다. 아이가 기분이 좋아서 우쭐거리며 장난감을 쌓기도 하지만 심술이 나면 공들여 쌓은 장난감 탑을 발로 밀어 무너뜨린다. 비오는 날 물이 좋아 일부러 물웅덩이에 발을 넣어 적시기도 하지만 목욕하기가 싫어서, 있는 힘껏 엉덩이를 빼며 피하려고도 하는 것이 아이들이다. 여기에 나온 아빠는 참 다정한 아빠이다. 아이와 숲속을 걸어주기도 하고 안 먹는다는 이유식을 달래고 달래서 떠먹여주기도 한다. 모든 아빠가 내 아

이에게는 이렇게 잘해주고 싶은 마음이다. 그러나 아이가 아빠의 마음을 몰라주고 반대로만 행동한다면 어떨까? 서로에게 화가 날 때도 있고 한 대 콱! 쥐어박고 싶을 순간이 올지도 모른다.

그런데 마지막 부분을 보면 왠지 그대로 멈춰질 만큼 멋진 그림 한 장이 있다. 그것은 아이와 아빠가 매우 행복하게 서로를 안고 있는 모습이다. 앞부분에 서로 화내고 싸웠던 일은 모두 잊을 만큼 행복해 보인다.

이 책은 왼쪽 장면과 오른쪽 장면을 자세히 보아둘 필요가 있다. 그 이유는 세상을 보는 아빠와 아이의 관점을 이해하고 있기 때문이다. 아이의 입장에서, 아니 아이의 생각으로, 아빠의 생각으로 보는 한 가지의 상황들이다. 그러나 둘은 서로를 제대로 알고 있고, 이해를 한다. 때로는 서로가 각기 다른 생각을 하여 고집을 부릴 때도 있지만 그것은 잘 모르기 때문에 그런 것이고, 결국 둘은 서로를 잘 알고 있다.

요즘은 아빠와 아이의 관계가 예전의 모습과는 조금 다르기도 하다. 예전 우리의 아버지의 모습은 조금 무섭고, 어렵기도 했는데 요즘 아버지들은 아이들과 함께 놀아 주려고 많이 노력하는 편이다. 그렇지만 아버지란 존재가 든든하기는 하지만 함께 하는 시간은 아이들이 원하는 만큼 많지는 않다. 참, 예비 아빠는 본인이 많은 시간을 내서 아이와 놀아줄 수 없다고 미리 걱정할 필요는 없다. 아빠가 함께하는 시간동안이라도 진심을 다해서 아이를 대한다면 똑똑한 우리 아이가 모를 리가 없다.

『우리 아빠 정말 멋져요!』

미레이유 달랑세 글 그림, 김정희 옮김 | 베틀북

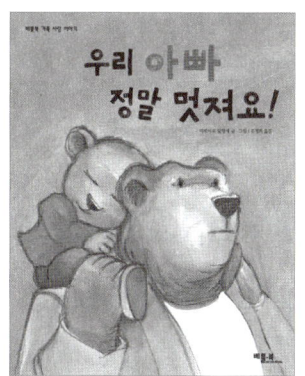

세상의 모든 아빠는 아이에게 둘도 없는 친구이자 언제나 믿고 따를 수 있는 최고의 아빠가 되고 싶어 한다. 하지만 대부분의 아빠는 일에 쫓겨 아이가 잠들 무렵이 되어야 집에 돌아오고, 하루 종일 엄마와 시간을 보낸 아이들은 점차 아빠에게 거리감을 느끼기 쉽다.

『우리 아빠 정말 멋져요』는 시소처럼 오가는 아빠와 아이의 간결한 대화로 전개된다. 아빠는 아이의 질문에 무뚝뚝하게 한 마디씩 툭툭 던지는 듯하지만, 아빠의 짧은 대답 속에는 아이를 향한 따뜻하고 한없는 사랑이 가득 담겨 있다. 아이는 아빠의 사랑을 확인하고 싶어, 자신이 어렵고 힘든 상황을 겪을 때, 아빠가 구해 낼 수 있는 지 물어 본다. 더 힘든 상황이 되더라도 무조건 아이를 구해 낼 거라는 아빠의 대답은 읽는 이에게 든든한 느낌을 준다.

수채 물감과 연필을 사용한 그림은 파스텔 톤의 색채를 사용하여 부드럽고 편안하다. 물속에 빠진 아이를 찾지 못하게 방해하는 악어에게 신발을 휘두르는 모습, 아이를 잡아가는 괴물에게 돌을 던지는 모습 등은 아이를 위해서라면 무엇이든 할 수 있다는 아빠의 마음을 그대로 표현하고 있다.

이 책을 읽으면서 나는 어떤 아빠가 되고 싶은지 한 번쯤 더 생각해보게 된다.

막연하게 친구 같은 아빠, 든든한 아빠가 되겠다는 생각보다 이런 상황에서는 아빠로서 어떻게 할 것인지 뱃속 아기와 이야기를 나누는 것도 좋은 태담이다. 또 아기가 태어났을 때 읽어주며 아빠가 너를 얼마나 사랑하고 있는지를 표현해줄 수 있는 책이다.

이렇게 태담을 나눠보아요

다온아! 아빠야.
쑥스럽지만 오늘은 너에게 책을 읽어 주려고해. 『우리 아빠 정말 멋져요』라는 제목이네. 아빠도 다온이에게 멋진 아빠로 보이기 위해 노력해볼게. 곰돌이 친구가 아빠한테 물어보네. "아빠 만약에 제가 물에 빠지면 어떻게 하실 거예요?" 곰돌이 아빠가 옷 입은 채로 신발도 안 벗고 얼른 물에 뛰어들어서 곰돌이를 구할거래. 다온이에게 그런 일이 생기면 안되지만. 아빠 역시 우리 다온이가 물에 빠지면 바로 물에 뛰어들어 너를 구할거야. 걱정 마. 아빠는 수영을 잘하거든.

곰돌이 친구가 물속에서 안보이거나 물 속에 악어가 있으면 어떻게 할 거냐고 아빠한테 묻는데? 다온이의 아빠나 곰돌이 아빠나 너희를 찾을 때 까지 물 속을 샅샅이 뒤질 거야. 그까지 악어쯤이야 아빠가 물리칠게. 만약 물 속에도 없다면 밖으로 나와서도 너를 꼭 찾을 거야. 원숭이에게 잡혀갔어도 괴물이 데려가도 아빠는 어떤 수를 써서도 우리 다온이를 데려올게. 아빠를 믿지? 아직 서로 만나서 얼굴을 보지 못했지만 나는 너를 사랑해. 그리고 이 세상을 살아갈 때에 어떤 어려움이 닥쳐와도 아빠가 같이 할께. 걱정 말고 건강하게 태어나주렴. 나의 예쁜 아기 다온아.

03

출산의 두려움,
그림책으로 극복하기

임신 기간 내내 걱정이 꼬리표처럼 붙곤 했다. '내 아이가 건강하게 잘 태어날까?' 혹은 '출산 시 얼마나 고통스러울까?' 하는 생각에서 오는 걱정이다. 아마도 중학생 시절 가정 시간에 보았던 성교육 비디오의 영향 때문이었을까? 당시 여중생들이 보았던 성교육 비디오는 다름 아닌 출산과정을 적나라하게 보여주는 영상물이 많았다. 출산과정을 사실적으로 보여준 성교육 비디오는 여중생들에게 출산의 두려움을 느끼게 한다. 성교육은 당시 충격이었다.

"난 나중에 절대 아기 안 낳을 거야. 애기 낳을 때 아기 머리가 커서 칼로 찢기도 한 대!" "정말 무섭다. 피나는 거 봐봐. 남자들 군대 가는 고통에 비하면 여자들 아기 낳는 것은 정말 힘든 거야." "우리 엄마는 어떻게 애를 셋이나 낳았을까? 심지어 우리 할머니는 8명의 자식을 낳았다니깐." "끔찍하다. 난 남자도 안 사귈 거야."

여고생들의 철모르는 수다였을까? 아니면 여성의 임신과 출산에 대해 공포심과 두려움을 심어 주곤 했던 당시의 성교육 비디오가 문제였을까? 임신 기간 내내 출산에 대한 걱정은 떨쳐지지 않았다. 그래서 출산 과정, 분만 시 고통을 줄여 주는 호흡법, 진통이 찾아오는 주기 등에 대한 구체적인 정보가 담긴 출산 백과사전류의 책을 주로 보았다. 하지만 출산에 대한 두려움을 극복하고, 편안히 출산을 맞이하기 위해서는 지식보다 중요한 것이 있다. 바로 자연스럽고 편안한 정서다. 초산인 산모일 경우 더욱 그 두려움이 클 수 있다. 새로운 경험에 대한 두려움, 자신이나 아기에게 문제가 생길 수 있다는 걱정이 앞서기 때문이다. 이 때 출산과정에 대한 지식도 중요하지만, 자신과 아기에 대한 편안한 정서적 태도를 갖는 일이 우선되어야 한다.

임신의 두려움을 그림책을 통하여 극복할 수 있다. 그림책은 편안한 정서를 갖게 하고, 출산의 아름다움과 행복감을 증진시킨다. 다양한 그림책 중 『아가야, 안녕?』(제니 오버랜드 글, 줄리 바바스 그림, 김장성 옮김, 사계절)이라는 책을 읽으면서 행복한 출산을 할 수 있었다. 오스트레일리아 작가가 쓴 책인데 집에서 출산하는 과정을 상세하게 그리고 있다. 아기가 병원에서 오는 것이라고 생각하는 큰 아이들을 위해서 저자가 직접 집에서 아이를 낳은 경험을 그린 책이라고 한다.

책의 도입부부터 온 가족이 엄마의 출산을 함께 준비하는 모습을 그리고 있다. 난롯가에 이부자리를 펴고, 아기의 옷을 준비하고, 집을 따뜻하게 할 땔감도 마련한다. 이모는 엄마가 아기를 낳고 먹을 국을 한 솥 준비한다. 조산원 아줌마가 집으로 와서 출산도구들을 펼쳐놓고, 준비를 하면서 아이들에게도 아기가 태어나는 것에 대한 이야기를 들려준다. 드디어 엄마에게 진통이 시작된다. 큰 소리를 지르고 아빠에게 기대어 고통을 덜어 보려고 하는 엄마의 힘든 모습이 사실적으로 표현되어 있다.

  우리나라와는 정서나 환경이 조금 다르기 때문에 아기를 출산하는 장면이 낯설다. 모든 가족들이 지켜보는 자리에서 아기가 태어난다. 누워서 아기를 낳는 것이 아니라 산모는 앞에 무언가를 붙잡고 선 자세로 아기를 낳고, 조산원이 산모 아래에서 아기를 받는다. 힘든 과정을 거쳐 태어난 아기는 탯줄이 그대로 연결된 채로 엄마와 잠시 눈을 마주한다. 아기를 처음 만난 엄마는 울고 있고, 아빠 역시 감격의 눈물을 흘린다. 조산원 아줌마는 아기가 태어난 후 엄마의 몸 속에서 탯줄과 태반을 꺼내어 커다란 쟁반에 올려놓고 큰 아이들에게 보여준다. 건강하고 아름다운 태반이라고 말을 한다. 아빠가 탯줄을 자르고 엄마는 빵과 국을 먹는다. 잔잔한 음악을 틀어 산모를 안정시키고, 따뜻한 난롯가에 모여 모든 식구들이 함께 잠이 든다. 아이를 낳은 첫 날부터 가족은 함께 한다. 마지막 페이지의 그림은 평온해 보이는 출산 후의 산모와 나머지 가족들이 자는 모습을 보여준다. 그리고 원래 가장 막내였던 남자아이가 태어난 동생에게 속삭인다. "잘 자라, 아가야. 네가 이 세상에 태어난 첫날밤이야. 잘 자!"라고 말을 한다.

  이 책은 집에서 출산하는 모습을 보여주고 있으며 무엇보다도 아기를 기다리는 가족들의 간절한 마음을 잘 나타내고 있다. 엄마도 아기와 만나는 것을 기대하고 있다. 출산 과정에 가족들이 참여하면서 엄마의 고통을 온 몸으로 함께 느낀다. 아기가 태어난 첫날 보통 병원에서는 아기와 산모를 분리시키고, 떼어놓게 된다. 하지만 이렇게 집에서 아기가 태어나면 자연스럽게 출산한 직후 엄마와 한 품에서 잠이 들 수 있다. 가정 출산을 권장하는 책이어서 그렇기도 하지만, 이 책을 읽은 후 뱃속의 아기와 만나는 것을 손꼽아 기다리는 마음으로 변화하였다. 주인공 엄마의 모습이 나의 모습으로 느껴지기도 했다. 주인공의 상황에 깊이 감정이입이 된다고나 할까?

한편 남편이 아내를 도와 출산을 돕는 모습도 인상적이다. 그리고 진통 시 고통스러운 신음 소리를 내는 것도 아기를 순산할 수 있도록 만드는 자연스러운 일임을 알게 되었다. 그림책이지만 출산의 과정이 적나라하고 사실적이다. 그렇지만 절대 무섭거나 부정적인 감정이 들지 않는다. 아기와 만나는 과정의 황홀감과 신비로움이 느껴진다. 임신 후반기에 접어들면서 『아가야, 안녕?』을 계속 반복하여 읽은 적이 있다. 읽으면 읽을수록 출산에 대한 고통을 두려움을 느끼기보다 편안하게 받아들일 수 있게 되었다. 그러면서 과연 내 아이와의 첫 만남은 어떨까, 기대감도 들었다.

이밖에도 임신기에 읽었던 그림책 중 출산에 대한 공포, 걱정을 덜어준 책들이 있다. 『엄마가 알을 낳았대!』(배빗 콜 글, 그림, 고정아 옮김, 보림)와 『동생이 태어날거야』(존 버닝햄, 헬린 옥슨버리 지음, 홍연미 옮김, 웅진출판)이다.

『엄마가 알을 낳았대!』는 익살스러운 캐릭터를 그리기로 유명한 배빗콜의 작품인데 이후 유아들의 성교육용으로도 매우 좋은 책이라 할 수 있다. 엄마, 아빠에게 아기가 어떻게 태어나는지를 설명해 주는 아이들의 이야기로 펼쳐진다. 사실적인 그림보다 아이가 낙서하듯이 그려놓은 그림이 재미있다. 생명이 만들어지고, 이 세상에 태어나는 것 자체가 모두에게 자연스러운 일임을 느끼게 해주는 책이기도 하다. 아빠의 정자가 달리기를 하여 엄마의 난자에게 닿는 모습이 익살스럽고, 부부의 성관계가 재미있게 묘사되어 있다. 성은 자연스럽고 편안한 것임을 알게 해 주는 그림책이다.

또한 『동생이 태어날 거야』는 엄마와 아이가 새로 태어날 아기를 기다리면서 열달 동안의 시간을 보내는 과정이 담긴 책이다. 계절이 변화하는 모습, 엄마의 배가 점점 불러오는 모습과 함께 첫 아이가 동생을 맞이할 것에 대한 감정을 표현하였다.

『동생이 태어날 거야』에서 좋았던 것은 주인공 엄마의 아름다운 모습이다. 첫 아이와 함께 시적이면서 아름다운 대화를 나누는 것도 인상적이다. 공원 산책을 하고, 동물원을 가고, 미술관이나 카페 등을 돌아다니면서 엄마와 큰 아이는 대화를 나눈다. 임신한 엄마의 모습이 굉장히 편안해 보인다. 엄마의 아름답고 세련된 옷차림도 눈여겨보게 된다. 임신한 엄마를 일부러 작가는 우아하고, 아름답게 표현한 것 같다. 이 책을 통해서 아마 첫째 아이가 있는 경우 동생이 태어날 것에 대한 마음의 준비를 자연스럽게 할 수 있을 것이다. 무엇보다도 엄마는 아기를 기다리는 과정을 편안히 즐길 수 있게 된다.

이처럼 그림책은 임신했을 때 산모의 감정을 풍부하게 해 주고, 출산에 대한 고민을 덜어주는 기능까지 한다. 앞에서 말한 세 권의 책을 반복하여 읽어 보면서 태어날 아이에 대한 사랑스러운 기대감을 갖고, 행복한 태교를 하면 좋을 듯하다.

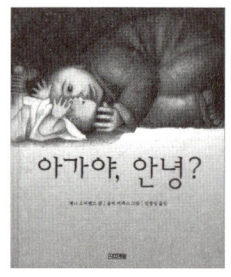 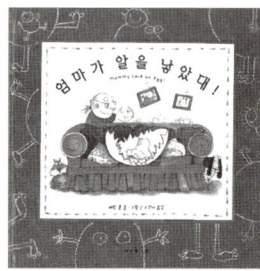 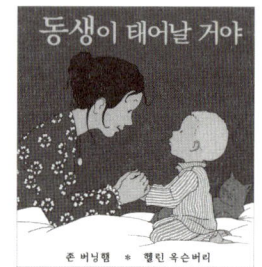

이렇게 태담을 나눠보아요

"구름아. 엄마가 오늘은 『아가야, 안녕?』을 또 읽어 줄게. 왜냐하면 엄마는 이 책을 읽으면서 너와 만나게 될 날을 손꼽아 기다리게 되었거든. 아기를 낳는다는 것은 여자에게 고통스러운 일 중 하나란다. 그래서 걱정도 되고, 두려운 마음도 드는 건 사실이야. 너도 아프지 않고, 엄마도 아프지 않게 만나야 하는데 말이야. 책에서처럼 진통하는 것도 엄마와 네가 만나기 위한 준비과정이라고 생각하고 잘 견뎌냈으면 좋겠어. 서로 아픔을 충분히 느끼고 난 후 만나게 된다고 하니깐. 그만큼 값진 일이겠지? 이 책에서 아기를 낳은 엄마처럼 구름이 너와 나도 태어난 순간, 행복한 교감이 이루어졌으면 좋겠다. 구름이 너도 아마 엄마가 이 책을 읽어주니 어서 세상 밖으로 나오고 싶은 생각이 들었을 것 같아. 안 그러니?"

04 엄마의 엄마

"자궁벽이 얇아졌네요. 계속 기다릴 수 없으니 오늘 그냥 유도해서 낳읍시다."

예정일이 3일이나 지났는데 아기가 나올 신호를 보내지 않아서 병원에 갔더니 의사 선생님께서 하신 말씀이었다. 아무런 준비 없이 왔는데 당장 입원해서 아기를 낳자고 하니 잠깐 당황했다. 입원수속을 밟고 분만대기실에 나는 누워있고, 남편이 집에 가서 출산용품을 챙겨놓은 가방을 들고 왔다. 가만히 누워있자니 약간 겁이 났다. 얼마나 아플까? 금방 아기가 나올까?

남편은 친정 엄마한테 전화를 걸어서 오늘 중으로 아기를 낳을 것 같다는 이야기를 전했다.

그로부터 1시간 뒤 엄마가 오셨다. 친정집에서 병원까지 1시간

조금 넘게 걸리는데 아무래도 전화를 받자마자 엄청 서둘러 오신 듯했다.

유도제 주사를 맞았다. 그러더니 조금 있으니까 슬슬 배가 아프기 시작했다. 콕 찌르듯이 아프다가 사라졌다. 또 배를 쥐어짜듯이 아프다가 사라졌다. 간격이 점점 줄어들었다. 통증이 사라지는 것 같더니 또 배가 아팠다. 나오려나? 이제는 계속 아팠다. 그렇게 진통을 겪기를 8시간째. 자궁문은 거의 열렸다고 하는데 아기가 나올 수 없다고 했다. 그러더니 골반에 아기가 걸렸다고 수술을 해야 한다는 것이다. 결국 나는 제왕절개 수술을 해서 첫 아이를 낳았다.

진통을 하는 동안 엄마는 분만 대기실 밖에 있었다. 엄마는 병원에 도착했을 때 이미 울고 계셨다. 분만실에서 울고 계신 엄마를 도저히 볼 수가 없어서 밖에 나가 있어 달라고 했다. 8시간의 진통은 남편과 같이 했다. 엄마는 문 밖에서 자리를 떠나지 않고 있었다고 했다.

"산모님, 제 얘기 들리세요? 들리시면 눈 떠보세요." 수술 후 마취에서 깨어날 때 간호사의 목소리가 들렸고 눈을 뜨니 엄마가 보였다.

" 아이고 내 새끼 고생했다. 아이고 내 새끼 고생했다."
새빨개진 눈으로 나를 들여다보는 엄마에게 "엄마, 우리 아기는?" 하고 물었다. 옆에 서있던 남편이 건강하다고 전해주었다. 그리고 나는 또 눈을 감았다.

나는 그 때 엄마가 되었고 그 옆에는 우리 엄마가 있었다.

임신 중 나는 눈 각막이 벗겨지고 세균에 감염되어서 손상 부위를 긁어내는 수술을 세 번이나 했다. 뱃속 아기를 생각해서 마취제를 쓰거나 진통제를 먹을 수 없기에 거의 생으로 긁어내고 각막이 재생되기를 기다려야했다. 눈을 뜨지 못하고 극심한 고통에 시달렸다. 4~5일은 혼자서 밥을 먹을 수도 없고, 화장실 출입도 다른 사람의 도움이 있어야 가능했다. 그 때 나는 다시 아기가 되어서 엄마가 떠먹여주는 밥을 받아먹었고 화장실 변기에 앉혀주면 볼일을 봤다. 출근해야 하는 남편이 해줄 수 없는 것을 엄마가 다 해주셨다. 그렇게 내가 엄마가 되는 힘든 과정에도 우리 엄마가 있었다.

엄마가 된다고 해서 금방 강해지고 씩씩해질 수 없다. 지금 뱃속이 아기를 위해서 뭐든지 다 할 수 있을 것 같고, 다 해낼 수 있을 것 같지만 아직 나는 예비 엄마로서 두려운 것이 더 많다. 아기를 낳은 후에도 힘들고 눈물 나는 순간이 수없이 닥친다. 우리 엄마는 어떻게 이 모든 순간들을 혼자서 이겨냈을까? '엄마도 많이 힘들었을 거야' 하는 생각이 들자 엄마를 더 이해하게 되고 동질감을 느끼기도 한다. 그럴 때는 '우리 엄마'가 보고 싶어진다. 달려가서 힘들다고 투정부릴 수 있는 사람, 도움이 필요할 때 가장 먼저 생각나는 사람도 역시 '우리 엄마' 뿐이다. 엄마에게도 엄마가 필요하다. 아직 엄마가 되는 것이 어색하고 힘들지만 '우리 엄마' 처럼 잘 해보고 싶다면 이 책을 우리 아기와 같이 읽어보고 이야기 나눠보는 것은 어떨까? '우리 엄마'에 대해서 소개해주는 태담을 해보는 것도 좋은 방법이 될 것이다.

『동갑내기 울 엄마』

임사라 글, 박현주 그림 | 나무생각

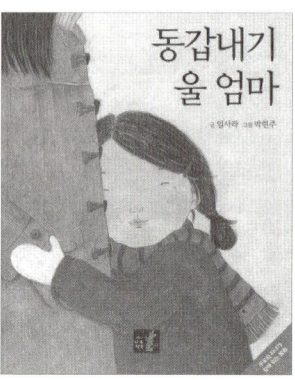

몸이 많이 아프신 은비의 외할머니는 이제 할머니의 엄마 곁으로 간다고 하신다. 누구나 엄마가 없는 것은 슬픈 일이라고 하면서 은비가 일곱 살인 것처럼 은비의 엄마도 엄마 나이로 일곱 살 동갑내기라고 알려주신다. 그리고는 할머니가 떠나고 나면 동갑내기 엄마도 슬퍼할 거라는 것을 은비는 알게 된다. 엄마 역시 자기처럼 울보였고 겁쟁이기도 했으며 바퀴벌레를 무서워한다. 할머니가 돌아가시고 엄마는 많이 아팠다. 은비는 엄마에게 약과 주스 한잔을 건네며 그 옆을 지킨다. 은비는 가끔씩은 엄마의 엄마가 되어준다. 열다섯 살에도, 스무 살에도, 언제까지나 동갑내기 단짝으로 남아있을 것이다.

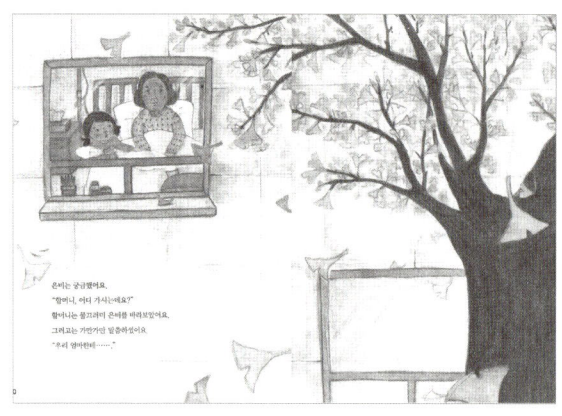

엄마도 엄마가 보고 싶을까? 엄마도 엄마가 필요할까? 엄마가 되어보니 더 보고 싶고 더 필요해졌다. 엄마를 사랑하지만 엄마에 대해 모르는 것도 많다. 아이를 낳아 비로소 엄마가 되어 아이와 동갑내기라는 생각이 정말 기발한 책이다. 아이의 눈높이로 설명해주니 훨씬 더 마음에 와 닿는다. 또 아이가 7살이면 엄마 나이도 7살이라는 것으로 읽는 엄마로서 알 수 없는 위로를 받기도 한다. 내가 아기를 낳아서 잘 할 수 있을까 걱정된다. 고민하지 말자. 아기도 태어나서 잘 걷고 뛰기까지 수없이 넘어지고 다친다. 우리도 엄마가 되기까지 거치는 과정이라고 생각해보자. 그리고 태어날 나의 아기에게 나는 '친구 같은' 엄마가 아니라 그냥 '동갑내기 친구'인 엄마로 같이 자란다고 생각하면 마음이 좀 더 편해진다.

『세 엄마 이야기』

신혜원 글 그림 | 사계절

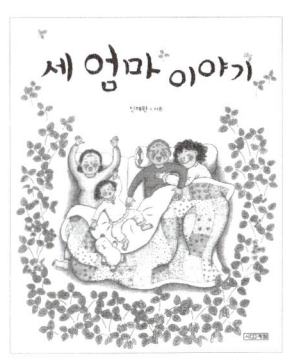

그림책의 화자인 소녀, 소녀의 엄마, 엄마의 엄마, 엄마의 엄마의 엄마. 이렇게 4대에 걸친 따뜻한 사랑의 이야기는 소녀의 집이 넓은 밭이 딸린 작은 집에 이사를 하면서 시작된다.

소녀보다 더 덜렁대고 생각한 것을 행동부터 하고 보는 엄마가 콩가루가 가득 묻은 인절미가 먹고 싶은 생각에 그 너른 밭에 콩을 심기로 한다. 하지만 밭일이라곤 해 본 일이 없던 도시 여자 엄마는 처음 시작할 때는 산이라도 옮길 만큼 의욕이 넘쳐나지만 밭일은 결코 만만치 않다. 하다하다 안되니 콩을 심을 때, 잡초를 뽑을 때, 콩을 베어낼 때, 콩을 털 때마다 "엄마! 도와줘!"를 외친다. 그러면 엄마의 엄마는 자전거를 타고 한달음에 달려오고, 엄마의 엄마의 엄마는 황소를 타고 달려온다. 그때 그때 적절한 농기구로 쇠스랑이며 낫을 들고 와서 그 많은 콩을 심고 가꾸며 풍성한 수확을 할 수 있게 도와준다. 엄마가 잘하는 건 뭘까? 바로 바느질이다. 소녀와 같이 조각보 이불을 만들고 소녀의 인형을 만들어준다. 엄마는 밭일 대신 바느질만 했어야 했나보다.

귀엽고 사랑스러운 그림들은 글이 없더라도 충분히 이야기를 유추할 수 있을 만큼 말보다 더 많은 이야기를 담고 있다. 등장인물들의 풍부한 표정으로 그림책을 읽는 내내 웃음보따리를 풀어놓게 만든다.

"너도 네 자식이 귀하지? 나도 내 새끼가 소중해서 힘들까봐 와서 해주는 거란다."

당신 몸이 힘들고 아픈데도 아이를 봐주고 반찬을 해다 주시는 엄마에게 이제 안 해줘도 된다고 하면, 친정 엄마가 항상 하신 말씀이다. 『세 엄마 이야기』에서의 엄마들도 '내 새끼' 힘든 것을 볼 수 없어서 달려오는 것이 아닐까? 임신하면 새 생명에 대한 기쁨과 설렘도 있지만 나를 이만큼 키워준 엄마에 대한 고마움도 새삼 느끼게 된다.

이렇게 태담을 나눠보아요

다온아. 엄마가 오늘은 참 재미있는 책을 읽었어. 『세 엄마 이야기』이야. 엄마에게도 엄마가 있단다. 다온이는 외할머니라고 부르게 될 거야. 그리고 그 할머니에게도 엄마가 있었어. 살아계셨다면 다온이가 증조외할머니라고 불렀겠지? 밭일에 서툰 엄마가 "엄마 도와줘"라고 부르면 엄마의 엄마가 나타나서 도와주고, 그 엄마가 힘들어서 "엄마 도와줘." 하고 부르면 엄마의 엄마의 엄마가 달려와서 도와주는 거야. 엄마도 다온이가 "엄마 도와줘"라고 부르면 언제든지 달려가서 엄마가 할 수 있는 한 너를 도울게.

엄마에게도 그런 엄마가 있어. 우리 엄마는 성격이 급하기도 하고 목소리도 커. 화가 나면 무섭기도 하지. 하지만 눈물도 많고 정도 많아서 누가 어렵다고 하면 달려가서 두 팔 걷어붙이고 도와주는 엄마야. 깔끔한 것을 좋아하는 성격이라서 청소를 아침에도 하고 점심에도 하고 저녁에도 해. 그래서 언제나 집안은 말끔하고 깨끗했어. 다온이 네가 태어나면 엄마 아빠 다음으로 기뻐해주시고 예뻐해 줄 분이 아마 외할머니일거야. 외할머니가 너를 위해 무언가를 준비하셨다는데 엄마도 무지무지 궁금하다. 얼른 태어나렴. 다온아.

05
그림책으로
태교할 걸...

"여보, 나 임신했어!"
임신 테스트기에 두 줄을 확인하고 나는 남편에게 즉시 전화를 걸었다.

"정말?"
남편은 믿기지 않는다는 듯이 감격했고 눈물도 흘렸다.

우리가 첫 아이를 가지고 나서 제일 먼저 가졌던 감정은 바로 '기쁨'이었다. 하지만 그 뒤에 곧바로 따라온 감정이 바로 '불안'이었다. '이렇게 모자란 우리가 과연 좋은 부모가 될 수 있을까?' 하는 생각, '우린 아직 부모가 될 준비가 되지 않았는데…' 하는 생각이 꼬리에 꼬리를 물었다. 그렇다면 과연 좋은 부모가 되기 위해 가장 필요한

게 무엇인가에 대해 고민을 하지 않을 수 없었다. 나에게 있어, 가장 먼저 떠오른 것이 바로 '독서'였다.

제일 손쉽게 나 자신을 꽤 괜찮은 엄마로 끌어올릴 수 있는 최고의 방법으로 '독서'만한 게 또 있을까 싶었다. 그래서 산부인과에서 아기의 존재를 정확히 확인한 다음날 바로 서점으로 달려갔다. '태교를 잘해야 천재가 될 수 있다'는 여러 책들이 나의 눈과 마음을 현혹시켰다. 영재 교육은 태교에서부터 시작한다면서 '태교를 망치면 아이의 인생 전체를 망친다'는 말에 머리가 쭈뼛하게 서서 정신을 바짝 차리자고 다짐했다. 입덧으로 속이 미식거리면서도 나는 계속 그 모든 책들을 섭렵하고픈 욕구로 불타올랐다.

'태아는 이미 모든 것을 알고 있다'고 대부분의 태교 책이 말하고 있었다. 이미 눈과 귀 그리고 뇌가 열린 태아에게 어떤 자극을 주느냐를 고민하지 않으면 안 된다고 엄포를 놓고 있었다. '태교를 좀 더 잘해야 해'라는 강박관념이 생기기 시작했다. 그래서 일하고 지친 남편에게 태교를 위한 시를 들이밀면서 아이를 위해 어서 읽어보라고 했다. 그리고 아빠 목소리가 아이에게 가장 좋은 소리라고 한다면서 다그치기도 했다. 물론, 편안한 마음으로 아이와 소통한다는 생각에서 하는 것이라면 더 없이 좋은 태교다. 하지만 내 마음에는 이미 좀 더 훌륭한 아이를 만들고픈 나만의 욕망이 숨겨져 있었다.

어느 순간, 태교는 숙제가 되어버리고 말았다. 아이와 나의 즐거운 소통이어야 할 태교가 벌써부터 뭔가를 주입하지 않으면 안 되는 과업이 되었다. 우리 아이가 누구보다 특출한 사람이 되었으면 하는 바람으로 손에서는 '영재 교육법' 관련 책들이 쉴 새 없이 채워졌다. 밑줄을 긋고 고개를 끄덕거리며 우리 아이가 똑똑한 천재가 되기 위해서는 부모인 내가 어떤 노력을 기울여야 하는지에 대해 읽고 또 읽으며 눈에 핏발을 세워 메모했다. 그런 나의 열정이 뿌듯했다. 하지만, 아이가 태어나서 얼마 지나지 않아서 알게 되었다. 아이가 뱃속에 있는 동안에 나는 태교를 한 것이 아니라 아이에 대한 과잉된 욕심만 키운 것이라는 사실을 말이다.

우리나라는 아이가 똑똑해야, 성적이 좋아야 행복할 거라고 이야기 한다. 하지만, 아이들은 그런 억눌린 틀 가운데 자신의 진짜 행복이 무엇인지 깨닫지 못한 채로 불행하게 성장하고 있다. 나는 이 문제를 부모인 우리가 아이를 뱃속에 품고 있을 때부터 곰곰이 고민해 봐야 한다고 생각한다. 부모로서 자신이 부족하고 사회 역시도 불안하게 느껴진다고 해서 무조건 잘난 아이로 키울 것을 강구할 것이 아니라, 우리 아이가 어떻게 하면 자신만의 꿈과 희망으로 세상을 행복하게 살아갈 수 있을지에 대해 깊이 있게 고민해야 한다. 그리고 이 생각을 정립하고 마음을 다지는 것이 진정한 태교가 아닐까 싶다. 무엇보다 아이는 나를 통해 오는 또 하나의 존재이지, 나의 소유물이 아니라는 점을 꼭 명심해야 한다.

아기를 갖는 순간부터 배우려고 힘써야 할 것이 바로 '아이와 소통하는 방법'이다. 부모들 역시 모두 어린 시절을 겪고 자랐지만 자기 자녀를 이해하지 못할 때가 너무나 많다. 아이가 처한 환경이나 상황에 대한 이해없이 그저 부모로서 바라는 자녀의 모습만 강요하곤 한다. 그리고 그것이 자녀를 위한 일이라고 여긴다. 하지만, 아이는 그런 부모와 사회에서 기댈 곳이 없다. 아이는 부모의 과잉된 기대에 부응하면서 삶을 꾸려가야 한다는 게 때로는 억울하고 분노에 가득 찰 때가 있다. 아이의 현재의 마음이 행복해야 미래도 행복하게 열어갈 수 있다. 아이의 마음이 행복해지려면 아이를 존중하고 공감해줄 수 있는 부모, 어른이 필요하다. 하지만, 아이를 이해하고 존중하는 일은 생각처럼 쉽지 않다. 그러나 조금만 노력하면 얼마든지 가능하다. 그 방법 중에 하나가 바로 '그림책 읽기'이다. 그림책 속에는 아이들의 순진무구하고 영롱한 세계가 여과 없이 담겨져 있다.

내가 만일, 첫 아이 때 '우리 아이 영재 되는 법'에 관련한 책들이 아닌 그림책을 읽었다면 훨씬 편안하고 따뜻한 태교를 할 수 있었을 것이다. 그림책에 담긴 재미난 아이들의 이야기를 읽으면서 뱃속 아가와 좀 더 즐거운 시간으로 10개월을 보낼 수 있었으리라. 또 굳이 전시회나 갤러리를 찾아가지 않아도 여러 그림책에 담긴 다양한 그림들을 보면서 풍성한 감정들을 누릴 수 있었을 것이다. 그림책 속에 자라나는 아이들의 모습을 보면서 '내 아이는 어떤 개성을 가지고 태어날까?'하며 조금은 색다른 기대를 할 수 있었을지도 모른다. 더불어, 그림책에 담겨 있는 예쁘고 사랑스러운 어휘들로 아이와 좀 더 다채로운 태담을 나눌 수 있었으리라.

사실, 태담을 나누면 좋다는 얘기를 들어서 해보려고 애썼지만, 매번 무슨 말을 해야 할지 몰라서 고민했었다. 다시 되돌아보아도 부끄러울 정도로 그때 뱃속 아기와의 대화는 늘 같았다. "○○ 아, 엄마야~뭐하고 있어?", "엄마가 많이 사랑해"정도가 전부였으니 말이다. 물론, 그 또한 의미 있고 가치 있는 대화다. 하지만, 좋은 그림책 한 권을 들어 뱃속 아가에게 들려주지 못한 게 지금도 참 아쉽다.

그림책 읽기는 단순히 우리 아이를 위해서만이 아니다. 그림책을 통해 부모인 우리도 각박해진 마음을 조금은 느슨하게 풀 수 있다. 그림책에 담긴 상상을 통해 우리가 아이를 어떻게 키워 가면 좋을지 내다볼 수 있게 되기도 하고, 우리 역시 동심을 찾게 될 뿐만 아니라 앞으로 나 자신으로서의 삶을 어떻게 일궈가야 할지도 새롭게 다져갈 수 있게 된다. 그림책은 그저 아이들만 보는 유치한 책이 아니다. 그림책 안에 담긴 그림과 이야기는 무궁한 세계를 품고 있다. 우리가 아이들에게 가르쳐야 할 가치와 도리, 우리 스스로 가져야 할 인생의 가치를 오롯이 풍성하게 담고 있다.

자, 이제 행복한 태교를 위해 그림책을 읽어야 할 시간이다. 앞이 캄캄한 육아의 길도 이 그림책이 작은 등불이 되어 행복한 육아가 무엇인지 안내해줄 수 있을 것이다. 좋은 그림책 한 권이 당신을 가장 행복한 부모, 우리 아이를 가장 행복한 아이로 자라나게 할 소중한 자산이 되어 줄 것임을 잊지 말자.

06 임신했을 때 읽은 '최고의' 그림책들

● 엄마가 되는 숭고함을 알려준 책

『강아지똥』

권정생 지음 | 길벗어린이

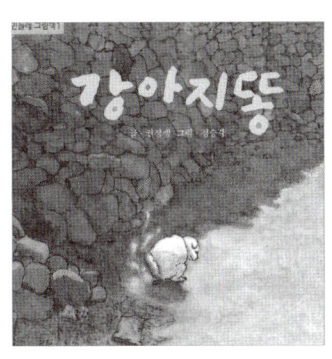

'똥, 똥, 에그 더러워!'

당연히 똥은 더럽다. 냄새도 싫고, 보기도 싫다. 똥을 예쁘다고, 사랑스럽다고 할 사람은 아무도 없다. 똥은 피해야 한다. 똥은 병균과도 같다. 이런 생각이 우리 안에 자리 잡고 있다. 하지만 그림책 『강아지똥』

01장 태교를 준비하는 그림책 047

은 똥에 대한 인식전환이 일어나는 놀라운 책이다. 똥이 지닌 순환과 나눔 그리고 사랑의 메시지는 우리에게 감동을 준다. 가장 낮고 천하고 더럽게 여겨지는 똥이라는 존재가 '별처럼 곱고 아름다운 민들레꽃'을 피어낸다.

임신했을 때 우연히 접한 『강아지똥』은 나의 존재를 뒤흔들어 놓은 책이라고 나 할까. '돌이네 흰둥이가 똥을 눴어요. 강아지 똥이에요'라고 이야기는 시작된다. 강아지똥은 고민한다. '과연 나는 무엇에 쓸모가 있을까?' 라고 말이다. 모든 사람들이 자신의 '쓸모' 혹은 '삶의 이유'를 본질적으로 고민한다. 20대 후반, 내 한 몸 건사하기도 힘든 가냘프고 흔들리기 쉬운 시절 결혼을 하였다. 심지어 임신까지 되었다. 스물아홉의 첫 임신. 나 홀로 살기도 힘든 세상에 과연 내가 자식을 책임질 부모가 될 수 있을까. 과연 내가 강아지똥이 민들레꽃을 피워낸 것처럼, 아름다운 생명을 제대로 키워낼 수 있을까를 고민하게 된다. 엄마가 되는 것이 마냥 두렵고, 무섭고, 자신 없었다.

임신 이후 도서관에서 빌려와 처음 읽기 시작한 『강아지똥』을 수 십 번 도 더 읽었다. 대출이 만료가 되자 결국 서점에서 책을 구입하였다. 울기도 여러 번 울었다. 강아지똥의 눈물겨운 사랑이 내 속에 그대로 전달되었다.

나는 아홉 살 때 엄마를 잃었다. 엄마는 집안의 화재로 인하여 사고로 돌아가셨다. 짧은 서른 해를 살고 돌아가신 엄마는 이 책에 나온 '강아지똥'과 같았다. 서울 옥수동 산동네에서 작은 제화공장을 하셨던 엄마, 아빠. 두 분은 화학 약품 냄새, 가죽 냄새 가득한 비좁고 더운 공장에서 하루 종일 죽어라 일을 했다. 단칸방에서 다섯 식구는 먹고, 잤다. 아빠와 엄마는 새벽같이 일어나 일하셨다. 세 아이들을 재우고, 또 밤늦게까지 일을 하셨다. 멀리 일하러 나가신 것은 아니어서 엄마, 아빠를 맘만 먹으면 볼 수 있었다. 하지만 함께 놀 수도, 얘기할 수도 없었다. 공장 옆에 딸린 단칸방에서 동생들과 나는 어둡고, 눅눅하고, 침울한 유년시절을 보냈다.

엄마는 자신이 터를 잡고 살았던 집에서 죽음을 맞이했다. 화재가 났고, 큰 화상을 입었다. 아빠 역시 엄마를 구하려 불길 속에 뛰어들었고, 화상을 입었다. 앰뷸런스를 타고, 응급실로 달려가는 차 안에 나도 모르게 엄마 아빠와 함께 있었다. 내 생애 마지막 엄마의 얼굴을 본 것은 사고 이후 며칠 뒤 관 속에 누워있는 모습이었다.

왜 『강아지똥』을 읽으면서 하염없이 눈물이 났을까. 강이지똥은 엄마였을까. 죽은 엄마로 인해 내 삶이 꽃처럼 피어난 걸까.

"그런데 한 가지 꼭 필요한 게 있어."
민들레가 말하면서 강아지똥을 봤어요.
"........."
"네가 거름이 돼줘야 한단다."
"내가 거름이 되다니?"
"네 몸뚱이를 고스란히 녹여 내 몸 속으로 들어와야 해. 그래야만 별처럼 고운 꽃이 핀단다."

강아지똥이 부서지고 녹아져서 민들레의 몸속에 들어와야 한다. 그래야 고운 꽃이 된다. 강아지똥이 부서지고, 녹아지는 모습을 생각하니 자연스레 임신과 출산의 과정이 떠오른다.

아이를 낳던 날, 지독히 외로웠다. 새벽 1시부터 미세한 진통이 시작되고, 아이를 낳을 것 같은 동물적인 직감이 느껴졌다. 10분 잠들다 깨고, 또다시 30분 잠들다 깨고… 밤새 뒤척이면서 잠을 이루지 못하였다. 새벽에 일어나 세수를 하고, 옷을 입고, 동네의 하천 길을 걸었다. 진통이 느껴지지만 걸어야겠다는 생각이 들었다. 걸으면서도 두렵고, 떨렸다. 짐을 챙겨서 오전에 병원에 갔더니 아이가 자궁 문이 열려서 아이가 나올 준비가 거의 되었다고 한다. 좀 더 수월하고, 쉽게 아이를 낳을 수 있게 하려는 본능적인 움직임이었을까.

임신과 출산관련 책에서 말했던 진통과 출산의 과정에 대한 글귀가 고스란히 내 몸으로 전달되었다. 희한하게도 진통시간은 주기적으로 왔고, 굵고 짧은 고통으로 비교적 빠르게 아이를 낳았다. 별처럼, 꽃처럼 고운 생명이 고통 속에서 태어났다.

내가 출산일을 또렷이 기억하는 것 중 하나는 2005년 9월 22일 오후 5시. 아이를 낳는 그 순간 탯줄을 내 손으로 자르기 위해 가위를 들었다는 것이다. 남편은 일로 인하여 저녁 늦게 병원에 도착하였다. 의사나 간호사가 탯줄을 자르는 것을 원치 않았기에 나는 몸을 일으켰다. 직접 탯줄을 자르겠다고 했다. 어떤 정신력이 그 순간에 나왔는지 모르겠지만 말이다.

아이를 출산한 그날 여러 가지 복잡한 감정이 교차하였다. 사실 태어난 아기를 바라보면서 묘하고 복잡해졌다. 아기가 무사하게 태어났다는 안도감보다는 돌아가신 엄마 생각이 났다. '나도 이렇게 세상에 나온 거구나…' 라는 생각 말이다. 나의 엄마는 거의 하루 꼬박 열일곱, 열여덟 시간을 진통하면서 나를 낳았다고 하는데… 우리는 모두 엄마의 살을 찢고, 엄마의 피를 흘리게 하면서 이 세상에 나온다. 예외가 없다. 그래서 모든 사람은 '별처럼 고운 꽃'이다. '강아지똥의 눈물겨운 사랑'이 우리 속에 내재해 있다. 엄마는 죽고 사라졌지만 그 사랑은 지금도 내 속에 존재한다. 엄마의 사랑으로 피워낸 꽃과 같은 내 인생이 얼마나 가치 있는 것인지 알게 됐다.

● 엄마를 기다리는 아기, 아기를 기다리는 엄마

『엄마 마중』

이태준 글, 김동성 그림 | 보림

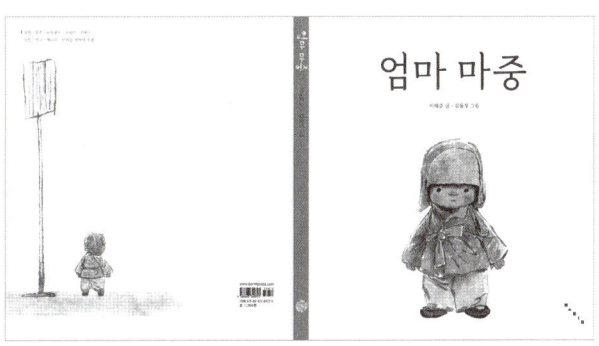

추운 겨울, 아이는 코가 새빨개지고 얼굴이 꽝꽝 얼어가는 줄도 모르고 전차 정류장에서 엄마를 기다린다. 전차가 올 때마다 내리는 문을 뚫어져라 쳐다보다가 엄마가 없는 것을 확인하곤, 차장에게 다가가 "우리 엄마 안 와요?" 하고 묻는다. 아이 엄마가 누구인 줄 알 리 없는 차장은 "내가 너희 엄마를 아니?" 하며 퉁명스럽게 답한다. 오고 가는 사람들 틈바구니에서 두리번거리며 애타게 엄마를 찾는 아가의 모습을 보고 있노라면, 마치 내가 엄마를 기다리고 있는 듯 가슴이 졸아든다.

'아가 혼자 얼마나 외로울까? 곁에 형제라도 하나 있으면 덜 외로울 텐데…….'

그림은 추운 겨울이지만, 색감이 참으로 따뜻하다. 내가 좋아하는 정겨운 1960~70년대 풍경이다. 언제부터인가 가난하고 헐벗은 그 시절의 이야기와 풍경들이 좋아졌다. 내가 1970년대의 끝자락에 태어나서인지 모르겠다. 나도 모르게 아가가 처해있는 상황에 감정이 이입된다. 어린 시절, 나 역시도 맞벌이 하시는 부모님을 버스정류장 앞에서 눈이 빠지게 기다리곤 했었다. 밤이 너무 깊어져 나갈 엄두가 나지 않을 때는 이불을 뒤집어 쓴 채로 시계가 똑딱똑딱 지나가는 소리를 들으며 '시간이 왜 이리 안 가나~' 하며 초를 세었던 기억이 아직도 생생하다.

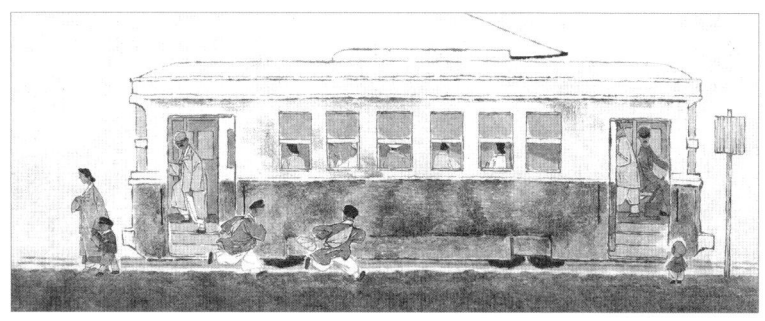

그게 벌써 20년도 넘은 오래 전의 이야기라니…….

엄마 없는 외로운 집이 익숙했던 나의 유년시절을 이 그림책을 보면서 다시 만난 것이다. 어린 아이가 홀로 집에 방치되었던 시간들은 때로 아픔으로 다가온다. 혼잣말로 나를 달래다가, 애꿎은 인형을 닦달하며 정말 살아 움직여 내게 말을 걸어주면 좋겠다고 생각했던 그 시절. 아이였던 나에게 '홀로'의 시간은 고문이었다.

그래서일까? 마지막 페이지의 눈 덮인 마을 사이로, 엄마와 손잡고 산동네를 걸어 오르는 아이의 모습을 발견하고는 눈물이 왈칵 쏟아질 듯 기뻤다. '드디어 만났구나!' 사랑하는 누군가를 목 빼고 기다리다 만나는 그 찰나의 기쁨, 형언할 수 없는 충만한 행복.

    이 책을 처음 접한 게 둘째 아이를 임신했던 때였다. 개인적으로 이 책이 특별하게 다가온 이유는 내 유년시절, 부모님을 기다리던 애틋한 마음을 돌이키게 해주는 책이라서 이기도 했지만, 둘째 아이에게도 제일 좋아하는 그림책이 뭐냐고 물었을 때 가장 먼저 말하는 책이기 때문이다.

    "그래? 네가 뱃속에 있을 때 엄마가 이 책 읽었었는데 기억나?" 하고 물어보지만 아이는 갸우뚱한다. 어쨌든, 이제 5살이 된 아이에게도 엄마를 기다리는 아이의 애타는 마음과 엄마를 만났을 때의 기쁨과 환희가 한껏 전해지는 책이 아닐까 싶다. 매번 읽을 때마다, 마지막 페이지에 아가가 드디어 엄마를 만나서 함께 손을 잡고 집으로 향하는 길에 다른 한 손에 빨간 사탕을 들고 가는 가벼운 발걸음을 보면서 함께 까르르 웃는 아이 모습에서 그것을 느낄 수 있다.

    이 책을 통해 새삼 엄마로서 새로운 다짐도 하게 된다. 아이가 외롭지 않게 하는 엄마, 아이가 필요할 때면 언제나 곁에 있다는 확신을 줄 수 있는 엄마가 되어야겠다고 말이다. '엄마 마중', 이젠 나를 기다리는 아이들의 마음을 헤아릴 시간이다.

● 너무 너무 놀라운 너

『날마다 날마다 놀라운 일들이 생겨요』
신시아 라일런트 글, 코코 다울리 그림, 이경혜 옮김 | 문학과지성사

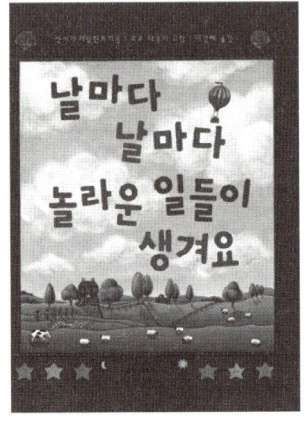

어느 날 갑자기 그동안 이 세상에 어디에도 존재하지 않았던 생명이 나타났다. 그것도 내 몸 안에. 사랑하는 사람과 만나 그 사람과 내가 이 세상에 존재했었다는 사실을 이어줄 생명.

매일 먹는 빵, 매일 아침 노래를 부르는 새, 울타리에 피어 있는 향기로운 장미꽃. 매일 먹는 빵이고 매일 듣는 새소리이고, 매일 보는 장미꽃이지만, 그 빵은 어제의 그 빵이 아니고, 그 노래 소리는 지난 달의 노랫소리가 아니며 그 꽃은 작년의 그 꽃이 아니다. 매일 새로운 것인데도 나에게는 단조로운 일상에 불과했다. 내 안에 새로운 생명을 잉태하고 난 후에는 모든 것이 달라졌다. 오늘 먹는 빵은 더 이상 어제의 빵이 아니고, 오늘 들은 새소리는 어제와 다르고, 오늘 보는 장미는 이제 새로운 의미의 장미가 되었다. 나 혼자 맞이하는 것이 아닌 이제부터는 아이와 함께 맞이할 수 있는 세상이기 때문이다.

아이를 임신하고 지금까지 몰랐던 사실을 알게 되었다. 『날마다 날마다 놀라운 일들이 생겨요』를 읽고 지금까지 나를 둘러싸고 있는 모든 익숙한 것들을 새

롭게 바라보게 되었다. 그동안 바쁜 일상 속에서 그냥 흘려보내는 일상적인 것들에서 놀라움을 발견한다. 땅이 밀을 키웠고 밀이 밀가루가 되어서 멋진 빵이 만들어 진다. 새알 하나가 있었는데 따뜻하게 품어 줬더니 멋진 새가 된다. 누군가 꽃이 보고 싶어 씨앗에게 자라 달라고 부탁했더니 멋진 장미꽃이 피어난다. 모두 지금까지 이 세상에 존재한 적이 없는 것들이다. 작년의 장미꽃은 이미 떨어져 땅속으로 사라졌고 오늘 핀 장미는 같은 나무에서 나온 새로운 장미다.

이 세상 어디에도 존재한 적이 없던 내 아이. 그랬는데 그 아이가 생겨났다. 빵처럼, 새처럼, 비처럼. 이제 곧 태어나 울고 웃고 걷고 뛰어 다니며 나와 세상을 함께 살아 갈 것을 생각하면 신비롭고 감사한다. 그렇다. 자연스럽고 익숙하고 당연하다고 생각하는 모든 것에 감사함을 느낀다. 내가 태어나기 전에는 나도 없었을 세상. 그렇기에 내가 태어난 것도 감사하고, 남편이 옆에 있다는 사실에도 감사한다. 고양이, 사과, 시계, 차, 새, 강아지, 담쟁이덩굴, 다람쥐, 달. 모든 것에 감사한다. 이 모든 것이 없었을 수도 있었는데, 어떤 힘에 의해 내 곁에 존재한다는 사실에 감사한다. 아이를 임신함과 동시에 이 책을 만나 일상 속에 담긴 놀라운 신비를 일깨울 수 있었던 것도 어떤 힘에 의한 것이 아닐까.

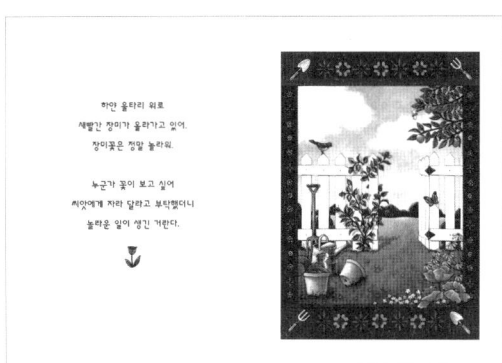

아이가 태어나 밤에 잠도 안자고 울기만 할 때, 말도 안 듣고 자기 고집만 피울 때, 잠도 안 자고 온 집안을 난장판으로 만들 때, 육아에 지치고 힘들 때, 그 때마다

이 책을 다시 꺼내 읽고 처음 아기의 존재를 깨닫게 되었을 때 느낀 감사의 마음을 떠올린다. 이렇게 신비롭고 놀라운 아이의 성장 과정에 왜 그리 화를 내고 참을 수 없어 하는지... 이 모든 과정이 한 생명의 놀라운 성장 과정임을 다시 한 번 깨닫는다.

"너는 예전에 이 세상 어디에도 없었다는 걸? 그랬는데 네가 생겨 난 거야. 정말 놀라운 일이 생긴 거란다. 너무 너무 놀라운 너!"

● **엄마는 기쁘다**

『너를 이만큼 사랑해』

무라카미 준코 글, 모리야 아키코 그림 | 예림당

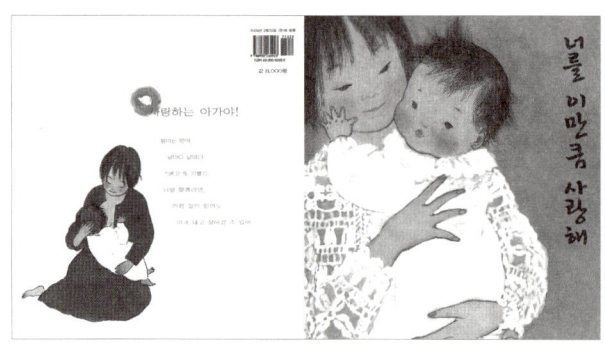

『너를 이만큼 사랑해』 겉표지에 단발머리에 여리 여리한 몸매의 여자가 볼이 발그레한 아기를 앉고 있는 그림이 있다. 그리고 뒤 쪽을 쓱 돌려보니 단발머리의 그 여자가 아기에게 젖을 먹이는 그림이 그려져 있다.

남을 잘 믿지 않고 남탓만 하는 겁쟁이에 울보인 엄마가 아기를 갖게 되면서 강해지고 씩씩해지기로 했다. 하얀 꽃이 만개한 봄날, 냄새도 싫어지고 속도 좋지 않아지는 '입덧' 이 시작되었지만 뱃속 아기를 위해 엄마는 눈을 질끈 감고 밥을 먹었다. 감기도 걸렸지만 아기에게 해로울까봐 약을 먹지도 못한다.

나팔꽃 넝쿨이 창문을 휘감는 여름날. 아기가 다섯 달 정도 자랐고 엄마는 건강해져서 먹어도 먹어도 배가 고파지기까지 했다. 그러다가 발이 퉁퉁 붓고 임신중독증이 걸리기도 한다. 뱃속 아기가 엄마 배를 뿔처럼 튀어나오게 할 때에 '살아있다' 는 것을 느낄 수 있어서 기쁘기도 했다. 은행잎이 떨어지는 가을이 지나고 엄마는 진통이 시작되었고 허리가 끊어질 듯이 아팠지만 아기를 위해서는 뭐든지 할 수 있다고 생각했다. 그리고 아기를 낳았다. 엄마에게 있어서 가장 감동적인 순간이다. 엄마는 날마다 기쁘다. 아기가 울어도, 응가를 해도, 쉬야를 해도 기쁘다. 왜냐하면 아기는 엄마의 보물이기 때문이다.

『너를 이만큼 사랑해』를 알게 된 것은 둘째 아이를 가졌을 때였다. 이미 한 번 출산 경험으로 입덧, 태동, 진통에 대해서 다 알고 있어서 더욱 더 고개를 끄덕이며 이 책을 읽을 수 있었다.

무심히 아무렇게나 색칠하고 그린 것 같지만 엄마의 몸과 마음 변화를 섬세하게 표현하는 그림이 편안하게 만든다. 그림을 자세히 들여다보면 뱃속에 새 생명이 자라는 시점을 봄으로 시작하여 여름, 가을, 겨울까지 이어져있다. 하얀 눈처럼 뽀얗게 태어난 아이는 따뜻한 봄날에 파릇파릇 돋아난 새싹처럼 풀밭에 앉아서 놀고 있는 장면으로 끝이 난다.

40주, 열 달. 엄마와 아기만이 오롯이 함께 할 수 있는 시간을 자연스럽고 포근하게 그린 책이다. 첫째가 있어서 태교하는 것이 힘들었지만 그래도 이 책을 여러 번 읽으면서 뱃속 아기에게 조용히 이야기를 건넬 수 있는 시간을 갖게 한 책이기도 하다.

  또 다시 책을 읽고 난 뒤 뱃속 아기에게 이야기 해본다.

  "엄마는 너를 이만큼 사랑해."

07

우리 아이 태몽,
그리고 그림책

　아기를 갖고자 하면 생각나는 것이 태몽이다. 나를 임신하고 엄마는 바닷가에서 조개를 한 바구니 줍는 꿈을 꾸셨다고 한다. 조개가 여자 아이의 대표적인 태몽이기 때문에, 그 시절 병원 한 번 안가고 아이를 낳은 엄마는 태몽을 통해 내가 여자 아이라는 것을 예측하셨다고 한다. 태몽은 평소에 꾸는 꿈하고 달리 기억에 생생하게 남는다. 그리고 평생 잊어버리지 않는다. 첫 아이를 임신했을 때, 마을 뒷산 꼭대기에 자라난 커다란 선인장 꿈을 꾸었다. 가시가 선명하게 보이는데도 품에 안고 산을 내려오는데 부드러운 촉감이 생생하다. 그때 당시엔 아들인지 딸인지 예측할 수 없었다. 둘째 아이를 임신했을 때는 꿈에 너른 꽃밭에 노란색 꽃이 눈에 띄어 꽃을 꺾어 흡족해 하며 집 안으로 들어가는 꿈을 꾸었다. 잠에서 깨어나 '아~ 예쁜 딸이구나!' 하며 삼신할미께 감사했다.

태몽은 태아를 상징하는 식물이나 동물이 내 품안에 들어오거나 나의 것이 되면 좋은 꿈이다. 일반적으로 사람들이 가장 꿈꾸고 싶은 태몽은 용꿈이다. 아들을 가졌을 때 하늘로 승천하는 용이 꿈에 나타나면 권세를 누릴 수 있다. 유명한 축구 선수 박지성의 태몽이 승천하는 용꿈이었다고 한다. 뱀은 지혜로움을 상징하기 때문에 태몽으로 좋다. 용맹하고 리더십이 강한 호랑이가 내 품에 안겨도 좋다. 사극에 보면 앞으로 대왕이 될 왕자를 임신한 중전이 꾸는 꿈이 호랑이 꿈이다. 아들 태몽과 딸 태몽을 굳이 나눌 필요는 없겠지만 일반적으로 다르게 느껴지기 때문에 딸 태몽도 살펴보자. 물고기는 재능이 많은 아이가 될 상징이다. 잉어는 큰 인물이 되고, 금붕어는 예술적인 재능을 가지게 된다. 고래와 거북은 아이가 높은 지위에 오르게 되는 것을 상징한다. 꽃은 명예와 업적을 얻으며, 과일은 행복하고 풍족한 삶을 살게 됨을 암시한다.

부드러운 가시를 품고 있는 선인장 꿈을 꾼 아이의 태몽은 어떻게 해석할 수 있을까. 아무리 태몽 풀이 책을 찾아보고, 검색해 보아도 선인장 꿈에 대한 해석을 찾을 수 없다.

가시가 많은 선인장.

'너는 까칠하고 예민한 여자 아이구나.'

태어나면 엄마 속 꽤나 썩일 것만 같아 걱정하고 있을 때, 도서관에서 선인장이 나오는 그림책을 발견했다.

『선인장 호텔』

브렌다 기버슨 글, 미간 로이드 그림 | 마루벌

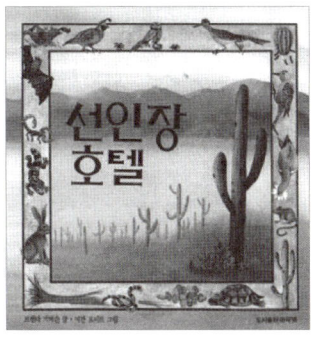

"뜨겁고 메마른 사막의 어느 날이었어요. 키 큰 사구아로 선인장에서 빨간 열매 하나가 떨어졌어요. 툭! 그 열매는 모래 위에서 세 쪽으로 갈라졌지요. 까만 씨들이 쏟아져 나와 햇빛을 받아 반짝였습니다."

"도마뱀 무늬 딱따구리가 열매를 먹으러 왔다가, 안전하고 먹이가 많은 선인장에서 살기로 했습니다. 이 사막에서 새 호텔을 짓기에 딱 알맞은 곳을 찾은 것입니다. 선인장은 그래도 괜찮았어요."

"선인장 호텔은 아빠 키의 세 배만큼이 되었어요. 옆에서 큰 가지가 뻗어 호텔도 더 넓어졌습니다. 난쟁이 올빼미가 들어와 살고, 흰줄 비둘기가 둥지를 틀었지요. 새들은 가시가 난 선인장 꼭대기에 살면서 사나운 동물들로부터 몸을 지킵니다."

"모두들 선인장 호텔에서 살고 싶어 했어요. 여기서 새들은 알을 낳고, 사막쥐는 새끼를 길렀지요. 곤충도, 박쥐도 이 호텔에서 삽니다. 해마다 봄이면 꿀과 달콤한 빨간 열매 잔치에 초대되었지요."

어떤 아이가 태어날까 고민하던 중 도서관에서 우연히 발견한 『선인장 호텔』. 반가운 마음에 당장 서점에 가서 구매하여 매일 읽어주며 이야기를 나눈다.

"사막의 사구아나 빨간 열매처럼 어느 날 툭! 너는 엄마에게로 떨어져 반짝이고 있구나. 선인장 가시는 사나운 동물들로부터 힘 약한 동물들을 보호해 주고, 훌륭한 보금자리를 제공해 주었는데. 너도 아빠보다 더 커서 몸도 마음도 큰 가지로 뻗어 누구든 너의 도움이 필요할 때면 곁을 내어 주고 언제나 함께 하고 싶은 사람이 되는 거야."

까칠하고 예민한 여자 아이가 태어 날 것이라는 예상은 빗나가고, 우람하고 건강하면서도 순한 아들이 태어났다. 『선인장 호텔』 덕분인가? 누구든 도움이 필요할 때면 곁을 내어주고 언제나 함께 하고 싶은 사람으로, 부드럽고 따스한 선인장 호텔처럼 크고 넓은 사람으로 성장했으면 바란다.

꽃이 흐드러지게 피어 있는 너른 들판에 예쁘고 탐스럽게 피어있는 노란색 꽃. '오~ 이번엔 틀림없이 예쁜 여자 아이구나.' 하고 기대해 본다. 일반적인 태몽의 해석을 보면, "명예와 업적을 얻게 될 것이니라." 라고 하니, 더욱 만족스럽다. 하지만, 아이의 탄생 신화에 더 큰 의미를 담아 주고 싶다. 명예와 업적도 좋지만, 주변 사람에게 긍정의 씨앗을 심어 주는 사람이면 어떨까.

『리디아의 정원』

사라 스튜어트 글. 데이비드 스몰 그림. 이복희 옮김 | 시공주니어

자기 키만한 커다란 노란색 꽃 화분을 들고 있는 여자 아이의 모습에 이끌려 책을 펼친다. 책장을 넘겨보니 토마토, 감자, 양배추와 같은 야채들 주변에 여러 가지 아름다운 꽃들이 피어 있다. 태몽에서 본 집 앞마당에 펼쳐진 황홀한 꽃밭이 떠오른다. 시골 밭에서 할머니와 함께 채소를 돌보고 있는 리디아의 모습은

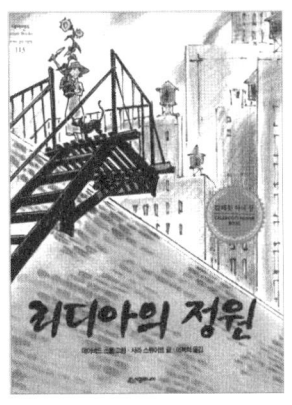

행복해 보인다. 하지만, 집안 형편이 어려워져 도시에 사는 외삼촌 집으로 보내지게 된다. 높은 건물과 차가운 콘크리트 바닥에 따뜻함은 느껴지지 않는다. 더구나 혼자 만난 외삼촌은 잘 웃지도 않는다.

리디아가 온 후 무채색이였던 도시의 모습에 조금씩 색이 입혀진다. 외삼촌의 빵가게 곳곳에 꽃 화분이 놓여지고, 여기저기 사방에서 꽃들이 피어난다. 지나가는 사람들도 잠시 멈추어 꽃구경을 하고 향기에 이끌려 빵가게로 들어온다. 이웃 사람들의 얼굴에 미소가 가득하고 손님들의 마음은 꽃향기로 가득 찬다. '리디아는 이 많은 꽃들을 어떻게 심을 수 있지?' 그림책을 잠시 앞으로 돌려 리디아가 타고 있는 기차 안 풍경을 다시 살펴본다. 문이 열린 가방 사이로 '금잔화 씨', '코스모스 씨', '백일초 씨' 라고 적힌 편지 봉투가 떨어진다. 깜빡 깜빡 잠이 들 때마다 리디아는 꽃 가꾸는 꿈을 꾼다.

'아~ 리디아는 처음부터 꽃을 배달하는 배달부이구나.'

리디아가 처음 발견한 옥상은 양동이와 상자들이 널부러져 있는 황량한 모습이다. 깨진 컵이나 찌그러진 케이크 팬에다 꽃씨를 심고, 엄마, 아빠, 할머니께 배운 아름다움을 담아 옥상을 비밀 장소로 꾸민다. 옥상 한가득 꽃으로 꾸

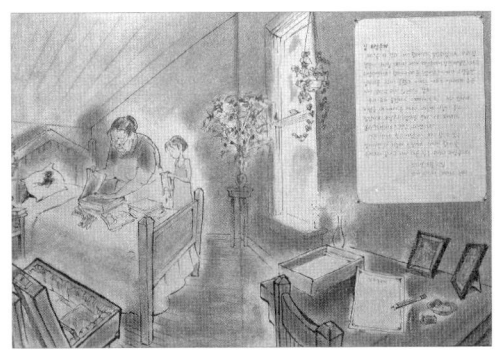

며 놓은 정원을 보면 눈으로 보이는 아름다움뿐만 아니라 잘 웃지 않는 외삼촌의 가슴까지 따뜻하게 변화 시키는 아름다운 마음이 전해진다. 그 마음 그대로 뱃속의 아기에게 전해지면 좋겠다.

"아름다운 꽃과 향기를 가꾸어 주변 사람들에게 기쁨과 행복을 주는 사람이 되렴."

꿈보다 해몽이 좋아야 한다. 김득신은 조선 중기 학자이자 시인이다. 효종 임금이 그의 시를 "당나라의 시와 비교해도 부끄럽지 않다"고 극찬하며 병풍으로 만들어 간직할 정도였다. 하지만 김득신은 어린 시절 천 번을 읽어도 첫 구절조차 외우지 못하는 우둔한 아이였다. 그런 김득신이 어떻게 임금님도 인정하는 학자가 될 수 있었을까? 길을 갈 때도, 밥을 먹을 때도, 잠자리에 들 적에도 책을 놓은 적이 없는데, 무엇 하나 기억하는 것이 없다. 자신의 우둔함에 글공부를 그만두어야 할지도 모른다는 생각에 아버지 앞에서 울음을 터트렸다. 그런 아들에게 아버지는 태몽을 들려준다. "네가 태어날 적에 아비는 꿈에 노자를 만났다. 아주 신통한 꿈이었지." 김득신은 이미 여러 번 태몽 이야기를 들었지만 신기하고 재미있다. "너는 학문으로 세상에 이름을 떨칠 게야. 아비는 한 번도 그것을 의심한 적이 없어." 이와 같은 아버지의 믿음은 신기하고 재미있는 태몽을 통해 김득신에게 전해지고, 억 번을 읽더라고 책읽기를 포기 하지 않는 끈기를 갖게 하였다.

아이를 임신하고 태몽을 꾸지 않았다면 부모의 바람과 믿음을 담은 이야기를 만드는 것은 어떨까? 스타 강사 김미경은 다섯 살 때부터 태몽 이야기를 들었다. 삶의 중요한 기로에서 그녀의 어머니는 태몽 이야기를 하며, "내가 너 태몽을 잘 꿔서..."라며 긍정의 씨앗을 심어 주었다. 하지만 나중에 수 십 년이 지나고서야 그 태몽이 '뻥'이라는 것을 알게 된다. 하지만 어떠랴. 그 거짓 태몽은 이미 그녀에게 무의식적인 무한한 자신감을 불어넣어 주었다. 역사적으로 위대한 인물이 된 사람들에게는 승천하는 용이라든가, 포효하는 호랑이가 등장하는 탄생 신화가 있다. 큰 업적을 세우거나 높은 지위에 올라서는 그런 태몽이 아니어도 좋다. 우리 아이에게도 무의식에 무한 자신감을 심어줄 탄생 신화를 하나 만들어 주자.

08
너도 엄마가 되면
알게 될꺼야

엄마가 된다는 것은 가슴 벅찬 감동과 동시에 작은 생명을 책임져야 하는 두려움도 함께 온다. 스스로 아직 어른이라는 생각이 들지 않는데, 뱃속의 아이를 생각하면 '나는 어떤 엄마가 되어야 할까?' 걱정이 앞선다. 엄마는 "너도 엄마가 되면 그 마음을 알게 될 거야."라고 말씀하시곤 했지만, 임신만 했다고 해서 아이를 낳는다고 해서 자연스레 '엄마의 마음'을 갖게 되는 걸까?

우리 엄마는 그리 좋은 엄마라고 생각하지 않았다. 조금이라도 잘못을 저지르면 어김없이 회초리를 들었고, 한 대라도 덜 맞기위해 도망 다니다가 동네를 몇 바퀴나 뱅글뱅글 돌기도 했다. 옆 집 아이는 공부 할 때, 엄마가 간식도 준비해주고, 소풍가는 날이면 김밥에 음료수까지 챙겨 준다는데, 우리 엄마는 시험 전날에도 빨간 고추를 따야 한다고 밭으로 끌고 가고, 도시락은 소풍날도 맨밥에 반찬은 김치였다. 반찬 투정이라도 할라치면, 도시락이 날아 올 지도 모를 일이다. 회초리를 피해 옆집 닭장 밑에 숨어 있을 땐, '우리 엄마는 계모임에 틀림없어.'라고 유치한 상상을 하곤 했다.

중학교를 졸업하고 엄마에게서 빨리 벗어나고 싶은 마음에 기숙사가 있는 고등학교에 진학했다. 기숙사에 들어가고 일주일이 지난 후, 갑자기 밀려오는 그리움에 엄마에게 전화를 걸었다. 학교에서 무슨 일이 생긴 것도 아니고, 기숙사 생활이 힘들었던 것도 아니다. 전화를 걸었을 때도 특별히 힘들다거나 엄마가 보고 싶다는 이야기 같은 건 하지 않았다. 밤 12시, 기숙사 사감 선생님께서 문을 잠그러 나가시다가 다시 돌아와서 나를 불렀을 때, 현관에 서 계시는 엄마를 발견했다. 우리 집과 학교는 버스를 타고 40분을 달려야 하는 거리다. 늦은 밤 일터에서 돌아오신 아빠를 졸라 오토바이를 타고 그 밤에 달려 오셨던 엄마는 "봤으니 됐다"하시며 그냥 돌아 가셨다.

결혼을 하고 첫 아이를 임신했다고 전화를 걸었을 때, 엄마는 한숨을 쉬셨다. 당신의 딸이 엄마가 된다는 것은 기쁨보다는 걱정이 먼저 앞서는가 보다. 엄마에게 나는 아직도 어린 딸일 뿐이다. 그 날로부터 매일 전화를 하신다. "밥은 먹었냐?", "입덧은 가라앉았냐?", "이서방은 잘 해주냐?", "기저귀는 준비했냐?", "엄마는 포대기 해 주마". 정작 임신을 한 나는 어리둥절 아무 생각도 없는데, 엄마의 마음은 걱정으로 분주하다. 불룩한 배를 어루만지며 엄마의 마음을 가늠해 보지만, 도무지 떠오르지 않는다.

쌀독에 쌀이 비어 있을 때가 태반이었던 그 때.

소풍날 맨밥에 김치만 싸 줘야 했던 엄마의 마음. 집 나가 사는 딸이 늦은 밤 전화했다고 무슨 일이 있는지 걱정되어 한 걸음에 달려오는 마음. 다 커서 직장도 다니고 결혼하여 아이까지 임신했는데도 여전히 어린 아이라고 생각하는 엄마의 마음. 그 마음을 가득 담은 그림책을 읽으며 엄마의 마음을 느껴 본다.

『언젠가 너도』

앨리슨 맥기 글, 피터 H. 레이놀즈 그림, 김경연 옮김 | 문학동네

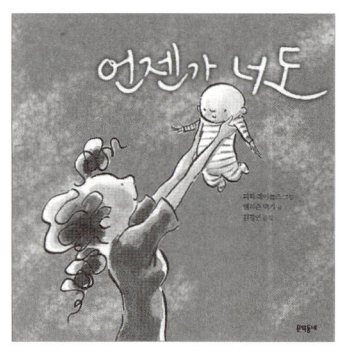

"세상 모든 엄마와 딸에게 바치는 가슴 뭉클한 송가"

뒤표지에 적혀있는 메시지가 마음에 다가와 책을 집었다. 멀리 바다가 보이는 언덕 위에 한 소녀가 두 팔과 다리를 벌리고 누워 있다. 푸른 하늘을 올려다보며 무엇이든 할 수 있을 것만 같은 소녀 시절. 나는 아직도 저 소녀 같다.

아기를 무릎에 눕히고 손가락 하나하나에 입 맞추는 얼굴, 첫 눈 내리던 날 하늘 높이 아이를 치켜 올리고 가만히 지켜보고 눈 빛, 길을 건널 때 꼬옥 붙든 손을 내려다보는 표정, 뒤에서 자전거 살짝 잡아 주며 미소 짓는 모습. 엄마의 모습은 새로운 탄생에 대한 경이로움과 아이가 태어나 처음 맞이하는 자연을 함께 하는 즐거움이 그대로 전해진다. 내 손에 모든 것을 의지하고 세상을 향해 한 걸

음 한 걸음 나아가는 아이의 뒷모습을 지켜보며 엄마는 꿈을 꾼다. 아이가 살아갈 세상은 맑은 세상도 있고 서늘한 그늘 속 세상도 있다. 기쁨이 가득한 순간도 있고 슬픔에 겨워 고개를 떨구는 날도 있다. 심장이 터질 것 같은 날도 하늘 높이 날아오르는 날도 엄마는 그저 지켜 볼 뿐이다.

처음엔 들판 누워 있는 소녀에게 감정 이입이 되었던 것에서 서서히 엄마의 감정이 느껴진다. 세상에 모든 엄마들이 『언젠가 너도』에 나오는 엄마처럼 딸을 그저

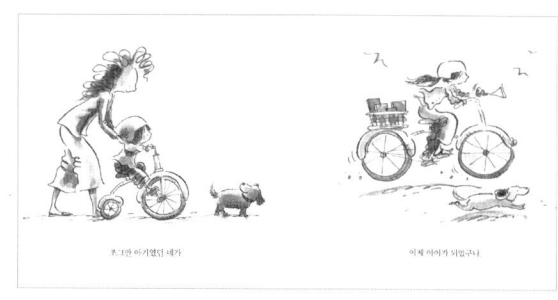

지켜만 보고 있지 않는다. 유난히 활동적이어서 잠시도 집에 있지 않던 나는 학교를 마치면 가방을 등에 맨 채로 가까운 냇가로 달려가 멱을 감곤 했다. 흐르는 냇물에 몸을 맡기고 누워 떠가는 구름과 날아다니는 새들을 바라보곤 했다. 물이 줄줄 흐르는 옷은 내리 쬐는 햇살을 받으며 집으로 돌아오는 길에 모두 마른다. 마치 학교를 지금 막 마치고 돌아오는 길인 양 삽짝을 들어서면 엄마의 불호령이 떨어진다. 울타리의 싸리나무를 하나 꺾어 들고 쫓아 나오시는 엄마의 마음을 그 때는 몰랐다. 하교 시간이 한 참이 지나고서도 돌아오지 않는 딸아이를 찾아다니며, 혹시 사고라도 당하지 않을까 누가 잡아간 것은 아닐까 노심초사했을 엄마의 마음. 생각해보니 자라면서 3남매 중에서 나만 유독 엄마에게 많이 혼나고 많이 맞았던 것은 외동딸이기 때문이었다. 여자가 살아가기에는 너무 험한 세상이기에 엄마의 시선은 항상 딸인 나에게 치우쳐 있었으리라. 기쁨이 가득한 순간도, 슬픔에 겨워 펑펑 울던 날도, 심장이 터질 것 같은 순간에도 엄마는 곁에서 함께 했다.

내가 떠나는 순간에 엄마는 얼마나 쓸쓸했을까. 그 모든 순간을 함께 하고서는 엄마만 혼자 덩그러니 남겨두고 냉정하게 떠나는 것은 딸이다. 하지만 모든 딸들은 그렇게 엄마의 곁을 떠나 또 누군가의 엄마가 되어 딸이 자라는 모습을 지켜 봐 줄 수 있게 된다. 엄마가 된 소녀가 작은 아이를 업고 걸어가는 모습에서 드디어 엄마가 된다는 것의 의미가 무겁게 다가온다. 새로운 생명의 삶을 지켜봐 주고 힘이 되어 주어야 한다는 것. 과연 나는 우리 엄마만큼이나 내 딸의 모습을 잘 지켜봐 줄 수 있을까. 아직도 엄마가 보고 싶으면 달려가고 힘든 일이 생기면 전화하여 시댁이 이랬다니 회사 사람들은 저랬다니 일러주는 어린 아이 같은 내가 엄마만큼 좋은 엄마가 될 수 있을까.

『고함쟁이 엄마』

유타 바우어 글 그림, 이현정 옮김 | 비룡소

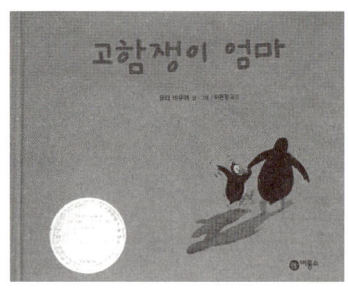

엄마 펭귄은 화가 나서 아기 펭귄에게 소리를 지른다. 얼마나 화가 났는지, 소리를 지르는 엄마의 입에서 불꽃이 뿜어져 나온다. 너무 놀란 아기 펭귄은 몸이 산산조각 나서 이리저리 흩어져 날아간다. 머리는 우주까지, 몸은 바다로, 날개는 밀림으로, 부리는 산꼭대기, 꼬리는 거리 한가운데로 날아가 버리고 두 발은 곧 달리기 시작한다.

처음 이 그림책을 보았을 때는 아기 펭귄의 입장에서 보게 된다. 어린 시절 나에게 소리를 지르는 엄마의 입에서는 정말 불꽃이 발사되는 듯 했다. 그 불꽃에서 튀어 나오는 불똥들이 여기저기 몸과 마음이 곳곳에 상처를 준다. 불꽃을 피해 동네 이 골목 저 골목을 도망 다니기도 했다. 하지만 커다란 배를 타고 조각난 아기 펭귄을 다시 모아 꿰매는 엄마 펭귄처럼, 상처 받은 몸과 마음으로 몹시 지쳐 있는 나를 찾아 보듬어 주고 다시 안아주는 이도 엄마다.

엄마는 스무 살이 되기 전에 엄마가 되었다. 그리고 7명이나 되는 아빠의 형제와 할머니 할아버지를 모시고 한 집에 살았다. 어린 나이에 얼떨결에 엄마가 되어 준비도 없이 외할머니 곁을 떠나 아빠를 따라 나온 엄마는 믿을 사람이 아빠밖에 없었다. 하지만 아빠도 역시 어리긴 마찬가지다. 누군가를 책임지고 돌봐야 하는 것이 서툴다. 고된 시집살이와 서툰 아빠의 사랑에 엄마는 상처 받고 마음에 화가 쌓이기 시작한다. 입을 벌린 엄마 펭귄에게서 뿜어져 나오는 불꽃은 엄마의 가슴 속에 담겨 있는 화이다. 가족들이 엄마의 가슴에 심어놓은 불꽃이다. 그 불꽃은 가족에서 가장 약하고 힘없는 아기를 향해 내 뿜어지게 된다.

아기 펭귄의 몸이 산산조각 나는 순간, 엄마의 마음은 어땠을까? 화가 나서 소리를 지르는 엄마 자신도 아기가 그렇게 산산이 부서져 날아가 버릴 것이라고는 생각하지 못한다. 엄마도 엄마가 되는 것은 처음이니까. 날아가버린 아기의 마음을 찾아 엄마는 분주히 돌아다녔을 것이다. 우주까지 찾아가고 바다로 가고 밀림으로, 산꼭대기로 상처받은 아기의 마음을 찾아 보듬어 준다. 조각난 마음을 스스로 찾아다니는 마지막 다리까지 찾아내어 다 꿰매고 나서 엄마는 말한다. "아가야, 미안해." 이 한마디에 엄마의 모든 마음이 담겨 있다. 아직 서툰 엄마라서 미안하고 상처를 주게 되어 미안하다.

준비 없이 한 사람의 남편이 되고 서툰 아빠가 된 우리 아빠도 엄마에게 미안하다고 했다면, 엄마 마음 속의 불꽃은 사그라졌을 텐데... 그렇다면 엄마도 아이들에게 뿜어대는 불꽃으로 서로 상처주지 않았을 텐데... 누구나 엄마가 된 순간 처음부터 완벽할 수는 없다. 완벽한 엄마가 되려고 노력 할수록 아기의 마음에 더 상처를 주기도 한다. 조금 더 마음의 여유를 가지고 아기를 대하자. 그러고도 혹시 실수하게 되더라도 미안하다고 사과할 수 있는 용기 있는 엄마가 되자.

『이렇게 널 사랑해』

가브리엘라 커셀만 글, 루시아 세라노 그림, 유아가다 옮김 | 한솔수북

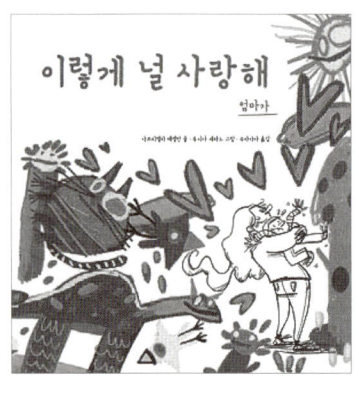

아이가 크레파스로 그린 것 같은 그림들로 여기저기 정신없다. 엄마의 정신없는 머릿속을 그려 놓은 듯하다.

『이렇게 널 사랑해』는 아이의 모습을 바라보는 엄마의 두근두근 거리는 마음이 그림으로 잘 표현되어 있다. 글만 보면 바람직한 엄마의 모습이다. 하지만 그림에는 아이 키우는 엄마의 불안한 마음, 놀라운 마음, 두려운 마음, 당황스런 마음이 담겨져 있다. 글과 그림을 함께 보아야 한다.

아이가 잠시라도 보이지 않으면 엄마는 아이가 보고 싶다. 다쳐서 돌아오면 아이를 치료해 주는 것에 그치지 않고 아이의 자전거에도 반창고를 붙여 주어야

한다. 위험하게 그네를 타고 있는 아이를 바라보면서 엄마는 기둥을 잡고 떨면서도 외친다. "네가 달나라까지 간다해도, 엄마는 옆에 있을 거야." 부엌을 난장판으로 만들어 놓고 이상한 나라의 음식을 대령해도 박수 쳐준다. 가끔은 너무 무서울 때 아이가 엄마를 달래 주기도 한다. 아이가 주저 할 때는 뒤에서 응원해 주고, 상처 받아 마음이 아플 땐 마음을 위로해 준다.

이렇게 보면 엄마의 마음이라는 것은 특별할 것이 없다. '아이가 잠시라도 보이지 않으면 엄마는 아이가 보고 싶다.'는 마음. 이것이 엄마의 마음이다. 아기와 평범한 일상을 보내면서 맞이하는 조그만 사건들에 함께 시간을 보내는 엄마. 즐거운 놀이를 할 때, 슬픈 일이 있을 때, 신나는 일을 할 때, 두려울 때, 무서울 때, 항상 옆에 있어 주는 것. 말하기 싫을 때는 가만히 기다려 주고, 가끔은 아이가 하는 말을 못 듣기도 하지만 그래도 노력하는 것. 언제까지나 이렇게 사랑해 주는 것. 이것이 엄마의 마음이다.

09
그림책으로 아이와 이야기 나눠요

"구름아! 오늘은 엄마가 『강아지똥』 책을 읽어줄거야. 제목이 '강아지똥'이라는 게 너무 웃기지? 강아지가 똥을 싼 이야기일까? 아니면, 강아지똥이 무엇이 되었다는 이야기일까? 궁금하다. 표지 그림을 보니깐, 강아지가 똥을 누는 장면이 있네. 하얀색 강아지가 엉덩이를 들고 똥을 누는 게 너무 귀엽다. 나중에 구름이 너도 강아지를 좋아하게 되겠지? 그리고 너 역시 똥을 싸면서 얼굴도 찡긋거리고, 힘주는 표정을 짓겠지? 엄마는 네가 하는 모든 행동들을 사랑하게 될 거야. 우리 한번 『강아지똥』을 읽어 보도록 할까?"

그림책을 뱃속 아이에게 읽어준다고 할 때 그냥 책장을 넘겨 본문부터 읽어주는 것보다 아이와 교감하듯이 그리고 이야기를 나누듯이 말해본다. '태담'이란 뱃속에 있는 태아와 엄마가 자연스럽게 대화를 나누는 행위다. 어떤 특정한 형식 없이 말을 건네고, 노래를 불러주는 것 등이 포함된다. 처음에는 눈에 보이지 않는 아기에게 말을 건넨다는 것 자체가 어색하고 쑥스러울 수 있다. 하지만 태동을 시작하고, 발길질을 시작하면서 내 몸 속에 자라나는 생명의 존재를 느끼게 된다. 그럴 때 태아에게 말을 건네듯이 어떤 이야기이든 전해보자. 오늘 엄마의 기분, 해야 할 일, 먹는 것에 대한 설명, 음악에 대한 이야기, 눈에 보이는 자연물, 아빠와 있었던 일, 앞으로 어떤 아이가 되었으면 한다는 바람 등을 말이다.

그 중에서 그림책을 통한 태담 태교는 매우 효과적이다. 일부러 태아에게 말을 건네기 어색할 경우 '중간 매체'의 형식이 되는 그림책은 자연스럽게 소통의 도구가 될 수 있다. 태담은 태아와 엄마의 첫 상호작용이다. 관계 맺기의 시작이기도 하다. 이미 오래전부터 자궁 속의 태아는 엄마의 음성을 듣는다는 것으로 확인되었다. 1925년 미국 콜럼비아대학교의 윌리엄 파이퍼 박사가 자동차 경적을 이용하여 태아가 소리에 반응한다는 사실을 연구하였다. 특히 20세기 후반 심리학자 데카스퍼에 의해 태아가 태중에서 자주 듣는 소리에 익숙해지면 따라서 엄마와 아빠의 목소리를 인지한다는 사실을 발표하기도 했다. 이후 태아의 청각을 자극하는 태교의 중요성이 점점 강조되었다. 바로 태담 태교의 중요성을 과학적으로 인식하게 된 계기이다. 태아는 약 5개월부터는 청각이 발달하기 시작하므로 사람의 소리와 음성을 민감하게 듣기 시작한다. 부모와 아이의 의사소통의 시작이 바로 태교 때부터 이루어지는 셈이다.

특정한 목소리에는 '울림'이 있다. 공명이라고도 한다. 청각적인 울림은 뱃속의 아이에게도 전달이 되어서 자연스럽게 귀에 익숙한 음성으로 인식된다. 이후 태아가 태어났을 때에도 엄마의 목소리에 자연스럽게 반응하는 시작이기도 하다. 이런 엄마의 목소리로 태담을 나눌 때 그림책을 읽어주는 방법을 활용하면 매우 좋다. 책 이야기로 편안하게 이야기를 건넨다면 엄마도 역시 부담감을 벗어나게 된다. 이 때 읽어주는 그림책은 먼저 엄마가 재미있다고 생각되는 책이 좋다. 어떤 교육적 효과나 학습적인 내용보다는 엄마의 감정적인 반응을 이끌어 낼 수 있어야 한다. 엄마가 지루하게 느끼거나 재미없어서 억지로 읽는 책은 태담의 효과가 떨어진다. 지나치게 교훈적이거나 도덕적인 내용을 주입하는 책보다는 다양한 생각을 이끌어 낼 수 있는 상상력 가득한 그림책이 유용하다.

그렇기 때문에 탈무드, 성경, 이솝우화 등의 내용처럼 '~해야 한다'는 교훈적인 이야기보다는 재미와 신선한 주제로 엄마가 즐거워할 수 있는 책이 바람직하다. 아이들의 상상의 세계를 표현한 그림책은 앞으로 태어날 아이를 이해하는데 큰 도움이 되기도 한다. 그림책에 등장하는 주인공 유아들의 행동이 아이들의 심리 상태를 대부분 표현하고 있기 때문이다.

그림책을 다 읽은 후에는 엄마의 생각, 감정, 느낌 등을 나누는 방식으로 마무리해 본다.

"오늘 구름이랑 읽은 『강아지똥』이 엄마는 너무 재미있었어. 그림책이 이렇게 재미있는 줄 몰랐네. 강아지똥이 모든 이들에게 버림받았지만, 마지막에 민들레꽃을 피워내는 거름이 되었다는 사실이 아름답지. 강아지똥이 잘게 잘게 부서져서 흙 속으로 섞이는 장면은 감동적이기까지 해. 엄마가 인터넷에서 찾아보니 강아지똥 만화도 있더라구. 엄마는 구름이 네가 나중에 커서도 강아지똥처럼 자기가 어떤 일을 해야 이 세상에서 의미 있게 살 수 있을까를 고민하면서 살았으면 좋겠어. 똥도 분명 세상에 쓸모 있기 때문에 존재한다는 것을 말이야. 오늘 구름이 너와 함께 책 읽는 시간을 가지게 되어서 너무 좋았어. 내일 또 다른 재밌는 책으로 엄마와 이야기를 나누어 보자. 알겠지?"

그림책을 통한 태담 태교를 할 때 다음과 같은 점을 고려하면 좋다.

- 또박또박 명료한 발음으로 그림책을 읽는다. 실감나게 장면을 묘사하듯이 읽는 방법을 사용한다. 눈으로 보는 것보다는 소리 내어서 읽는 것이 훨씬 더 청각적인 신호를 전달하는 데에 도움이 된다.

- 아이의 태명을 활용하면서 그림책을 읽어준다. 책장을 빨리 넘기는 것보다 아이와 교감하듯이 책에 대한 반응을 표현하면서 읽어주는 것이 좋다. 중간 중간 태명을 부르며 아이에게 엄마의 반응을 말해 보기도 한다.

- 그림책을 읽으면서 그림에 대한 설명도 곁들인다. '그림이 밝고 환한 파스텔 색이어서 좋다', '동물들이 재미있는 캐릭터로 그려져 있어서 귀엽다', '이

번 장의 그림에는 ○○ 사물들이 있어.' 라고 설명한다.

- 다 읽은 후 엄마의 감정에 대해서 이야기한다. 주인공의 행동에 대해서, 작가가 말하고자 하는 주제에 대해서, 어떤 장면이 재미있었는지 등등 책 읽은 엄마의 소감을 자연스럽게 표현한다.

02장
태교를 배우는 그림책

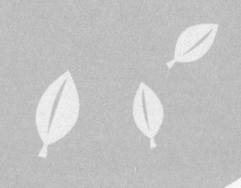

2장에서는 예비 엄마의 임신 주차별(0주~40주) 추천 그림책들을 소개하고 있다. 이는 임신을 했을 때부터 시작하여 아기가 태어날 때까지 믿음과 용기, 지혜, 그리고 사랑의 테마로 나누어 주옥같은 스토리텔링을 자랑하는 그림책들이다.

또한 이미 엄마들 사이에서 입소문을 타고 인기를 누리고 있는 대표적인 그림책 작가들과 작품들을 소개하고 있다. 그 중 영국의 3대 그림책 작가로 손꼽히는 '존 버닝햄'의 그림책과 재미, 의미, 철학을 담은 독일의 이동문학가 '유타 바우어'의 그림책들, 그리고 『만희네 집』으로 알려지고 나, 우리, 모두의 이야기를 담는 '권윤덕' 작가와 천진난만한 아이의 손길이 느껴지는 어린이 마음을 가진 어른 '김점선' 작가의 그림책도 흥미 있게 소개하고 있다.

그 외 그림책과 친숙해지는 시간을 위해 가까운 지역도서관 및 공공도서관을 찾아 뱃속의 아이에게 새로운 환경과 두뇌를 일깨우는 태교의 중요성 등을 알려주고 있다.

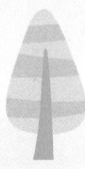

01
믿음을 주는 그림책
{0~10주}

　　아기의 키는 약 4~6cm, 몸무게는 약 10~20g 정도 밖에 되지 않는다. 태아의 뇌세포가 폭발적으로 늘어나서 뇌세포의 대부분이 완성되고 근육 조직도 대부분 완성되어 있다. 눈꺼풀, 코, 귀가 생겨 얼굴 윤곽이 확실해 진다. 산모는 본격적으로 입덧이 시작되고 감정의 기복이 커져 불안과 짜증이 늘어나기도 한다. 지금까지 내 세계에 존재한 적이 없는 생명이 지금 내 안에서 자라고 있다는 경이로움도 잠시, 이 힘든 세상에서 어떻게 성장해 나갈지 걱정 된다. 산모가 불안하면 아기도 불안함을 느낀다. 세상은 따뜻하고 살아갈 만한 곳이며, 세상에 존재한다는 사실만으로도 특별하다는 믿음이 필요한 때이다.

　　자신이 사랑 받을 만하고 소중한 존재라는 믿음은 아기가 혼자 세상을 향해 발을 내딛을 용기를 갖게 한다. 무엇을 잘해서 어떤 능력이 있어서 사랑 받는 것이 아니라, 이 세상에 태어나 존재한다는 사실만으로 사랑 받는 존재라는 믿음은 어떠한 고난이라도 헤쳐 나갈 수 있는 힘을 준다. 이러한 믿음은 혼자서 만들어지는 것이 아니다. 아기 주변에 있는 사람들, 특히 태어날 때부터 아이의 육아를 책임지는 엄마로부터 받은 사랑에 의해 '나는 사랑받을 만한 존재'라는 믿음을 가질 수 있다. 그러기 위해서는 아기를 임신한 엄마 또한 스스로를 사랑하는 마음을 가져야 한다. 세상의 태어난 모든 이들이 특별한 존재라는 믿음을 그림책을 통하여 태아에게 전해 주는 것은 어떨까? 뱃속 아기뿐만 아니라 나도 사랑 받을 가치가 있다는 믿음을 전해주는 그림책을 읽어주자.

과학이 눈부시게 발달함에 따라 사람들은 눈으로 보는 것만 믿고 보이지 않는 것은 믿으려 하지 않는다. 하지만 세상은 과학적으로 증명되는 것보다는 증명 되지 않는 신비한 것들로 가득 차있다. 내가 어떻게 믿느냐에 따라 세상은 나에게 다른 모습을 보여 준다. '세상은 혼돈스럽고 무의미한 세계다.'라고 믿는 사람은 어떤 즐길 수 있는 것이라면 즉각 즐기려고 할 것이다. '비정하게 먹고 먹히는 세계'라고 믿는 사람은 나의 생존을 위해 무자비한 사람이 될 가능성이 높다. 세상은 선한 것이며 살만한 곳이라고 생각하는 사람은 미래에 대한 불안이 없이 세상으로 힘차게 나아갈 수 있다. 처음 아기가 갖게 되는 세상에 대한 믿음은 신과 같은 존재인 엄마로부터 만들어진다. 엄마가 말하는 것이 아니라 엄마가 어떻게 행동하는지를 통해 보여 주는 세계를 진정한 세계라고 믿게 된다. 나에게 세상은 어떤 곳인가? 아기에게 어떤 세상을 보여 줄 것인가?

세상은 비정하게 먹고 먹히는 세계라고 믿는 것보다는 세상은 따뜻하고 살만한 곳이라고 믿는 것이 더 행복한 삶을 살아갈 가능성이 높다. 살다보면 뜻하지 않은 어려움을 겪기도 하고 세상에 혼자 남겨진 것 같은 두려움이 느껴질 때가 있다. 아무도 관심을 가져주지 않고 도와주지 않는 비정한 세상이라고 믿는 다면, 불안하고 두려워져 더 움츠려 들게 된다. 반면 내가 힘들 때 누군가는 나를 향해 따뜻한 손을 내밀어 줄 것이라는 믿음을 갖고 있다면, 용기를 내어 헤쳐 나아갈 수 있다. 실제로 그 믿음으로 나아간다면 누군가는 나의 손을 잡아 준다. 세상은 내가 믿는 만큼의 세상을 나에게 보여 준다.

『너는 특별하단다』

맥스 루케이도 글 | 고슴도치

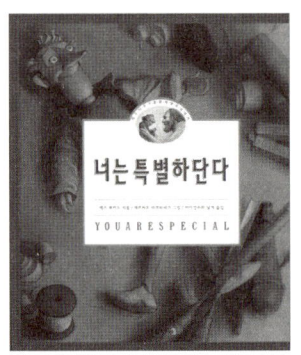

웸믹이라는 작은 '나무 사람들'이 있었다. 웸믹들은 제각기 다른 모습을 하고 있었지만 날마다 똑같은 일을 하며 살았다. 금빛 별표가 든 상자와 잿빛 점표가 든 상자를 들고 마을 구석구석을 돌아다니며 만나는 이들마다 서로 별표나 점표를 붙이며 하루를 보낸다. 나뭇결이 좋거나, 힘이 세거나, 머리가 좋거나, 노래를 잘 부르는 웸믹들에게는 별표를 붙이고, 나뭇결이 거칠거나, 재주가 없는 이들에게는 잿빛 점표를 붙인다. 작은 나무 사람들은 모두 엘리라는 목수 아저씨가 만들었지만, 금빛 별표나 잿빛 점표는 웸믹 스스로가 만들고 서로에게 붙이는 것이다. "누가 별표나 점표를 붙이는 걸까?"

　세상 사람들은 자신이 옳다고 생각하는 가치를 기준으로 다른 사람을 칭찬하기도 하고 비난하기도 한다. 똑같은 사람인데 타자를 평가할 수 있는 자격을 누가 쥐어 주었을까? 그리고 그들의 평가가 과연 중요한 걸까? 다른 사람들의 시선과 평가를 의식하다가 '나는 사랑 받을 가치가 없다.' 라는 자괴감에 빠질 수도 있다. 잿빛 점표만을 잔뜩 달고 있는 펀치넬로를 보고 사람들은 눈짓을 해가며 수군거린다. "펀치넬로는 좋은 나무 사람이 아니라니까." 그러다 보니 펀치넬로 스스로도 이렇게 생각하게 되었다. "아무래도... 난 좋은 나무 사람이 아닌가봐."

　다른 사람의 평가가 중요하지 않다고 생각하면서도 많은 다수의 사람이 자신을 나쁘게 평가하면 스스로의 정체성이 흔들릴 수밖에 없다. 특히 어린 아이들에게 신과 같은 존재인 부모가 칭찬을 하거나 비난을 하게 되면 타인의 평가에 민감한 사람이 될 가능성이 크다.

　펀치넬로는 '나무 사람들' 을 만든 엘리 아저씨를 찾아간다. 엘리 아저씨는 펀치넬로를 칭찬하고 비난하지 않는다. 다만 진실을 말해준다. "남들이 어떻게 생각하느냐가 아니라 내가 어떻게 생각하느냐가 중요하단다. 난 네가 아주 특별하다고 생각해." 좋은 나무 사람이 아니라고 의심하던 펀치넬로는 엘리 아저씨의 말이 맞을 지도 모른다고 믿기 시작한다. 스스로 아주 특별하다는 믿음을 가지기 시작한 것이다. 특별한 재능이 있어서가 아니라 존재 자체로 사랑 받을 만하고 특별한 사람이라는 믿음을 가질 수 있도록 매일 매순간 아이에게 속삭여 주자. "너는 특별하단다. 단지 너라는 이유만으로... "

『고래들의 노래』

다이안 셀든 글, 개리 블라이드 그림 | 비룡소

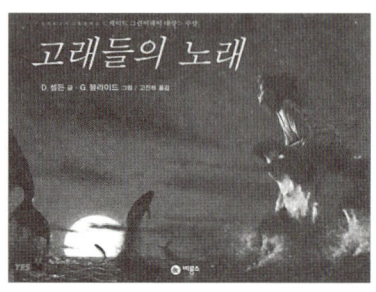

할아버지는 눈에 보이는 것만 믿으려 한다. 할아버지는 고래가 중요한 것은 사람이 먹을 수 있는 고기와 뼈, 그리고 살에서 나오는 기름이라고 말한다. 인간에게 필요한 부분의 실용적인 면에서 고래의 존재 가치를 측정하려 한다. 반면 할머니는 그보다 더 높은 숭고한 가치에 대하여 믿는다. 고래들에게 조개껍데기나 예쁜 돌멩이 같은 선물을 주면 고래들의 노래를 들을 수 있다고 릴리에게 말해준다. 쓸모 없는 이야기 말고 쓸모 있는 이야기를 들려주라고 할아버지는 빈정대지만, 할머니는 아랑곳하지 않는다. 그리고 요술을 부리는 신기한 고래의 이야기를 들려준다. 릴리를 무릎에 앉히고서 이야기를 들려주는 할머니의 모습에서 신비스러운 기운이 느껴진다. 이야기를 듣고 있는 릴리와 함께 고래들이 춤추고 노래 부르는 환상적인 바다로 끌려들어 갈 것만 같다. 고풍스러운 유화풍의 그림들은 훌륭한 미술 작품을 보는 듯하다. 큰 화면에 사진처럼 그려진 인물들과 고래의 모습은 사실적으로 그려졌다. 그에 비해 방안으로 은은하게 들어오는 달빛은 화면을 신비로움으로 가득 차게 한다.

내가 자라 배운 교육 환경은 과학을 중요하게 생각하는 것이었다. 과학경시대회, 발명대회, 과학 상상 그리기 등. 우리가 살고 있는 이 세상을 눈에 보이는 증거를 통해 증명해 낼 수 있는 것만 믿고 배울 가치가 있다고 교육받았다. 그리고 자연의 모든 것은 인간을 위해서만 존재하고 인간에게 유익한 것이 되도록 자연을 이용하면 된다고 생각해 왔다. 이런 내게 『고래들의 노래』는 태어날 우리 아기에게 어떤 믿음을 심어 주어야 할지 고민하게 만들었다. 내가 자라온 세상과 우리 아기가 자라게 될 세상은 그리 달라지지 않겠지. 하지만 내가 바라본 세상과 아기가 바라보는 세상은 달랐으면 좋겠다. 인간을 위해서만 자연이 존재하지 않고, 자연은 신비로움으로 가득 차 있으며 살면서 힘들고 외로울 때 희망을 전해 주는 치유 능력을 가진 것이라는 믿음을 가지길 바란다.

고래의 노래를 들을 수 있는 귀는 자연의 신비에 대한 믿음이 있어야만 가능하다. 세상을 눈에 보이고 인간에게 실제적으로 득이 되는 가치만으로 바라본다면 실제 세상의 극히 일부분만 볼 수 있다. 세상을 살아가는 데는 현실을 정확히 바라보고 대처하는 능력이 필요하기는 하지만 힘든 현실을 이겨 내기 위해선 세상에 대한 아름다운 믿음도 필요하다. 세상은 볼 수 있는 것보다 볼 수 없는 것이 더 많고 의미가 더 깊다. 릴리와 함께 할머니의 이야기를 따라 보이지 않는 저 너머의 숭고한 가치를 볼 수 있는 믿음의 세계로 들어 가보자. 하얀 달빛과 닮은 흩어지는 파도와 물결치는 바다의 움직임 위에 커다란 고래들이 춤을 춘다. 그림에서 고래들의 노래가 들리는 듯하다.

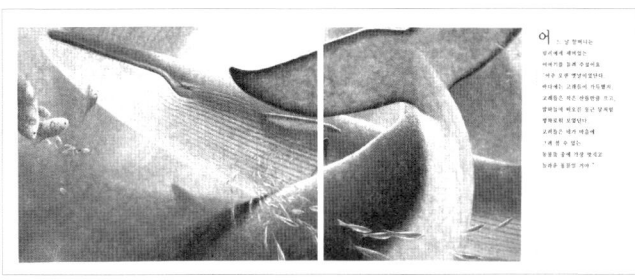

『황소 아저씨』

권정생 글, 정승각 그림 | 길벗어린이

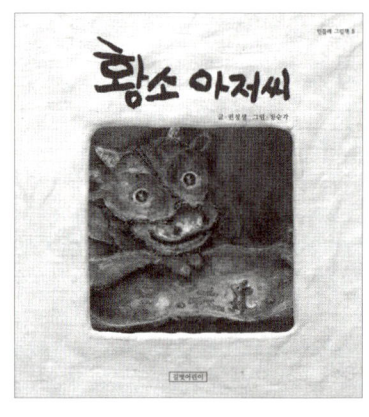

커다란 황소 아저씨는 혼자 산다. 조그마한 생쥐는 갑자기 돌아가신 엄마를 대신하여 아직 어린 동생 넷을 먹이기 위해 음식을 구하러 황소 아저씨의 외양간을 찾는다. 한밤중 곤히 자고 있는 황소 아저씨는 등을 타고 넘어가는 생쥐 때문에 등이 가려워 긴 꼬리로 세차게 후려친다. 조그만 생쥐는 다치지 않았지만, 무서워서 몸과 마음이 움츠려 들고 목소리는 기어들어 간다. 하지만 생쥐의 안타까운 사정을 들은 황소 아저씨는 기꺼이 자신의 구유에 있는 밥찌꺼기를 양보하고 빨리 지나갈 수 있도록 자신의 등까지 내어 준다.

권정생 선생님께서 살아오신 세상에는 전쟁과 가난으로 어린 나이에 가장이 되어 돌아가신 부모님을 대신하여 어린 동생을 돌보아야 했던 아이들이 많이 있었다. 황소 아저씨는 그런 아이들을 애처롭게 바라보며 작은 도움이라도 주고 싶은 권정생 선생님 당신의 모습이 아닐까. 황소 아저씨에 비해 어린 생쥐는 너무 조그맣다. 거대한 성인과 맞닥뜨렸을 때 느껴질 어린 아이의 두려운 심리가 그대로 전해 온다. 하지만 커다란 덩치와 엄청난 힘을 지녔지만 황소 아저씨는 따뜻하고 정다운 마음을 가졌다. 엄마를 잃고 아기 생쥐들을 돌보는 조그만 생쥐에게 정답게 말을 건네주고, 따뜻한 눈으로 바라보고 넉넉한 마음을 나눈다. 아기 생쥐들이 자라 깨끗이 단장하고 황소 아저씨에게 인사를 하러 왔을 때, 커다란 두 눈을 반짝이며 애정과 사랑을 건네는 황소 아저씨. 황소 아저씨와 생쥐들은 사이좋은 식구가 되었다. 외롭고 도움이 필요한 사람들이 따뜻한 마음을 나누며 함께 살아가는 세상. 황소 아저씨의 눈빛을 지긋이 들여다보고 있노라면 세상은 따뜻하고 살만한 곳이라는 믿음이 전해온다.

02 용기를 주는 그림책
{ 11~20주 }

    이 시기에 뱃속 아기의 키는 약 10~20cm, 몸무게는 300g 정도가 된다. 이목구비가 뚜렷해지고 근육도 발달하여 팔다리가 두꺼워질 뿐 아니라, 태아의 움직임이 활발해지고 심장박동소리도 강해진다. 간뇌가 발달해서 엄마의 감정을 똑같이 느끼며, 망막의 발달로 빛의 자극에도 반응한다. 입덧을 하던 산모는 이 시기에 입덧이 점차 사라지는 경험을 하게 되며, 아랫배가 불룩해지면서 허리와 등에 통증이 생기기도 한다.

    처음으로 태동을 느끼게 되는 시기이기 때문에 산모는 아이가 내 몸 안에서 살아 숨 쉬고 있음을 한층 더 실감할 수 있게 된다. 새로운 생명이 내 몸 안에서 움직이고 있다는 자체만으로도 그저 신비롭다. 하지만, 어쩌면 그만큼 '내가 과연 이 아이를 잘 키울 수 있을까?' 하는 두려움이 앞서는 때일지도 모른다. 이때 엄마로서 가져야 할 마음가짐 중에 하나가 바로 '용기'이다. 용기란, 두려움을 거둬내고 주어진 상황에서 자신이 원하는 방향으로 삶을 끌어갈 수 있는 힘을 의미한다.

부모가 된다는 것은 설렘도 있지만, 생각보다 두려운 일임에 분명하다. 성인 둘이 사랑으로 만나 새로운 삶을 꾸려가는 일도 쉽지 않은데 이제 막 태어난 새 생명을 온전한 인간으로 잘 키워내야 한다는 책임감은 실로 무겁기만 하다. 이 시기에 부모는 앞으로 우리 가족이 어떤 삶을 추구하며 살 것인가에 대한 고민을 하게 된다. 이를 계기로 과연 우리 가족이 꿈꾸는 행복은 무엇이며, 그 행복을 위해 어떤 용기가 필요한지에 대한 이야기를 나눠보는 건 어떨까? 부모가 추구하는 가치관이나 삶의 방식은 아이에게도 매우 큰 영향력을 발휘한다. 기왕이면 남들과 같은 길을 걷기보다는 가족 한사람, 한사람이 행복을 느끼며 서서히 성장해갈 수 있는 길을 택해보는 게 지금 이 시대에서의 진정한 용기일 것이다.

『꽃을 좋아하는 소 페르디난드』
먼로 리프 글, 로버트 로손 그림 | 비룡소

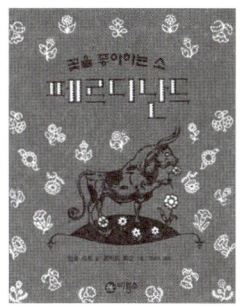

투우경기로 유명한 스페인에 사는 황소들 이야기다. 모든 황소들이 멋진 투우경기를 꿈꾸며 투우시합 연습을 하지만 그런 것에는 전혀 관심을 두지 않고 매

일 코르크 나무그늘 아래 꽃향기만 맡으며 지내는 우람한 황소 페르디난드가 이 책의 주인공이다.

어느 날, 투우경기에 나갈 소를 찾던 사람들은 마침 벌에 쏘여 거칠게 이리저리 날뛰는 페르디난드를 발견하고, 그런 페르디난드가 평소 매우 사납고 강한 소일 거라는 착각으로 투우 시합에 출전시키게 된다. 하지만, 페르디난드는 경기장에서 전혀 싸울 생각을 하지 않고 가만히 앉아 관중석에 아가씨들 머리에 꽂힌 꽃들의 향기를 맡으며 조용히 앉아 있는다. 아무리 자극을 해도 움직일 줄 모르는 페르디난드. 결국, 페르디난드는 모든 소들이 경기가 끝나고 나면 맞이하는 죽음을 피해 다시 자기 고향으로 돌아올 수 있게 된다.

대부분의 사람들이 남들과 같은 길로 걸어가는 것을 당연히 여긴다. 자신이 좋아하는 일이나 원하는 일이 무엇인지를 찾기도 전에 이미 누구나 가는 길에서 어떻게 하면 선두에 설 수 있을까를 골몰하며 그 과정에서 자신만의 빛깔을 잃게 되는 현실을 우리는 살고 있다. 지금 이 시대에서 자신이 좋아하고 추구하는 것을 지속해갈 수 있는 것은 분명 굉장한 '용기' 다. 하지만, 그것이 곧 자기다운 인생을 찾을 수 있는 길이자 행복한 삶을 만들어가는 지름길이라는 사실을 이 책을 통해 알 수 있다.

무엇보다 이 이야기 속에서 가장 주목할 인물 중에 하나가 페르디난드의 엄마이다. 처음에는 다른 황소들과 뛰어놀지도 않고 가만히 꽃향기만 맡고 있는 페르디난드가 걱정이 됐던 그녀는 페르디난드가 자신은 꽃향기를 맡을 수 있는 나무그늘이 가장 좋다고 말하자 페르디난드의 이야기를 전적으로 공감하고 이해해준다. 이 부분을 통해, 우리가 부모로서 가져야 할 마음가짐을 엿볼 수 있다. 보통의 아이들과 다른 내 아이에 대한 걱정과 염려를 걷어내고 믿어주는 것이야말로 부모로서 꼭 가져야 할 용기 있는 태도가 아닐까?

『영이의 비닐우산』

윤동재 글, 김재홍 그림 | 창비

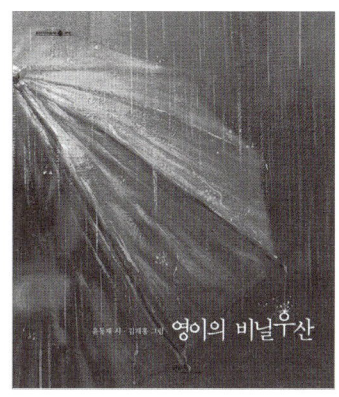

비 내리는 월요일 아침. 영이는 학교 가는 길에 담벼락에 기대 앉아 비를 맞고 있는 거지 할아버지의 모습을 보게 된다. 할아버지 옆에는 쭈그러진 깡통 한 개만 덩그러니 놓여 있다. 거적때기 하나만을 덮어쓴 채, 아이들의 놀림과 문방구 아주머니의 사나운 핀잔을 고스란히 들으며 비를 맞고 있는 거지 할아버지. 영이는 아침 자습을 마치고 그런 할아버지에게 조심스레 다가가 자신의 비닐우산을 씌어준다.

실제 작가의 경험을 담은 시를 그림책으로 엮은 책이다. 영이의 시선을 차분하면서도 섬세하게 그려내 마음에 잔잔한 감동과 여운을 준다. 남들은 별로 신경 쓰지 않는 거지 할아버지에 대한 영이의 착하고 여린 마음씨가 매우 돋보이는 그림책이다. 누군가를 돕는다는 것은 의외로 꽤 많은 용기가 필요하다. 자신의 것을 내어놓는것, 손해를 감수할 마음가짐, 희생과 헌신에 대한 두려움을 내려놓는 것이기 때문이다.

거지 할아버지에게 우산을 씌워드리고 정작 자신은 비를 맞으며 달려가는 영이의 뒷모습을 보면서 우리 아이들이 이렇게 착한 성품으로 남을 배려하고 돕는 아이로 자랐으면 좋겠다는 바람이 피어오른다. 그러기 위해서는 우리 어른들이 솔선수범해야 한다. 진정한 리더는 마음이 따뜻하고 타인을 배려할 줄 아는 사람임을 잊지 말자.

『내 다리는 휠체어』

프란츠 요제프 후아이니크 글, 베레나 발하우스 그림 | 주니어 김영사

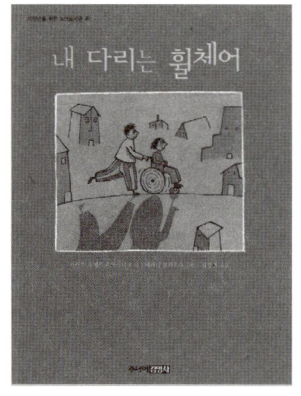

하반신 마비 장애를 앓고 있는 마르기트. 매일 아침 스스로 옷을 입는 데만 2시간 이상 걸린다. 그림 속 식탁에 앉아 있는 마르기트는 여느 아이와 다를 바 없는 평범한 아이다. 찬장에서 잼도 스스로 척척 빼서 먹을 정도로 자립심이 강하다. 그런 마르기트가 어느날, 처음으로 엄마로부터 마트 심부름을 하게된다. 혼자 슈퍼마켓에 가는 길은 너무 신이 나지만, 사람들이 자신을 유심히 쳐다보는 눈초리가 맘에 들지 않는다. 더군다나 자신이 부탁하지 않은 도움을 줄 때는 기분이 상하기까지 한다. 자신을 다른 아이들과 다르지 않다고 강력히 주장하는 마르기트는 사람들의 연민과 배려가 못마땅하다.

그런 마르기트에게 뚱뚱한 '지기'가 손을 내민다. 그리고 휠체어를 타고 다니는 마르기트와 남들보다 뚱뚱한 자신에 대해 "너도 나도, 별난 사람들이야!!"라는 말을 건넨다. 친구 '지기'를 통해 자신이 남들과 다르다는 것을 인정하게 되는 마르기트는 자신의 장애를 특별하게 바라보는 타인의 시선을 이제 자연스럽

게 받아들이고 도움이 필요할 때 당당히 도움을 청하는 방법도 알게 된다.

자신의 결점이나 약점을 인정하고 타인과 더불어 살아가는 것도 용기이다. 대부분의 사람들은 자기 자신의 부족함을 드러내기를 매우 힘들어한다. 오히려 그 결점을 아무렇지 않은 듯 포장하거나 과도한 노력으로 채우려는 경우가 다반사이다. 하지만 자신의 모습 그대로를 받아들이고 도움이 필요할 때 기꺼이 도움을 청하고, 필요 없는 연민이나 동정을 느낄 때는 당당히 거부할 줄 아는 용기가 우리 모두에게 필요하다.

이 책은 장애인이 직접 쓴 그림책이다. 자신을 이해해주는 친구 한 명을 얻고 이내 자신을 향한 사람들의 시선과 세상에 대한 관점을 달리하게 되는 마르기트의 모습에서 나를 이해해주는 한 사람의 힘이 얼마나 큰 지도 새삼 알 수 있게 된다.

03 지혜를 주는 그림책
{ 21~30주 }

　임신 중기에서 후기로 접어드는 시기로 뱃속 아기의 키는 약 25~40cm, 몸무게는 약 1.8kg 정도가 된다. 아기는 몸을 활발히 움직이며 뼈대가 갖추어져 X선으로 태아의 골격을 확인할 수 있다. 머리카락이 짙어지며 눈썹과 속눈썹이 자란다. 특히, 이 시기에는 청각이 발달해서 엄마 목소리를 잘 듣게 된다. 30주 정도가 되면 골격이 거의 완성되고 감각기관이 완전히 발달한다. 산모는 이 시기에 태동을 강하게 느끼게 되고 소화불량 증세도 곧잘 나타난다. 배, 유방, 유두 등에 임신선이 생기고 정맥류, 손발 저림이나 부종이 생기며, 커진 자궁으로 인해 위나 심장이 눌려 위가 쓰리고 가슴이 답답해진다. 자궁이 폐를 떠밀어서 점차 호흡이 짧아질 뿐 아니라 쉽게 잠들기 힘들고, 깊은 잠자기가 어려운 시기이기도 하다.

임신 주수가 늘어날수록 몸은 힘들어지고 엄마가 되는 게 얼마나 힘든지 실감하게 된다. 먹어도 소화가 잘 되지 않고 잠도 쉽게 들지 않으면서 몸은 피로하다보니 신경도 예민해지고 생명에 대한 감사함보다는 내 몸이 힘든 게 더 짜증나고 힘겹게 느껴지기도 한다. 이때, 엄마로서 가져야 할 성품 중에 하나가 바로 '지혜'이다. 지혜의 사전적 의미는 '사물의 이치를 빨리 깨닫고 사물을 정확하게 처리하는 정신적 능력'이다. 또 종교적인 의미에서도 각 종교마다 이 지혜를 매우 강조하고 있다. 기독교에서는 '하나님의 속성 가운데 하나로 지혜의 특성을 근면, 정직, 절제, 순결, 좋은 평판에 대한 관심과 같은 덕행이라고 본다'고 사전에 명시되어 있으며 불교에서는 '잃고 얻음과 옳고 그름을 가려내는 마음의 작용으로서 쉽게 미혹되지 않는 마음'을 뜻한다.

돌이켜 생각해보면, 아이와 내가 한 몸으로 있는 임신기간은 매우 경이롭고 놀라운 시간이다. 이 시간은 한번 지나고 나면 다시 돌아오지 않는다. 물론, 임신기간 동안 몸의 변화로 인해 힘든 것은 사실이지만 내 몸 안에서 새로운 생명을 길러내고 함께 호흡할 수 있음은 분명히 큰 축복이자 세상 무엇과도 바꿀 수 없는 귀한 시간이다. 무엇보다 이 시간이 있기에 엄마와 아빠는 부모가 될 준비를 할 수 있다. 똑같은 상황일지라도 그것을 어떻게 받아들이고 해석하느냐에 따라 삶은 바뀐다. 이 때 발휘되는 성품이 바로 '지혜'이다.

지혜는 살아갈수록 가장 돋보이는 성품으로 지식보다 한 차원 높은, 오히려 '덕'에 가깝다. 지혜는 나이가 들어가면서 늘어갈 수도 있지만, 어떤 사고방식으로 자기 성찰을 해나가느냐에 따라 그 깊이가 더해진다. 어른인 우리, 특히 부모에게 가장 필요한 성품 중에 하나도 바로 이 '지혜'이며 우리 아이들 역시 지혜롭게 키우고 싶은 게 모든 부모들의 한결같은 바람일 것이다.

『점』

피터 H. 레이놀즈 지음 | 문학동네

주인공 베티는 그림 그리기를 매우 싫어하는 아이이다. 미술시간에 등을 돌리고 앉아 그림 그리기를 거부하는 베티. 뭐든 그려보라는 선생님께 저항하듯 연필을 내리꽂아 '점' 하나를 찍는다. 그리고 선생님은 그곳에 이름을 적어서 내라고 말씀하신다. 이름 쓰는 게 뭐가 어렵겠냐며 점 하나

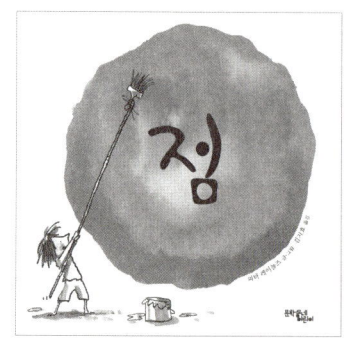

달랑 그려진 종이 아래에 자신의 이름을 써서 내는 베티. 얼마 뒤, 선생님 책상에서 자신이 내리찍은 그 '점'이 예쁜 액자에 꼼혀 걸린 것을 발견하게 된다.

이때부터 베티는 여러 모양의 '점'을 그리기 시작한다. 작은 점, 큰 점, 심지어 투명한 점까지. 급기야 전시회까지 열게 된 베티. 베티의 전시회는 굉장한 인기를 끌었고 그런 베티에게 한 남자아이가 다가와 부러움을 나타낸다. 베티는 그 남자아이에게 뭐든 좋으니 너도 그려보라고 말한다. 아이는 부끄러운 듯 삐뚤빼뚤한 선을 그어 보인다. 베티는 이전에 미술 선생님이 그러했듯 남자 아이에게

"자, 이제 네 이름을 써."라고 말한다.

　이 책의 포인트는 바로 미술 선생님의 지혜이다. 그림 그리기를 싫어하는 아이에 대해 실망하거나 포기하지 않고 끝까지 격려하고 믿어주는 선생님의 태도는 학생에 대한 사랑 없이는 절대 할 수 없는 행동이다. 그림을 잘 그려야 한다는 강박관념 때문에 그림 그리기를 두려워하는 아이들이 정말 많다. 그런데 이런 미술 선생님이 있다면 우리 아이들은 그림을 꼭 잘 그려야 한다는 편견에서 얼마든 벗어날 수 있을 것이며 베티처럼 자신만의 예술세계를 창조할 수 있을 것이다. 이것은 비단 미술에서뿐만이 아니라 모든 교육과정에 속한 문제가 아닐까 싶다. 이 책은 우리 어른들이 아이들에게 대해 얼마나 큰 사랑과 믿음을 주면서 지혜롭게 그들의 잠재력을 끌어낼지에 대해 알려준다. 그리고 아이들 자신에게는 그들만의 가능성을 발견하게 해주는 참 좋은 책이다.

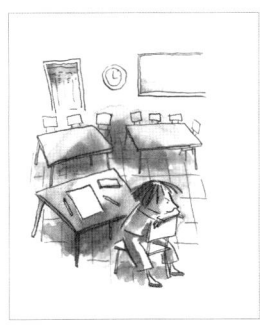
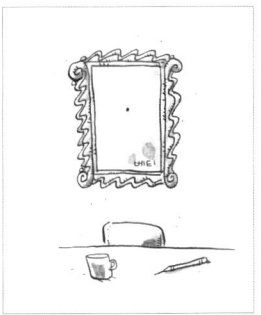

『악어오리 구지구지』

천즈위엔 글 그림 | 예림당

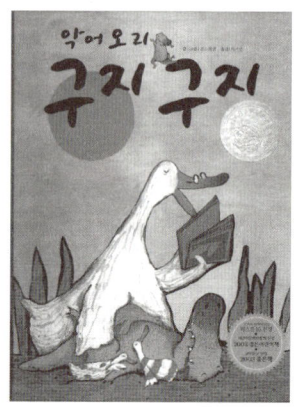

알이었을 때 우연히 오리 알들 사이에 흘러 들어가 오리들과 함께 자라나게 되는 악어. 자신이 악어라는 사실을 모른 채 오리처럼 살아가던 '구지구지'는 어느 날 자신과 똑같이 생긴 악어무리를 만나게 된다. 그리고 그들은 구지구지에게 너는 오리가 아니라 자신들과 같은 악어라면서 함께 살고 있는 오리들에게 속임수를 써서 자신들의 밥이 되게 하라는 명령을 받게 된다.

그동안 자신을 오리라고 믿고 지내왔던 구지구지에게 닥친 자기 정체성의 위기. 혼자 이런저런 생각과 궁리를 하다가 정말 오리 식구들을 악어들이 있는 곳으로 데려가는데……

하지만 구지구지는 그만의 아주 특별한 지략으로 지금까지 자신의 가족으로 살아온 오리들을 배신하지 않고 도리어 악어들을 골탕 먹여 멀리 쫓아내버린다. 그리고 결국, 자신의 정체성을 다른 오리들과는 조금 다른 '특별한 오리'로 다시 정의를 내리면서 이야기는 마무리 된다.

작가가 외국에서 공부할 당시, 해외로 입양된 한 친구가 정체성에 대하여 고민하는 것을 보고 악어 오리 이야기를 쓰게 되었다고 한다. 이 책을 읽으면서 순수하고 착한 구지구지가 험악하고 무서운 자신의 동족 악어를 만나서 새로운 국

면에 처했을 때 과연 이 어려움을 헤쳐 나갈 수 있을지 조마조마한 마음이 든다. 혹시라도 지금까지 가족이었던 오리들을 배신하고 악어들과 같은 한패가 되는 건가 싶어지기 때문이다. 그러나 독자의 걱정과 우려와는 달리 구지구지의 발랄하고 재치 있는 지혜가 독자로 하여금 해방감을 맛볼 수 있게 해주는 통쾌한 책이다.

『북극곰 코다』

이루리 글, 배우리 그림 | 북극곰

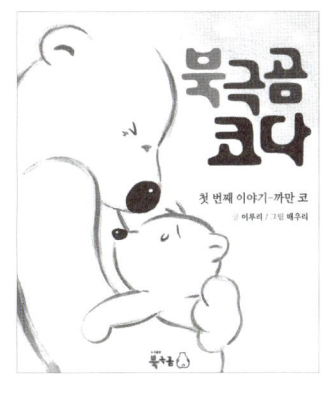

모든 것이 하얗기만 한 북극에 사냥꾼 보바가 북극곰을 잡는 첫 장면. 온통 하얀 눈밭에서 온몸이 흰 털로 뒤덮인 북극곰을 찾아내는 일은 결코 쉽지 않다. 하지만 북극곰을 발견할 수 있는 딱 한 가지 단서가 있었으니, 그것은 바로 북극곰의 유난히 까만 코이다.

하얀 눈밭을 한참 헤매던 사냥꾼 보바는 두 개의 까만 코를 발견한다. 눈밭에서 목욕을 즐기던 엄마곰과 아기곰 코다이다. 보바는 그 두 개의 코에 총을 겨눈다. 엄마 곰은 사냥꾼이 나타난 것을 감지하고 코다를 자신에 품에 와락 끌어안는다. 그런 엄마를 바라보며 엄마의 코를 두 손으로 살포시 감싸주는 코다. 순식간에 까만 코 두 개는 사라지고 만다. 영문을 모르는 사냥꾼 보바는 결국 하는 수 없이 집으로 돌아간다.

이 책의 하이라이트는 코다가 엄마의 코를 감싸주는 모습이다. 아마 대부분의 엄마들은 이 장면에서 눈시울이 붉어지는 경험을 하게 될 것이다. 엄마 곰의 아기 곰에 대한 절절한 사랑과 아기 곰의 엄마에 대한 잔잔한 사랑이 사냥꾼이 총구를 겨누는 긴박한 상황으로 굳어있던 마음을 사르르 녹여준다. 아기 곰 코다는 어떻게 엄마 곰의 코를 가려줄 생각을 했을까? 결국 모든 지혜는 사랑으로부터 자신도 모르게 발현된다는 사실을 이 책을 통해 느낄 수 있다.

04
사랑을 주는 그림책
{31~40주}

이 시기에 태아의 키는 45~50cm이고 몸무게는 2.3kg~3.4kg 정도가 된다. 골격이 거의 완성되고 모든 감각기관이 완전히 발달하여 감각 체계가 완성된다. 웃고 화내고 찡그리는 등 다양한 표정을 짓기도 한다. 외부의 자극에 반응을 보이기 때문에 그림책을 읽어주며 본격적으로 태아와 이야기를 많이 나누면 좋다. 그동안 읽어주었던 그림책을 반복적으로 읽어주며 태아와 태담을 나누어보자. 이 시기에는 사랑에 관련된 그림책을 읽어주는 것도 좋다. '사랑'이라는 단어는 듣기만 하여도 엔돌핀이 분비되는 아름다운 단어다. 믿음이 마음이라면 사랑은 실천이다. 나는 사랑받을 가치가 있고 세상은 살만한 곳이란 믿음을 가진 아이는 자기를 둘러싼 모든 세상에 사랑을 전해줄 준비가 되어 있다. 자기 자신을 사랑할 수 있을 뿐 아니라, 가족, 이웃에게 사랑을 실천할 수 있다. 엄마의 사랑을, 존재 자체로의 사랑을, 다른 사람에 대한 사랑의 마음을 전해주는 그림책들을 읽어주자.

어린 아기는 젖을 먹을 때 눈을 마주하고 미소지어 주고, 울면 안아서 달래주고, 성공적으로 배변을 할 때 칭찬해주는 엄마의 행동을 통하여 '나는 사랑 받고 있다'는 것을 경험한다. 이때의 아기는 사랑 받기 위해 특별히 해야 할 것은 없다. 엄마의 사랑은 무조건적인 사랑이다. 엄마의 자식으로 존재하는 것만으로 사랑을 받는 것이다. 엄마의 사랑을 받는 다면 아기에겐 축복이 되고 그렇지 못하면 아기에게 세상의 아름다움은 모두 사라질 것이다. 엄마의 사랑을 듬뿍 받고 자란 아기는 다른 이들에게 사랑을 전해주는 사랑의 전령사가 된다. '나는 사랑받을 만하다'는 믿음을 가슴에 담고 있는 아이는 다른 이들에게 사랑을 나누어 줄 수 있는 사람이 된다. 사랑은 받는 것이 아니다. 받는 것은 사랑으로부터 생겨나는 믿음이고, 진정한 사랑은 주는 것이다. 사랑은 표현하고 실천하는 것이다.

가족 안에서 사랑은 어떻게 표현되고 전해질까? 엄마의 사랑을 듬뿍 자란 아이들은 가족에게 사랑을 전하는 자신만의 방법을 찾는다. 엄마에게 뽀뽀를 받고 금방 아빠에게 쪼르르 달려가 엄마의 뽀뽀를 전해 준다. 종이 위에 처음 그린 그림은 형체를 알아 볼 수 없는 낙서 같지만, 엄마를 생각하는 사랑의 마음을 담아 그린다. 그러고는 엄마에게 선물한다. 사랑을 건네주는 행위이다.

그림책에는 가족에게 사랑을 전하고, 새로운 가족을 받아들이고, 이웃에게 사랑을 전하는 모습이 어떻게 그려졌을까. 그림책 속에서 사랑을 표현하는 모습을 찾아본다.

『엄마, 꼭 안아 주세요』

닉 블랜드 글, 프레야 블랙우드 그림, 천미나 옮김 | 책과콩나무

루시는 엄마에게 안아 달라고 한다.
"엄마, 잠자러 가기 전에 한 번만 안아 주세요!"
"이런, 어쩌지. 다 해주고 포옹이 딱 하나밖에 안 남았는데."

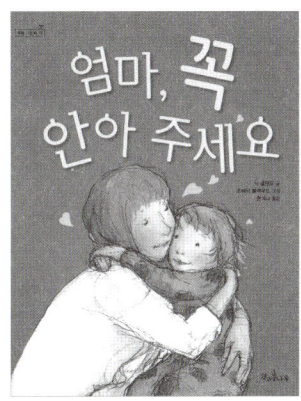

엄마는 딱 하나 남은 포옹으로 루시를 오래오래 안아 준다. 엄마의 포옹을 받은 루시는 곧 돌려 드린다고 약속하고는 아빠에게 뛰어 간다. 축구 경기를 보고 있는 아빠를 안아주고 그 자리에서 다시 돌려받는다. 비행기 하나를 놓고 싸우고 있는 쌍둥이 오빠에게로, 혼자 놀고 있는 동생 릴리에게로 그리고 장난꾸러기 개 애니에게로 달려가 안아주고 또 다시 돌려받는 것을 반복한다. 가족과의 포옹은 각각 조금씩 다르지만 똑같이 애니의 마음에 속든다. 마지막으로 잠자리에 들기 전에 잊지 않고 엄마에게 포옹을 돌려준다. 엄마의 마지막 남은 포옹을 되돌려 주어서 릴리는 아주 기쁘다.

"엄마, 뽀뽀 한번만 해 주면 안 돼요?"
"해 주고 말고, 뽀뽀는 얼마든지 있단다."

딱 하나밖에 안 남은 포옹이라니... 얼마나 기발한 생각인가. 포옹을 하기 위해선 돈을 지불하는 것도 아니고 사용량이 정해져 있는 것도 아니기에 포옹의 가치에 대하여 생각해 보지 않았다. 그런데 루시의 엄마는 포옹이 딱 하나 남았단

다. 안타까운 마음으로 건네주는 엄마의 포옹은 딱 하나 남은 마지막 것이기에 오래 음미하고 싶다. 엄마가 해주는 포옹의 가치가 급상승한다.

 이 그림책에서 가족들에게 포옹을 전하는 루시의 모습을 빼보자. 엄마는 빨래를 하고, 아빠는 축구 경기를 관람하고, 쌍둥이 오빠는 싸우고 있다. 아기는 부엌 싱크대를 열어 젖혀 놓고 먹을 것을 찾고, 개는 화장실 휴지를 풀며 집안을 어지르고 있다. 어느 가정에서나 일반적으로 볼 수 있는 저녁 풍경이다. 이 정도면 보통의 가정에서는 엄마가 곧 스트레스로 폭발할지도 모른다. 하지만 루시는 엄마에게서 받은 포옹을 온 가족에게 전해주기 위해 집안 곳곳을 뛰어다닌다. 루시의 포옹이 다른 가족들의 행동을 크게 변화시키지는 않는 것 같다. 아빠는 루시의 포옹 후에도 축구 경기를 관람하며 환호성을 지르고, 쌍둥이 두 형은 여전히 비행기를 동시에 잡고 서 있다. 동생은 먹을 것을 뒤지고 있고, 화장실을 어지르고 있던 개는 이젠 집안을 뛰어 다니며 더 정신이 없다. 하지만 시선이 루시를 쫓다 보면 엄마에게서 받은 사랑을 가족 모두에게 전해 주려는 루시의 마음이 전해져 와 저녁 풍경이 따뜻하게 느껴진다. 엄마는 여전히 잠자기 전에 치워야 할 것도 많고 어린 릴리도 돌봐야 하지만, 루시로부터 돌려받은 포옹으로 그 모든 피곤함이 사라지는 듯하다. 포옹과 뽀뽀. 가족 간의 사랑을 전해주는 가장 간단한 방법이다.

『우리 가족입니다』

이혜란 지음 | 보림

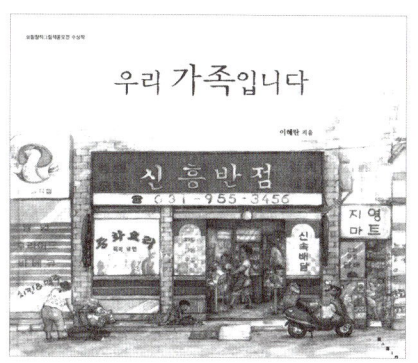

"우리 가족입니다. 엄마, 아빠, 나, 동생. 이렇게 네 명입니다."라고 그림책은 시작되지만, 바로 다음 장에 놓인 소박한 밥상에는 따뜻한 밥공기가 다섯 개다.

어린 시절을 엄마 없이 힘겹게 지낸 아빠는 결혼을 하고 아이를 낳고 샛방 딸린 작은 중국집을 한다. 시골에서 혼자 살던 할머니가 어느 날 갑자기 정신이 온전치 못한 상태에서 찾아와 함께 생활하게 된다. 아빠는 근심어린 표정으로 엄마는 의아한 표정으로 동생은 놀란 표정으로 바라보지만 여자 아이는 할머니를 가족으로 받아들이기 싫다는 단호한 표정으로 이 상황을 바라본다. 밥 먹을 때마다 토하는 할머니와 한 상에서 밥을 먹기 싫고, 자다가 오줌을 싸는 할머니랑 자기 싫고 집안 이곳저곳에 똥을 싸 놓는 할머니랑 같이 살기 싫다. 하지만 어느 날 갑자기 나타난 할머니를 억울해 하지도 불평하지도 않고 묵묵히 돌봐주는 부모님의 모습을 지켜보며 할머니를 가족으로 받아들이게 된다.

작가는 삼십년 넘는 세월 동안 마음 한 가닥을 잡고 놓아주지 않던 자신의 가족 이야기를 묵묵히 꺼내 놓았다. 글은 구구절절 상황을 설명하지 않는다. 글은 처음부터 끝까지 화자이며 관찰자인 여자 아이의 말과 아빠와의 대화로만 구성되어 있다. 그림이 보여주는 부연 설명이 없다면 글만으로는 어떤 상황인지 가늠이 되지 않는다. 여자 아이가 하는 말과 함께 눈에 보이는 상황, 그리고 아이의 솔직한 감정이 꾸밈없이 담겨져 있는 글들이 가슴에 들어온다.

어렸을 때부터 함께 살지 않은 아빠는 할머니를 어떻게 가족으로 받아들일 수 있을까? 중국집을 하며 가게에 딸린 작은 샛방에 4가족이 살기도 힘들었을 텐데, 정신까지 온전치 못한 어머니의 수발까지 마다하지 않는 아버지. 보통은 어머니가 아이에게 사랑을 주며, 그 아이는 커서 결혼하여 자신의 아이에게 다시 사랑을 전해 준다. 하지만 이 그림책의 아버지는 자식에게도 사랑을 주지만 어머니에게도 사랑 베푼다. 엄마의 보살핌 없이 힘들게 삶을 살았지만 누군가로부터 사랑을 받았기에 가능하지 않을까? 어쨌든 묵묵히 할머니를 보살피는 부모님의 뒷모습을 보며 아이는 가족의 사랑을 배우게 된다. 부모가 말하는 것을 통해서가 아니라 부모의 뒷모습을 보면서 아이는 배운다. 사랑은 말이 아니라 행동이라는 것을 그대로 보여주는 그림책이다.

『친절한 친구들』 후안 이춘 글. 무라야마 토모요시 그림 | 한림출판사

눈이 많이 내려 들도 산도 모든 것이 하얗게 덮여있는 겨울은 숲 속에 사는 동물 친구들에게는 가혹한 계절이다. 산과 들에 먹을 것이 흔한 가을이 지나고 더 이상 나무 열매도 뿌리 열매도 구하기 힘든 겨울날. 먹을 것이 없어져 아기 토끼는 먹을 것을 찾으러 나가 순무 두 개를 발견

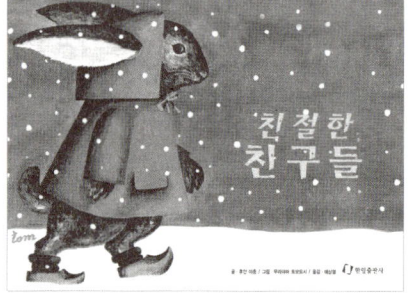

한다. 좋아하는 순무를 하나만 먹고, 하나는 남겨 이웃에 사는 아기 당나귀에게 갖다 준다. 아기 당나귀도 마찬가지로 먹을 것을 찾으러 나가 고구마를 찾아내고 집으로 돌아온다. 토끼가 가져다 준 순무를 발견하지만, 당나귀 역시 이웃에 사는 아기 염소를 걱정하여 아기 염소에게 순무를 갖다 준다. 아기 염소는 아기 사슴에게, 아기 사슴은 다시 아기 토끼에게 순무를 갖다 주어 순무는 원래 주인인 아기 토끼에게로 되돌아온다.

지금 당장 내 눈 앞에 있는 음식을 전부 먹어 버리지 않고 나중을 생각하고

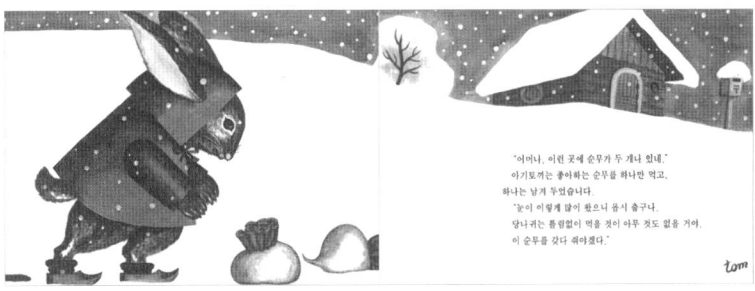

남겨 두는 것은 세상이 안전하고 좋은 곳이라는 믿음이 있기에 가능하다. 세상에 대한 믿음이 있어야 즐거움을 나중으로 미룰 수 있다. 이런 믿음이 있기에 이웃에게 내가 가진 것을 나누어 줄 수 있는 사랑을 실천 할 수 있다. 먹을 것을 구하기 힘든 겨울임에도 불구하고 아기토끼와 다른 아기 동물들은 자신은 먹을 만큼만 먹고 더 이상의 욕심을 부리지 않는다. 그리고 먹을 것을 찾기 힘들 이웃 친구들을 떠올리며 기꺼이 먹이를 가져다준다. 아기 동물들은 '이것은 어디서 온 것일까?' 하고 생각 하지만, 그것이 진짜 어디서 온 것인지 밝히려고 하지 않는다. 나에게 이것을 준 사람에게 그만큼 돌려주려는 것은 자본주의에 의한 교환이지 사랑이 아니다. 사랑은 나에게 주어진 것에 감사하고 나누어줄 다른 누군가를 떠올리는 것이다. 사랑은 주는 것이지 받는 것이 아니다. 그러니 사랑은 받는 사람

에게 있는 것이 아니라 준 사람의 마음에만 존재한다. 엄마가 아이에게 주는 사랑도 이러하다. 엄마가 아이를 사랑하면 아이는 그 사랑을 엄마에게 돌려주지 않는다. 사랑을 주고 싶은 누군가를 떠올리고 그에게 사랑을 준다. 하지만 사랑하는 마음은 돌고 돌아 결국 자신에게로 돌아온다.

하얗게 눈 덮인 언덕 위로 눈이 내리고 동물 친구들의 집이 따뜻하게 그려져 있다. 눈이 내려 춥고 배고픈 겨울이 따뜻한 색감의 집안 풍경에 추위가 녹는다. 친절한 친구들의 마음에 겨울이 따뜻하다.

05 내가 좋아하는 그림책 작가는…

● 아이의 눈높이를 맞추는 '존 버닝햄'

영국의 3대 그림책 작가로 손꼽히는 존 버닝햄은 독특한 성장 배경과 어린 시절이 유명하다. 그림책 작가가 모두 존 버닝햄 같은 것은 아니지만 자기만의 세계가 어릴 때부터 투철한 작가라고나 할까. 사실 존 버닝햄이라는 작가 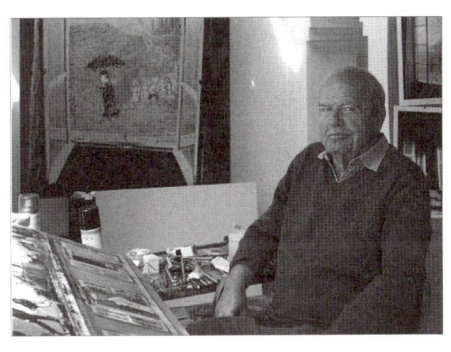 를 알고, 그의 작품을 읽으면서 '정말 나와는 정 반대의 사람이구나' 라는 생각을 하였다. 주어진 전통과 관습에 따르고, 시스템에 순응하는 나의 성격은 정상범주에서 벗어나는 행동을 잘 하지 못한다. 나는 착하고, 말 잘 듣는 소위 모범생 스타일이었다. 부모님 말씀 잘 듣고, 학교 선생님 말씀도 잘 따르는 그런 아이. 학교 성적이 중요하고, 사회적인 성공이 중요하였다. 독창적인 생각이나 남들과 다른 것을 못 견디게 싫어하였다. 그런 내가 존 버닝햄이라는 작가를 알고 당연히 알쏭달쏭했을 수밖에…

내향형에 직관형인 존 버닝햄은 제도권의 사회 시스템을 항상 거부하였다. 친구들과 어울리지 못하고, 자기만의 세계에 빠져있는 아이였다. 한 학교에서 적응하지 못하였고, 여러 학교를 돌아다니면서 초등학교 시절을 보냈다고 한다. 그리고 결국 그는 영국에서도 자유로운 대안학교인 닐 섬머힐을 졸업했다. 존 버닝햄의 유년시절에 영국에서는 벌써 대안학교라는 시스템이 정착하였다는 것이 놀랍기도 했다. 영국 역시 매우 오래전부터 전통적인 교육방식이나 공교육에 반기를 든 자유롭고, 창조적인 방식의 대안교육에 관심이 높았다는 반증이다. 존 버닝햄은 섬머힐을 졸업하고 청년시절에는 2차 세계대전을 위한 병역을 기피하면서 독특한 세계관을 형성하였다.

열일곱 살 무렵부터 표구일, 슬럼가 청소, 산림보호, 학교 짓기 등을 하며 2년간 보냈다. 이때 이태리, 유고슬라비아와 이스라엘 지역을 여행했다고 한다. 그의 자유로운 세계관은 아마도 10대 시절부터 형성된 것으로 보인다. 공부보다는 숲, 자연, 동물 등에 빠져있던 괴짜 소년은 어린 시절부터 청년기까지 자신의 삶을 끊임없이 탐구하였다. 그는 눈에 보이는 것보다는 보이지 않는 사람들의 내면과 정신이 더욱 중요하다고 여겼다.

그림책 작가의 세계관은 고스란히 그림과 글에서 드러난다. 1964년 첫 번째 그림동화인 『깃털 없는 기러기 보르카』로 '케이트그린어웨이' 상을 받고 작품 활동을 시작했으며, 1970년 『검피 아저씨의 뱃놀이』로 같은 상을 한 번 더 받았다. '케이트그린어웨이' 상은 미국이 아닌 영국의 그림책 작가에게 매년 주는 상이다. 1800년대부터 영국의 그림책 작가로 활동한 케이트 그린어웨이를 기념하기 위해 영국도서관협회에서 1955년도에 만든 상이다. 그 해에 발표된 영국 그림책 작가에게 수여하는 상인데 특히 그림이 예술적이고 아름다우며 독특함이 특징이다.

존 버닝햄은 결혼을 하고 같은 해 1964년에 『깃털 없는 기러기 보르카』로 '케이트그린어웨이'을 받은 이후 승승장구한다. 비교적 이른 시기부터 그림책 작가로서 입지를 굳히고, 아동문학작가인 헬린 옥슨버리와 결혼하면서 동반 성장하였다. 부부 예술가라는 장점을 극대화하여 함께 성장하며 작품 활동을 해나간 모습이 인상적이다. 헬린 옥슨버리와 존 버닝햄은 지향하는 가치관이나 화풍이 완전히 다르다. 그럼에도 부부로서 시너지를 이루어내면서 각자 스스로 예술성을 발휘한 셈이다. 같은 일을 하되 자기만의 색깔을 존중했다고나 할까. 존 버닝햄의 생애 및 가정사를 이해하고 나니 작품에 더욱 몰입하게 된다.

존 버닝햄은 "아이들이 어른들보다 덜 지적인 것은 아니다. 경험이 부족할 뿐"이라고 말하였다. 어린이를 가르치고, 일깨워야 한다는 생각을 하지 않는다. 오히려 아이들이 가지고 있는 잠재성, 순수성, 원시성을 있는 그대로 끄집어내고자 한다. 강요하지 않고, 나무라지 않는다.

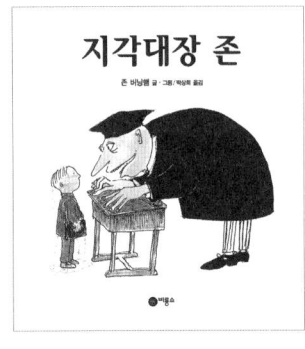

그의 작품 『지각대장 존』은 너무도 유명한 작품이다. 존 패트릭 노먼 맥헤너시는 학교에 가는 길에 사자를 만나고, 파도를 만나고, 악어를 만난다. 학교에 지각한 이유를 선생님에게 말하지만, 거짓말이라고 단정 짓고 존을 벌 세운다. 반성문을 수 백 번 쓰라고도 한다. 존이 지각하지 않고 제 시간에 학교에 간 날에는 선생님이 털북숭이 고릴라에게 붙들려 천장에 매달려 있다. 하지만 존은 선생님이 자신에게 그러했듯 외면해버린다. 권위를 비판하고, 자유로운 아이들의 사유를 존중하는 작가의 세계관이 작품에 반영되어 있다.

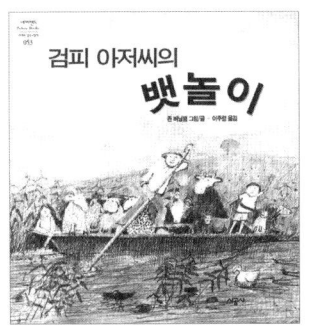

『검피 아저씨의 뱃놀이』, 그리고 『검피 아저씨의 드라이브』는 말썽꾸러기 주인공들을 모두 받아주는 검피 아저씨의 이야기다. 말썽부리지 않고 말을 잘 들을 것을 약속하고 배에 태워주지만, 이내 아수라장이 되고 마는 상황. 이미 벌어질 일들을 뻔히 알고 있었지만 아이들의 마음을 이해해주는 검피 아저씨는 어린이들의 친구다. 작가는 바로 검피 아저씨 같은 사람이 아닐까 생각되는 부분이다.

존 버닝햄 작가의 작품은 모두 미완성된 구조와 애매모호한 결말을 보인다. '~해라' 는 강요와 가르침도 없다.『지각대장 존』에서 존은 다음 날에도 여전히 학교에 간다. '구름나라'의 주인공인 앨버트는 구름나라에서 신나게 놀다가 집으로 와서는 알 수 없는 주문을 중얼중얼 거린다. 할아버지의 죽음을 소재로 한 '우리 할아버지'에서는 할아버지의 빈 의자만이 남겨져 있다.

임신해서 존 버닝햄 책을 읽으면서 잃어버린 유년시절을 되찾는 느낌이 들었다. 지루한 학교 수업을 견디기 위해 천장의 얼룩과 점 같은 흔적을 보면서 혼자만의 그림을 머릿속으로 그리곤 했다. 비가 오는 날 종일 빗방울이 땅바닥에 내리는 것을 보면서 만들어지는 모양을 한참이나 들여다보았다. 흘러가는 구름을 쳐다보면서 모양 만들기 놀이를 혼자하기도 했다. 집안에 있는 모든 인형들을 끄집어내어 상상을 하면서 인형놀이를 한 적도 많다. 어른이 되면서 잃어버렸던 아이 시절의 내 모습이 떠올랐던 책이 바로 존 버닝햄의 책들이었다.

존 버닝햄과 같은 괴짜도 아니었고, 자기주장을 내세울 만큼 신념이 강하지도 않았던 나에게도 자유롭게 나만의 시간을 향유한 적이 있다. 스스로 노는 법, 혼자 시간을 보내는 법을 알아가던 무렵, '상상하기'는 가장 흔한 놀이였다. 이처럼 존 버닝햄 책을 읽노라면, 누구나 거쳐 갔을 어린 시절, 자신의 상상 속에서 자유롭게 헤매던 시절이 떠오른다. 어른에게는 바로 존 버닝햄의 책이 잃어버린 시간을 찾게 해주는 셈이다.

『검피 아저씨의 뱃놀이』를 읽으면서 한참이나 가슴이 먹먹한 적도 있다. 모든 동물들을 자상하게 배에 태워주는 검피 아저씨가 한없이 그리웠다. 시끄럽게 하면 안된다, 발로 쿵쿵거리면 안된다, 싸우면 안된다, 뛰면 안된다... 검피 아저씨는 '~하면 안된다'고 경고를 하고 동물들을 배에 태운다. 그런데 조용히 배를 타고 가다가 모든 동물들이 일제히 '하면 안된다'고 경고 받은 행동들을 하기 시작한다. 배는 뒤집히고, 모두 물속에 빠지게 되는 상황. 그런데도 검피 아저씨는 친구들에게 화내지 않고 언덕으로 올라가 옷을 말리고, 집으로 돌아가 따뜻한 차를 마신다. '또 놀러오렴' 이야기하며 말이다.

'나에게 검피 아저씨는 과연 누구인가?'라는 질문을 스스로 던져 보았다. 아무리 생각해도 검피 아저씨 같은 존재가 떠오르지 않는다. 모든 것을 받아주고, 인정해주고, 힘들면 곁에서 보듬어 줄 검피 아저씨 같은 사람이 없다. 친구도 지인도 남편도 부모도. 결코 아니다. 그렇다고 인간관계가 딱히 나쁘거나 잘 못 산 것도 아닌데 말이다. 진정 검피 아저씨처럼 내 온 존재를 사랑해주고, 받아줄 수 있는 사람이 없다니…

나는 내 아이에게 '온전히 내 편'인 존재가 되고 싶다. 태어나지도 않은 뱃속의 아이를 생각하며 검피 아저씨 같은 엄마가 되고 싶은 맘이 들었다. 존 버닝햄의 책은 하나같이 너그럽다. 어떠한 상황도 괜찮다고 말해주는 것 같다. 그리고 지금 이 순간의 감정을 그대로 느끼라고 말해주는 듯하다.

최근 시각 장애아에게 그림책을 읽어 주고 수업을 한 적이 있었다. 그림을 보지 않고, 그림책의 메시지만 들은 채 내용을 상상하게 되는 특별한 수업이었다. 한 학기 동안 12권의 그림책을 읽어 주고 토론을 하면서 최고로 인기 있었던 책은 모두 존 버닝햄의 책이었다. 베스트 1~3권의 책이 모두 존 버닝햄의 책일 정도였다. 그만큼 눈이 보이지 않는 아이들에게는 내용을 통해 상상을 하게 만드는 힘이 있다는 증거가 아닐까. 또한 주제가 또렷하지는 않지만, 아이들의 마음을 모두 행복하게 하는 그림책이 바로 존 버닝햄의 책이 아닐까.

임신하면서 또 육아기간을 거치면서 존 버닝햄의 책은 아이들의 내면을 더욱 잘 이해할 수 있게 도와 주었다. 무한한 상상력, 엉뚱함, 각양각색의 기질이나 성향, 자유로움 등이 주인공의 모습으로 잘 드러나 있다. 존 버닝햄처럼 나의 성향과 정 반대의 작가 기질을 들여다보면서 자녀의 마음을 조금은 이해할 수 있게 된 듯하다. 어른의 시각으로 도저히 이해할 수 없는 아이들의 생각. 하지만 존 버닝햄은 모든 작품을 쓸 때 5살 아이들의 눈높이에 맞춘다고 한다. 그만큼 어른의 생각보다 아이들의 본능과 자연스러움을 표현하려고 한다. 현실이 아닌 판타지 세계에서 모든 상상하는 것들을 이룰 수 있다고 믿는 마음. 어른과는 전혀 다른 세계로 이해하는 아이들의 세계는 꿈과 희망과 즐거움의 세상이다. 존 버닝햄의 책은 어른에게는 아이들을 이해하는 소통의 도구로 활용될 수 있다. 그리고 모든 사람들의 마음속에 살아있는 동심을 떠올릴 수 있는 자유로운 에너지가 가득한 책이다.

● 재미, 의미, 철학을 담은 '유타 바우어'

　책을 읽다보면 자연스레 좋아하는 작가들이 생겨나기 마련이다. 특히, 그림책은 읽으면 읽을수록 작가가 어떤 사람인지가 책을 고르는데 매우 큰 비중을 차지하게 된다. 새로운 작가들에 대한 관심과 평소 선호하는 작가들의 작품을 눈여겨보게 되는 것은 어쩌면 그만큼 그림책에 대한 애정이 강해졌다는 의미일지도 모른다. 나 역시도 그림책을 열렬히 보기 시작하면서부터 글을 쓴 작가와 그림 작가, 출판사 등을 꼼꼼히 살펴보게 되었다. 처음엔 낯설었던 작가들이 어느 순간, 마치 오래 알고 지낸 사람처럼 익숙하게 다가오고 그들이 새로운 작품을 낼 때면 어떠한 변화와 노력을 시도했는지 한 눈에 알아볼 수 있게 되었다. 간혹, 화풍이나 스토리에 큰 변화가 없이 신작을 내는 경우 실망하는 경우도 있지만, 새로운 작품을 낼 때마다 새로운 소재와 그림을 선보이는 작가는 오래도록 마음에 담아두고 주시하게 된다.

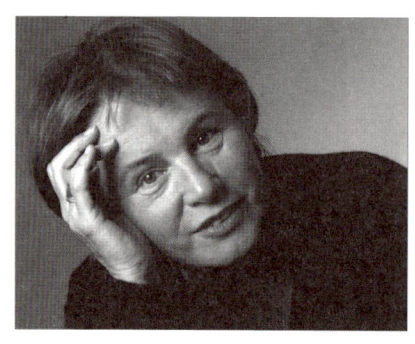

　그 중에 한 사람이 『고함쟁이 엄마』라는 작품으로 유명한 독일 아동문학작가 '유타바우어'이다. 그림책을 이제 막 보기 시작한 엄마들조차 작가 유타바우어는 알지 못하더라도 『고함쟁이 엄마』라는 책은 매우 익숙하게 접해봤으리라 여겨진다. 이 책을 보면 대부분의 엄마들은 아이에게 자신도 모르게 화를 냈던 일들에 대해 죄책감을 느끼게 된다. 아이의 마음을 이해하면서 부모인 우리에게 새로운 교훈을 주는 책임에는 분명하다. 하지만 나는 사실 이 책을 베스트셀러로 접하고 구매를 했을 때 전혀 감동하지 못했다. 펭귄 엄마의 고함에 온 몸이 흩어져 날아가 버린 아기 펭귄의 모습이 왠지 불편하게 느껴졌기 때문이다. '엄마도 사람인데 고함 한번 칠 수 있지 않을까? 그게 그렇게 큰 잘못인가?' 마음이 들었다. 그래서 나는 한동안 이 책을 한쪽 구석에 밀어놓고 오랫동안 펼치지 않았다.

그러던 어느 날, 어린이도서연구회 활동을 하면서 선배들이 '유타 바우어'라는 작가를 눈여겨보는 모습을 보게 되었고 이후 그의 작품들을 모두 살펴보면서 이야기를 나눌 기회가 생기면서 그의 작품을 다시 보게 되는 계기가 마련되었다.

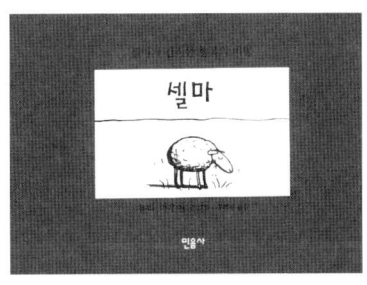

그녀의 그림책 중에 가장 감명 깊게 본 책은 바로 『셀마』다. 손바닥만 한 사이즈에 아주 단순하고 간결한 그림체의 귀여운 '양' 그림으로 시작되는 이 책은 소박한 외관을 뛰어넘는 '진짜 행복'에 대한 위대한 물음과 해석을 우리에게 던져준다. 우리는 매해, 매달, 매주, 매일, 매순간 행복을 구하며 살고 있다. 그것을 찾는데 사용하고 있다고 해도 과언이 아닐 것이다. 행복에 대한 고민 없이 사는 사람이 과연 있을까? 그것이 곧 사람을 사람답게, 인간을 인간답게 하는 근간이다.

'행복'이 무엇인지 알고 싶어 고민하는 여우 한 마리가 산양할아버지를 찾아가서 "행복이 뭘까요?"라는 물음을 던진다. 산양 할아버지는 여우에게 어미 양 셀마의 평범한 일상 이야기를 들려준다. 셀마는 아침에 일어나면 풀을 먹고, 오후가 될 때까지는 아이들과 대화를 나눈 뒤, 오후엔 운동을 좀 하다가, 저녁엔 이웃의 마이어 부인과 수다를 떨고, 밤이 오면 단잠을 잘 것이라고 말한다. 얼핏 보면 틀에 박힌 지루한 일상이지만, 그러한 반복 속에 소중한 행복이 존재한다는 사실을 군더더기 없고 깔끔한 문장과 그림으로 독자에게 전달해준다.

오히려 단순하고 소박한 이 책의 여백을 통해, 독자들은 더 큰 울림과 깊이 있는 사고를 경험하게 된다. 정말 좋은 작품은 어떠한 화려함을 품지 않아도 그 진가가 발휘된다는 사실을 알 수 있다.

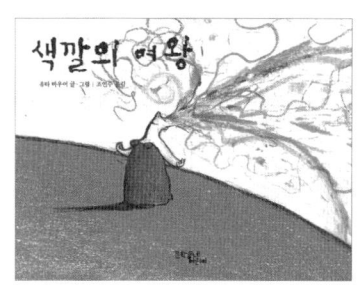

이외에도 그녀의 그림책 중에 주목할 만한 작품이 바로『색깔의 여왕』,『할아버지의 천사』와『숲 속 작은집 창가에』이다. 『색깔의 여왕』은 여러 가지 색깔을 의인화시켜 생동감 있게 표현함으로써 독자로 하여금 이야기 속에 빨려 들어가게 한다. 자기만 아는 표독스러운 색깔의 여왕이 색깔 신하들을 차례로 부를 때마다 각각의 개성 강한 색깔들이 나타나 세상을 물들이는데 자신만의 잣대로 무언가를 대할 때 오는 불협화음과 자기상실을 잘 표현한 그림책이다.

세상을 호령하던 색깔의 여왕이 자기 고집으로 모든 것이 엉망진창이 된 것을 깨닫고 눈물을 흘리고 나서 이내 뒤엉켜있던 색깔들이 알록달록 눈물방울들로 바뀌고 오색찬란한 색깔축제를 벌이는 부분은 어른도 아이도 환한 미소를 짓게 하는 놀라운 힘을 가진 장면이다. 색이 가진 각각의 속성을 가벼우면서도 생생하게 그려낸 작가의 힘이 놀랍다. 아마 이 책을 접하는 아이들은 색으로 자신의 감정을 표현하는 방법을 일깨우게 될지도 모르겠다.

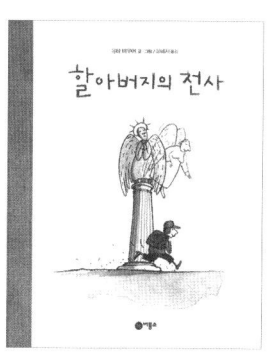

다음으로 『할아버지의 천사』. 2002년 독일의 가장 아름다운 책으로 선정되기도 한 이 그림책은 병상에 누워있는 할아버지가 들려주는 자신의 지난 삶 이야기이다. 수많은 어려움과 고초가 있었던 지난 인생을 매번 수호천사가 지켜줬다고 말하는 할아버지. 책장을 천천히 넘기면서 이야기를 음미하다 보면 할아버지의 긍정적인 믿음이 결국 할아버지 삶의 수호천사였음을 알게 되는 잔잔하면서 깊은 감동의 책이다.

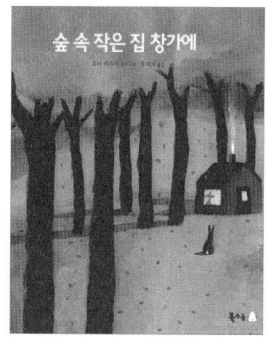

마지막으로, 『숲 속 작은 집 창가에』는 아이와 함께 노래를 부르며 재미있게 볼 수 있는 그림책이다. 기존에 있는 동요를 모티브로 쓴 책이긴 하지만, 유타바우어는 그보다 한 차원 높은 철학을 이 책에 새로 담았다. 자신의 집에 사냥꾼을 피해 찾아

온 토끼와 여우를 기꺼이 받아주는 노루는 급기야 배가 고파 죽겠다는 사냥꾼과 사냥개마저 반갑게 맞이한다. 화해와 용서, 더불어 삶의 모습을 작가는 그리고 싶었던 모양이다. 이 책을 읽으며 노래를 부르다보면 함께 읽는 이들과 자연스럽게 손을 잡게 될 것이다.

이렇듯 작가 유타 바우어는 일상과 세상을 아우르는 지혜를 그림책에 가득 담고 있다. 그런 작가의 정신을 알고 난 후에 다시 본 『고함쟁이 엄마』는 내게 다시 새로운 작품으로 다가왔다. 작가의 다른 작품을 깊게 감상하고 그 작가가 추구하는 방향을 안다는 것은 그림책을 이해하는 데 있어서 참으로 중요한 요소가 된다.

좋아하는 작가들을 살필 때마다 제일 먼저 눈여겨보는 한 가지가 있다. 바로 작가의 출생년도이다. 1955년에 태어난 유타 바우어. 노년의 나이이지만, 지금처럼 아이들의 시선과 어른으로서의 통찰력을 잃지 않고 오랫동안 우리 곁에서 좋은 작품들을 선보여주기를 간절히 기대해본다.

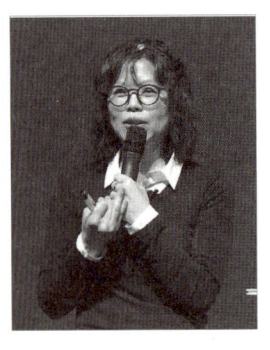

● **나, 우리, 모두의 이야기를 담은 '권윤덕'**

처음 그림책을 읽을 때는 이야기만 집중해서 글만 읽었다. 그래서 스토리가 재미있으면 좋은 그림책이라고만 생각했다. 그림책에 그림을 삽화정도로만 여겼다. 그림책을 읽으면 읽을수록 그림이 또 다른 이야기를 전해주기도 하고 때로는 숨어있는 재미를 보물찾기처럼 찾게 만들어주기도 한다는 것을 알게 되었다.

『새벽』이라는 작품으로 우리에게 유명한 미국의 그림책 작가 유리 슐레비츠는 '그림책에서 글은 그림을 반복하지 않으며, 그림도 글을 반복하지 않는다. 글과 그림은 대위적 관계로 서로를 보완하고 완성한다'라고 이야기했다고 한다. 그만큼 그림책에서 그림은 중요한 의미를 가진다고 볼 수 있다. 나 역시 조금씩 이 말의 의미를 알게 되었다.

어느 순간부터 그림책을 고를 때 32쪽 정도 되는, 어떨 때는 그보다 조금 안 되는 페이지일 수도 있는 책의 책장을 후르륵 넘겨보고 선택하였다. 그림을 먼저 눈으로 한번 훑고 말이다. 어떤 심미적인 측면이라든지, 학술적인 잣대를 두고 보는 것은 아니다. 그저 내 눈에, 마음에 닿는 것이 있는가를 찾는 작업이다. 그러다보니 내가 좋아하는 취향을 갖게 되었고 그것에 따라 그림책을 찾아 읽다보니 같은 작가인 경우가 있었다.

그 중 권윤덕 작가의 그림책을 가장 많이 보게 되었다. 아마 작가의 이름은 잘 몰라도 『만희네 집』하면 그림책에 눈을 뜬 엄마들이라면 한번 쯤 들어봤을 책이다. 작가가 아들 만희에게 읽힐 그림책을 직접 쓰고 싶어서 만들었다는 책이다. 내가 가장 많이 읽었고 그림을 찬찬히 뜯어보며 좋아하는 작품이다. 또한 말을 배울 시기의 첫째가 자주 들고 와서 읽어달라고 하면서 그림 속 작은 사물 하나까지도 짚어가며 '뭐야? 뭐야?' 질문해대던 책이기도 하다.

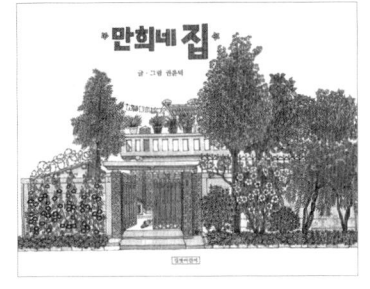

『만희네 집』은 지역 운동을 접고 시댁에 들어간 작가의 체험을 그대로 담은 작품이라고 한다. 세밀한 민화풍 그림으로 내 눈길을 단번에 사로잡았다. 작가는 모든 사물에는 이야기가 담겨 있다고 생각한단다. 그래서인지『만희네 집』그림 속 사물들은 어딘가 모르게 은밀한 사연을 담고 있는 것처럼 보였다. 유치원에 다녀오는 만희를 따라서 '만희네 집'으로 들어간다. 우선 안방에 들어가서 할머니, 할아버지께 다녀왔다는 인사를 한다. 그리고 엄마가 있는 부엌으로 가서 간식을 먹는다. 엄마와 함께 광 옆 계단에 앉아 책을 읽고 광 위 장독대에서 엄마를 도와준다고 항아리뚜껑을 열어주는 만희가 보인다. 뒤꼍 강아지 밥도 주고 앞 뜰 화단 앞에서 강아지들과 신나게 놀고 있는데 아빠가 퇴근을 하신다. 아빠와 함께 목욕탕에서 물놀이 겸 목욕을 하고, 옥상 옆 아빠 방에서 책 냄새를 실컷 맡는다. 옥상 한쪽 구석에는 할아버지께서 아끼는 작은 야채밭과 볕 좋은 날, 그 안에 들어가 수영도 할 수 있는 이불을 널 수 있는 빨랫줄이 있다.

사물 하나하나의 디테일이 살아있는 그림책이다. 만희네 집을 구경하고 나와 '나도 저런 집에 살고 싶다' 는 부러움이 마구 솟아난다. 지금 공간에서 다음 공간으로 시선이 이동할 때 페이지 구석에 다음 공간을 무채색으로 표현하여 맛보기로 살짝 보여준다. 책을 한 번 읽어서는 금방 알아채기 어렵다. 읽으면서 작가의 센스가 돋보이는 부분이라는 생각이 들었다.

어떻게 이런 그림을 그릴 수 있을까 감탄하다가 작가의 이력을 살펴보니 대학에서 광고디자인학을 전공하고 지역미술 운동으로 민화와 탱화를 배웠고, 중국으로 가서 산수화와 공필화, 그 뒤 불화를 배웠다고 한다. 세밀한 그림과 은은한 채색이 참 맘에 들었는데 작가가 공부했다던 그림을 알고 나니 이해가 되었다.

권윤덕 작가의 또 다른 작품 『고양이는 나만 따라 해』에는 주인공 여자 아이 눈과 고양이 눈이 닮았다. 아무도 없는 집에서 혼자서 빨래를 널고 벌레를 내려다보며 시간을 보내도 엄마는 아직 오지 않는다. 엄마가 오는지 문 밖 계단에서 들리는 소리에 귀를 기울여보지만 알 수 없는 여러 발소리와 다른 집에 문 여는 소리들이 무섭. 여자 아이는 고양이처럼 숨어있었지만 이제 용기를 내어 깜깜한 창밖도 쳐다보기로 한다. '높은 곳에 올라가서 밖을 쳐다보자. 고양이처럼 몸도 부풀려보면서 마음도 크게 부풀려 보는 거다. 그래! 밖으로 나가서 아이들과 놀아보자.'

여자 아이는 밖으로 나가 고양이와 동네 아이들과 신나게 뛰어간다. 마지막 장 그림에서 고양이는 돌무더기 풀밭 속에서 뭔가를 지켜본다. 정말 아이는 고양이와 같이 있었던 것일까 하는 의심이 생겼다. 아이의 마음 속 고양이었나? 하는 생각이 들었다. 그림으로 알게 된 또 다른 생각이다. 그림책이 주는 소소한 재미라고 할 수 있다.

디테일한 그림과 색채가 드러나는, 옛 그림의 미감이 살아있는 그림책을 좋아한다는 것을 알고부터 그런 그림책들을 찾아 읽기 시작했다. 『엄마, 난 이 옷이 좋아요』와 『일과 도구』는 『만희네 집』과 비슷한 그림을 보여준다. 또한 식구와 집이라는 의미를 바라보던 『만희네 집』이 옷이라는 매개체로 친척, 동네 이웃 등의 사람들 관계를 생각해보게 되는 『엄마, 난 이 옷이 좋아요』로 작가의 시선이 넓어지게 되었다. 옷장을 정리하다 보면 '이 옷은 어디에 입고 갔었는데, 이 옷 살 때 엄마한테 엄청 사달라고 졸랐지.' 등의 이야기가 있다. 『엄마, 난 이 옷이 좋아요』 역시 옷마다 사연이 있다는 것을 깨닫게 해준다. 사촌언니 옷을 물려 입고, 내가 아끼던 옷을 동생에게 물려주면서 사람들 사이에 관계도 옷 한 벌로 친밀해지는 느낌을 준다.

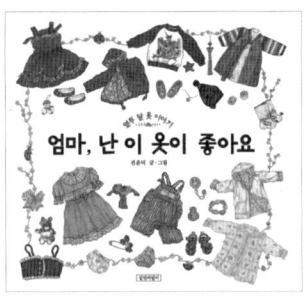 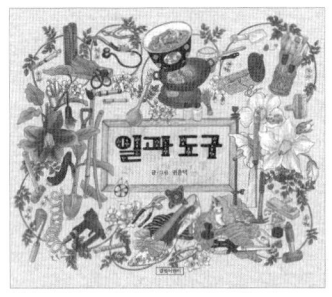

　　또다시 작가의 시선은 넓어져 이제는 같이 지역에서 사는 '우리 동네 사람들'에 대해서 이야기 한다. 『만희네 집』을 읽으며 "뭐야 뭐야?" 묻던 첫째가 이제는 이 책을 읽으면서 도구의 이름을 묻고 직업에 대해서 같이 이야기하곤 한다. 자기의 일을 열심히 하는 사람들을 보게 되고, 또 나의 어릴 적 추억도 떠올릴 수 있어서 이 책 역시 내가 좋아하는 책이다.

지역운동을 한 이력이 있는 작가인 만큼 사회 문제에도 관심 있게 들여다본다. 아이의 시각에서 본 사회의 부조리를 이야기한 『피카이아』, 위안부 할머니의 이야기를 다룬 『꽃할머니』도 여러 번 읽고 곱씹어본 책이었다.

그림책은 '아이들만' 읽는 어린이 책이 아니라고 한다. 0세부터 100세까지 읽고 또 읽는 그림이 있는, 그림을 읽는 그림책이다. 그림책을 이제 접하는 엄마들이 그림책을 다양하게 많이 읽어서 글로만 쓰인 스토리만 보는 것이 아니라 그림까지 두루 깊게 볼 수 있는 눈을 키울 수 있었으면 한다.

● 아이의 마음을 가진 어른 '김점선'

김점선 작가의 그림은 어린아이가 그린 그림 같다. 천진난만한 어린 아이의 손길이 느껴진다. 굵직한 선에 거침없는 붓선. 알록달록 색감으로 나의 마음도 어린 시절 그 때로 돌아가는 듯하다. 어른의 마음속의 어린 아이를 들여다보는 느낌이랄까. 그래서 좋다.

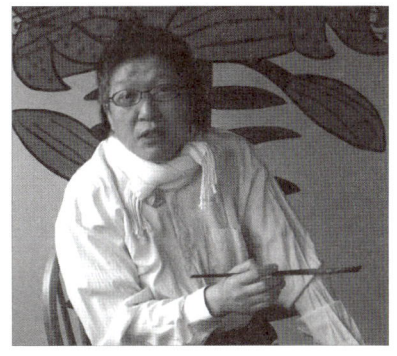

태아 시절 남자이기를 강하게 원하는 조상들 사이에서 여자로 태어난 김점선, 돌잔치 상에 붓을 치켜들고 있는 사진 속의 김점선은

남자 옷에 남자 머리 모양을 하고 있다. 남동생이 태어나도록 민간 신앙에 따라 성이 혼돈되게 자란다. 음악학원에서 드럼을 배울 땐 한 남학생에게 형님이라고 불리고, 춤추러 가면 여자들이 블루스를 추자고 요구하기도 했단다.

나 또한 성 정체성의 혼돈 속에 자랐다. 남아선호사상이 강한 엄마가 오빠와 남동생에게는 관심과 사랑을 듬뿍 주지만 나는 여자라는 이유로 노예처럼 부려 먹는다고 생각했다. 그랬기에 난 남자가 되고 싶었고 여고를 다닐 때는 연애편지를 써서 따라 다니는 후배들도 있었다. 대학을 가서는 남학생들 사이에 군대식 얼차려도 받았다. 아무도 나의 외모를 보고 여자인 줄 몰랐다나~. 그래서인지 남자와 어깨를 나란히 하고 성 평등을 외치지 않고 삶을 통해 평등을 실현하고자 했던 김점선 작가의 모습이 매력적으로 다가왔다.

개성에서 태어나서 유년시절을 편안히 살았으나, 전쟁이 일어나자 그녀의 삶은 크게 바뀌었다. 피난을 가기 위해 배를 빌려 부산으로 향한다. 다섯 살의 김점선에게는 신과 같은 존재였던 어른들이 그 배 안에서 보여주는 모습을 보고 그들도 무능력한 존재임을 깨닫게 된다. 그 때 이미 김점선은 슬퍼하고 실망하고 절대 고독을 느끼고 허무하고 고통스럽고 그리워하고 회상하고 동경하고 경멸하는 인간의 복잡한 감정을 느낄 수 있었다. 어린 시절 절대 고독과 절망을 경험했다던 그녀가 그리는 세상은 의외로 강렬하고 따뜻하다. 동물이 거의 없는 사막. 그 한 가운데 서 있는 수백 년 된 무지 큰 선인장이 자신의 모습이라고 자신을 소개하는 김점선. 단순하고 거침없이 어린 아이와 같은 솔직함을 보여주는 김점선의 그림책을 소개한다.

『앙괭이가 온다』

김점선 지음 | 꼬마샘터

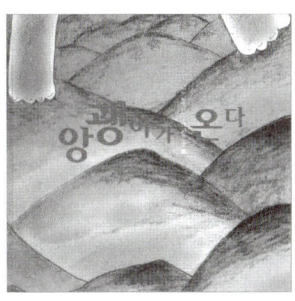

김점선의 그림책에는 가족의 이야기가 주로 나온다. 개성에서 피난 오면서 가족들이 함께 내려 와서 남쪽에 정착하며 사는 동안 가족 친지들이 힘이 되었기 때문이 아닐까. 어린 소녀는 설날 밤 고모와 한 이불에 누워 앙괭이 이야기를 듣는다. 앙괭이는 설날 밤에 찾아 온다는 귀신이다. 야광귀라고도 한다. 설날 밤에 하늘에서 내려와 신발을 훔쳐가는 야광귀를 쫓아버리기 위해 체 등을 걸어두고 머리카락을 태워 마당에 뿌리기도 한다. 집집마다 다니면서 자기에게 맞는 신발을 찾아 신고 가면 그 신의 임자가 죽는다고 한다.

맑은 하늘별이 반짝이는 설날 밤을 배경으로 앙괭이의 발만 덩그러니 보인다. 귀신이라면 날카로운 발톱이라도 가지고 있을 것이라 생각했는데 어린 김점선이 생각해낸 앙괭이의 발은 동글동글 귀엽다. 백두산과 한라산을 순식간에 왔다 갔다 하는 앙괭이가 밟고 있는 산에는 아름다운 꽃들이 한 가득이다. 무섭기는커녕 큰 가랑이로 산봉우리를 성큼성큼 걷는 앙괭이가 멋있게 느껴졌단다. 김점선다운 생각이다. 우리에게 익숙한 야광귀에 얽힌 전래 이야기를 김점선 식의 상상으로 펼쳐져 있다. 문화적 관습에도 얽매이지 않고 자신만의 세상을 그려내는 그녀가 부럽기까지 하다.

『큰엄마』

김점선 지음 | 꼬마샘터

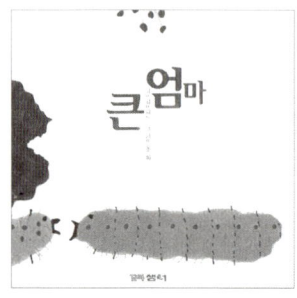

꽃은 겨울에 죽는데, 뿌리와 씨앗이 있어서 다시 살아 날 수 있다. 그러면 사람은?

세상에 태어나서 처음만난 사람이고 제일 먼저 안아준 사람이라서 작가는 큰 엄마를 좋아한다고 한다. 담 하나를 두고 붙어 살았단다. 큰엄마랑 이야기 하면서 함께 웃고 떠들었다고 한다. 그런 큰엄마는 죽어서 다시 태어나면 학이 된다고 했다는데...

어린 작가는 죽어서 다시 태어나면 철벅철벅 물을 치는 코끼리가 되고도 싶고 물위를 미끄러지듯 떠다니고, 땅위에서도 뛰어 다니고, 하늘을 날기까지 하는 오리도 되고 싶고, 뻣뻣한 떡갈나무 잎을 어떻게 먹는지 궁금해서 애벌레도 되고 싶다. 말도 되고 싶고 사철나무도 되고 싶다. 그 이유는 모두 자기가 좋아하는 것이라서 그렇단다. 아이다운 발상이다.

나라면? 코끼리는 사람들이 마구 사냥하여 노동을 시켜서 싫고, 오리는 뒤뚱뒤뚱 몸이 둔해 보여서 싫고, 애벌레는 잡아 먹힐까봐 싫고, 사철나무는 너무 심심해 보여서 싫은데... 김점선은 동물들의 장점을 잘도 찾아낸다. 그리고 보면 나는 무엇이든 부정적인 면을 먼저 보는데, 이 작가는 아주 작은 것이라도 긍정적인 면을 먼저 본다. 좋아하는 것이 있어 한 평생 그렇게 살아 보고 죽을 수 있다면 코끼리도, 오리도, 사철나무도, 애벌레도 되어 보는 것이 좋겠다 싶다.

그녀의 큰엄마는 오로지 학이 되고 싶단다. 그 이유는 큰아버지가 학이 되어 기다리고 있기 때문이라고, 저 남쪽 바닷가 소나무 위에서 기다리고 있다고, 죽으면 그 학이 금방 데리러 올 것이기 때문에 지금 어디 살고 있는지 몰라도 된다고, 큰엄마는 말한다. 아~~ 얼마나 아름다운 사랑인가?

이미 떠난 남편과 죽은 후에도 천년을 더 같이 살고 싶다는 생각을 하는 그녀의 큰엄마가 부럽다. 무엇보다도 죽어서 학이 되었을 것이라고 믿는 것. 그리고 자신을 기다리고 있다는 것. 자신도 죽어서 학이 된다는 것. 자신이 죽으면 남편이 찾아온다는 것. 이런 믿음이 있었기에 남편과 사별하고도 우울해 하지 않고 현실의 어려움을 거뜬히 극복할 수 있었다고 한다. 한번 인연을 맺은 사람들과 다음 생애에서도 다시 만난다는 한국인의 놀랍고도 건강한 세계관이 우리 민족의 힘이 된다고 작가는 말한다.

『게사니』

김점선 지음 | 꼬마샘터

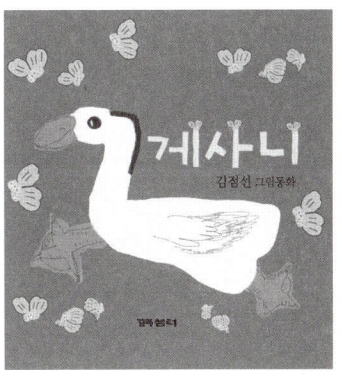

거침없는 성격으로 독립적인 정신세계를 가지고 살았던 김점선은 어떻게 아이를 낳아 키웠을까? 가난한 청년과 결혼한 김점선은 가장 청결해야 할 임신의 시기에 최악의 불결한 상태에 처해 지게 된다. 그때 뱃속의 아이에게 무엇이든지 얘기했단다. 사람이 사는 모습에는 여러 가지가 있고, 사람은 이토록 깊게 슬플 수도 있고 이렇게 괴로울 수도 있다고 담담하게 얘기했단다. 그녀는 세상에 태어나서 맨 먼저 할 일은, 절대로 하지 말아야 할 일을 안 할 수 있게 습관을 들이는 일이라고 생각했다. 그리하여 아이가 채 두 살이 되기 전부터 엄격한 생활을 한다. 우유를 유리컵에 부어 마시는 습관을 들이기 위해 아이가 우유를 쏟으면, 설명하고, 엉덩이를 때리고, 다시 부어 주고를 10번을 반복했다고 한다.

그림책『게사니』를 보면 이런 김점선의 엄격함을 엿볼 수 있다. 마당을 뛰어다니며 노는 게사니는 풀을 뜯어 먹고 땅속에 사는 벌레도 잡아먹는다. 어른 주먹만 한 알을 하루에 한 개씩 낳고 집에 낯선 사람이 오면 시끄럽게 꽥꽥 거리며 개보다도 집을 더 잘 지킨다. 그런 게사니가 좋지만 꽃과 풀을 구별하지 않고 막무가내로 먹어 치우는 게사니는 밉다. '한 백 번쯤 말하면 알아듣겠지?' 게사니에게 정성껏 말한다. "게사니야, 이건 꽃이야. 꽃은 먹지 말고 풀만 먹어. 다시는 꽃들을 먹으면 엉덩이를 때릴 테다!". 결국 게사니의 빛나는 하얀 궁둥이를 퍽퍽 때리며 친다. "풀만 먹으라고 그랬지? 왜 꽃을 먹어?" 하지만 구기자나무 덤불 속에 다시 머리를 처박고 하얗게 빛나는 커다란 궁둥이를 내 밀고 있는 게사니를 보며 작가는 반성을 한다. 자신의 태생대로 살아가는 게사니를 길들이려고 하는 인간 중심의 사고를 반성한다. 어린이도 어린이 중심으로 바라보고, 있는 그대로 사랑하라는 작가의 마지막 이야기에 고개를 끄덕이게 된다. 하지만 우유를 유리컵에 먹게 하기 위해 언어를 알아듣기 어려운 아기에게 설명하고 부어주고 쏟고 엉덩이 때리기를 반복했다는 작가의 이야기에 '아! 그녀도 서툰 엄마였구나' 하는 생각에 위로가 된다. 아이를 키우는 것은 생각과 현실이 다르다는 것을. 있는 그대로 바라보리라 생각하지만 어쩔 수 없이 사회에 잘 적응시키기 위해 훈육할 수밖에 없다는 것을.

『우주의 말』

김점선 지음 | 꼬마샘터

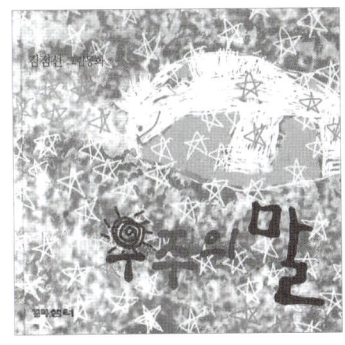

김점선의 젊은 날의 공포는 자신이 예쁘게 보여서 어떤 남자와 사랑에 빠지고 걷잡을 수 없이 임신, 육아의 늪에 빠져 무능한 아줌마로 추락해 버리는 것이었단다. 하지만 그녀는 안정된 가정을 이룩하고 자신의 세계에 몰두할 수 있는 평화도 쟁취한다. 김점선이 방안에서 꼼짝하지 않고 그림만 그릴 수 있도록 그녀의 남편은 방학만 되면 어린 아들을 데리고 전국 방방곡곡, 세계 여러 나라를 여행한다. 그런 남편이 세상을 떠났을 때, 그 상실감으로 슬퍼할 아들을 위해 『우주의 말』을 그렸단다.

어느 날 갑자기 사라진 아빠. 며칠이 지나도록 돌아오지 않는 아빠를 기다리다가 아들은 엄마에게 묻는다. "엄마, 아빠는 어디 갔어요?" 아빠는 우주를 여행하고 있다고 말해 준다. 그리곤 '우주의 말'에 대하여 이야기 해준다. 우주에는 두 마리의 말이 있다. 둘은 너무 먼 거리를 사이에 두고 있어서 서로 알아 볼 수는 없다. 아빠 말은 멀고 먼 우주로 날아가고 아들 말은 지구에 남아 있다. 지구에 남은 아들 말을 그저 바라보고만 있을 수 없어 아들에게 신호를 보낸다. "아들아, 아들아!"

아빠를 떠나보낸 아들을 위해 '우주의 말' 이야기를 만들어 내는 작가의 상상력에 감탄한다. 큰엄마로부터 죽어서 학이 되어 기다리고 있는 큰아빠 이야기를 들었기 때문일까. 사후 세계에 대한 그녀의 생각은 큰엄마의 세계관과 닮아 있다. 언제 어디서나 먼 우주에서 아빠가 바라보며 미소지으며 기다리고 있다고 믿는다면, 아들 또한 조금도 외롭거나 슬프지 않고 행복하게 살 수 있을 거라는 작가의 믿음이 이런 아름다운 이야기를 만들어 냈으리라. 이것은 말이 되어 우주를 여행하는 남편이 자신을 기다리고 있다는 믿음에서 나온 것이 아닐까.

김점선은 아들을 낳고 아들을 가장 무서워하며 살았다. 혹시 아들에게 나쁜 영향을 줄까봐 평생을 긴장하며 살았다. 아들을 비웃거나 빈정거린 말을 하지 않고 비가 오나 눈이 오나 아들을 칭찬할 거리를 만들고 찾았다. 가까이서 생활하는 관찰자로서 아들을 칭찬했단다. 자신이 좋아하는 그림 그리는 일을 하면서도 아들을 교육하는데 매일을 긴장 속에서 자신의 삶을 당당하게 살아가는 그녀의 삶이 유쾌하다. 단순하면서 거침없는 선에는 그녀의 당당함이 그대로 담겨져 있다. 안타깝게도 지금은 고인이 되셨지만 나는 그녀의 그림책을 읽는 것이 좋다.

06

도서관으로
태교하러 갈까

{ 어린이도서관 이용하기, 북스타트 안내 }

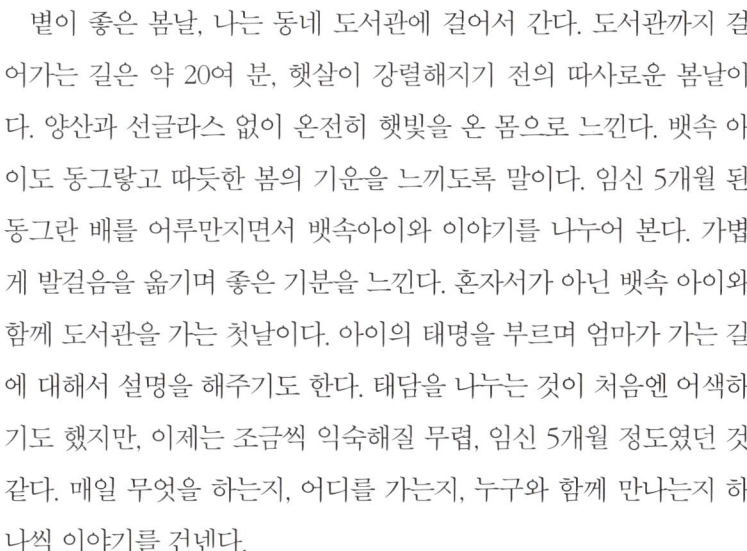

볕이 좋은 봄날, 나는 동네 도서관에 걸어서 간다. 도서관까지 걸어가는 길은 약 20여 분, 햇살이 강렬해지기 전의 따사로운 봄날이다. 양산과 선글라스 없이 온전히 햇빛을 온 몸으로 느낀다. 뱃속 아이도 동그랗고 따뜻한 봄의 기운을 느끼도록 말이다. 임신 5개월 된 동그란 배를 어루만지면서 뱃속아이와 이야기를 나누어 본다. 가볍게 발걸음을 옮기며 좋은 기분을 느낀다. 혼자서가 아닌 뱃속 아이와 함께 도서관을 가는 첫날이다. 아이의 태명을 부르며 엄마가 가는 길에 대해서 설명을 해주기도 한다. 태담을 나누는 것이 처음엔 어색하기도 했지만, 이제는 조금씩 익숙해질 무렵, 임신 5개월 정도였던 것 같다. 매일 무엇을 하는지, 어디를 가는지, 누구와 함께 만나는지 하나씩 이야기를 건넨다.

"구름아, 오늘 어디 가는 줄 아니? 엄마랑 도서관 가는 길이야. 엄마랑 일주일에 한 번씩 어린이 도서관 가기로 했잖아. 도서관에 가면 구름이 너보다 조금 더 일찍 세상에 나온 형, 누나들이 있단다. 그림책 보면서 마음껏 놀 수 있는 곳이 바로 도서관이야. 나중에 엄마랑 네가 가장 좋아하며 자주 가게 될거야. 우리 동네 어린이 도서관을 알게 되어서 엄마는 너무 즐겁단다. 왜냐하면 너에게 읽어주고 싶은 그림책들이 천지에 널렸거든. 뱃속에 네가 있을 때 모든 책들을 다 읽어주고 싶은 욕심은 있지만, 그럴 수는 없겠지. 엄마가 마음에 드는 책, 그림이 예쁜 책들을 골라서 너에게 읽어주고 싶어. 그래서 나중에 네가 크면 엄마와 뱃속에서 있을 때 도서관 다니던 길을 기억하며, 감동적인 그림책들을 기억할 수 있도록 말이야."

임신을 하고서야 비로소 어린이 도서관이 눈에 들어왔다. 가까운 곳에서 찾아보면 마을문고, 평생학습관 등 책을 무료로 빌려 볼 수 있는 기관들이 동네마다 있다. 요일을 정해 놓고, 뱃속 아이와 함께 태교 삼아 도서관까지 가보길 권한다. 이제는 수험생처럼 학습서를 볼 일도 없고, 시험기간을 맞은 중고생처럼 참고서를 펼쳐볼 일도 없다. 도서관의 '어린이실' 혹은 '유아도서실'이라고 쓰여 있는 곳을 찾아 문을 열고 들어가 보자. 대부분 어린이 도서관은 알록달록 예쁜 색깔의 인테리어와 낮은 책상, 혹은 편안하게 책을 읽을 수 있는 방이 마련되어 있다. 그곳을 둘러보면서 어린이 도서관과 친숙해지는 시간을 가져보면 좋겠다.

임신하기 이전까지는 아마 도서관의 어린이실은 나와 동떨어진 장소라고 여겼을 것이다. 도서관을 좋아하는 나 역시 한 번도 어린이 열람실이나 유아 열람실 등은 쳐다보지도 않았었다. 하지만 뱃속 아이가 태어나면 최소한 10년 이상은 책과 함께 삶을 살아가야 한다. 책을 좋아하는 아이로 키우기 위해서, 자연스러운 독서 습관을 만들기 위해서 태교할 때부터 어린이 도서관으로 자주 발걸음을 옮기는 것이 필요하다. 임신 때부터의 습관이 출산 후 아이와 함께 일상을 보내는 습관이 될 수 있다.

내가 자주 가는 장소, 친근한 장소 등을 떠올려보자. 아마도 내 취향이 잘 드러난 곳이다. 시끄러운 홍대 클럽을 좋아하는 이도 있을 테고, 조용한 절이나 서원을 좋아하는 이도 있을 것이다. 놀이동산과 같이 다이내믹하고 재미있는 환경이 끌릴 수도 있고, 미술관처럼 정적인 곳을 즐겨 찾는 사람도 있다. 쇼핑하는 것을 좋아하여 백화점이나 아울렛 매장을 즐겨 찾을 수도 있고, 파주출판단지처럼 북카페를 자주 가는 사람도 있다. 매번 다니는 길로만 습관처럼 다닐 수도 있고, 언제나 새로운 길을 찾아서 호기심 있게 두리번거리는 사람도 있다. 평상시 생활습관은 오랫동안 자신의 몸의 일부로 자리 잡게 되어 나를 설명하는 일부가 된다.

좋아하는 장소나 취향은 쉽게 바뀌지 않는다. 책 좋아하고 호기심 많은 아이로 키우고 싶다면, 엄마가 될 준비를 하는 나 자신부터 책을 사랑하고 호기심 넘치는 습관을 가져야 한다. 지금까지 그렇게 살지 않았는데, 어떻게? 뱃속의 아이와 지금부터 시작하면 된다. 일주일에 한 번 씩 어린이 도서관을 가면서 말이다.

임신 4개월 무렵부터 그림책을 본격적으로 읽기 시작했다. 4개월이 지난 무렵부터 그림책을 한 권씩 택하여 읽기도 하고, 생전 처음으로 어린이도서관을 가보기도 하였다. 처음 어린이도서관에 갔던 일이 떠오른다. 낯설기도 하고, 어색하고 했던 기분. 조용하고, 책장 넘어가는 소리만 들렸던 수험생들의 열람실이 아니다. 엄마가 아이를 업거나 안고 와서 책을 보여주기도 한다. 책장의 책을 놀이하듯이 꺼내는 어린 아이도 있다. 누워서 보거나 기어 다니면서 책을 읽는 영아도 있다. 어색한 풍경에 익숙해지기까지 한참 걸렸다. 어린이도서관에는 초등학교 시절 읽었음 직한 동화책이나 학습백과, 전래동화, 그림책 등 20년 가까이 읽고 가까이 해 온 책과는 전혀 다른 세계였다. 유아, 저학년 아이들의 키 높이에 맞는 앉은뱅이 책상에 앉아 보았다. 그리고 종알대는 아이들의 말소리를 들어보기도 하고, 엄마와 아이가 책 읽는 모습도 가만히 쳐다보았다. 걸을 수 없는 아이를 포대기에 메고 혹은 유모차에 태우고 온 엄마들, 갓난아기를 내려놓고, 빌려갈 그림책을 고르는 엄마도 있다. 주말에는 아장거리는 아이와 함께 도서관을 찾은 아빠도 간혹 있다. 어린이도서관은 초등학생 어린이뿐 아니라 모든 연령의 사람들이 이용할 수 있는 곳이다. 어린이도서관이라는 색다른 환경에 발을 들여 놓는 것부터가 뱃속의 아이에게 신선한 자극이 될 수 있다.

낯선 것과의 만남, 새로운 환경은 우리의 두뇌를 깨운다. 당연히 임신한 엄마 본인에게 뿐 아니라 뱃속의 아이에게도 새로운 자극이 될 수 있다. 태교를 위해 도서관을 가는 것을 적극 권한다. 집 가까운 곳에 있는 도서관을 지금 찾아보자. 어린이도서관이나 마을문고도 좋다. 그림책이 있는 코너를 찾아서 한 권씩 꺼내어 읽어보면서 그림책과 친숙해지는 시간을 만들어 보는 것이다. 임신했을 때 어린이 도서관을 이용하는 것이 자연스러워진다면, 아마도 나중에 아이와 어린이도서관을 찾았을 때 생소한 느낌이 없을 것이다. 엄마가 자연스럽고 편안하게 느끼면, 아이도 즐겁게 받아들인다. 엄마가 먼저 그림책에 대한 익숙함과 즐거움이 있다면 이후 아이에게도 책을 읽어 주는 시간이 행복해진다. 도서관 가는 것도 훈련이자 습관으로 자리 잡아야 한다.

임신 4개월에 나홀로 어린이 도서관을 찾아서 갔던 일. 누가 가르쳐주지도 않았고, 시키지도 않았기에 그만큼 강렬했던 경험이었나 보다. 임신하고서 혼자 있는 시간을 어떻게 잘 보내느냐에 따라서 이후 행복한 육아를 할 수 있는 감정이 만들어질 수 있다. 출산한 후 한동안은 아이와 단 둘이 시간을 보내어야 하는 만큼 고립감이나 단절을 느끼기도 한다. 산후 우울증이 생기기도 한다. 그런 감정을 조금은 이겨낼 수 있는 방법 중 하나가 임신기에 자신과의 시간을 넉넉히 가져보는 일이다. 뱃속 아이와 일주일에 한 번 정도 가까운 어린이도서관으로 산책하듯이 '나홀로 태교 여행'을 떠나보면 좋겠다. 아마도 새로운 감정을 느끼게 되면서 뱃속의 아이에게도 즐거운 자극이 될 수 있지 않을까.

도서관으로 그림책 태교하러 가기

- 우리 동네에 있는 도서관을 찾아봅니다.
- 일주일에 한 번 정도 태교 여행을 하듯, 산책을 하듯 도서관으로 나들이를 갑니다.
- 도서관에서 하는 문화행사나 강좌가 무엇이 있는지 살펴봅니다.
- 어린이 도서관 혹은 어린이실에 가만히 앉아서 사람들을 관찰해 봅니다.
- 아이와 함께 온 부모들의 모습을 살펴봅니다.
- 조용조용 뱃속 아이에게 엄마가 어디에 와서 무엇을 하고 있는지 이야기를 해 줍니다.
- 어린이 도서관에 있는 책들을 전체적으로 구경합니다.
- 책꽂이의 위치나 배열도 살펴봅니다.
- 갓난아기를 데리고 온 엄마의 행동이나 표정도 유심히 관찰합니다.
- 특히 그림책 코너를 둘러보면서 제목이나 작가를 읽어봅니다.
- 마음에 드는 그림책을 꺼내어 가볍게 읽어봅니다.
- 어린이 도서관에서 대출증을 만들 수 있는 방법을 물어 보고, 그림책을 대출합니다.

03장
태교를 즐기는 그림책

그림책 내용보다 더 중요한 것은 '엄마의 사랑스런 말'이라고 한다. 아이와 나눌 수 있는 아름다운 언어가 중요한데, 그러려면 엄마가 먼저 그림책과 가까워지고, 친밀해지는 시간이 필요하다. 3장에서는 출산을 준비하면서 아이를 기다리는 마음으로 한 권, 두 권 그림책을 직접 구매하고, 발품을 파는 수고를 감수해야 하는 이유와 좋은 그림책을 선택하는 법에 대해 설명한다.

그리고 태교하며 읽기에 좋은 우리 그림책, 들려주기 좋은 옛이야기 그림책, 보기 좋은 그림이 아름다운 그림책, 느끼기 좋은 음률이 있는 그림책, 듣기 좋은 음악이 흐르는 그림책 등으로 분류하여 뱃속 아기의 오감을 자극하고, 그림책이 아닌 다양한 태교로 아이와 교감하는 법을 담고 있는데, 대표적으로 태담 태교, 미술 태교, 음악 태교, 걷기 태교, 일기(글쓰기) 태교, 바느질 태교 등에 대해서도 엄마들의 값진 경험을 담아 소개하고 있다.

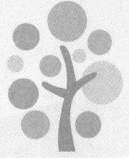

01
내 손으로 직접
그림책 고르기

　지금 소장하고 있는 책들 중 상당수는 태교할 때 구입했던 그림책들이 많다. 서점에서 혹은 인터넷 서점에서 하나 둘 씩 사서 모은 것들이 대부분이다. 블로그나 육아 카페 등의 책 정보를 통해서 관심 있게 보고 구입한 것들도 있다. 태교를 하며 그림책에 관심 갖기 시작하면서 어차피 아이가 태어나서도 읽을 책이라는 생각에 구입을 하였다. 20년 넘도록 내가 좋아하는 책, 필요한 책만 구입하다가 태어날 아기를 위한 책을 고른다는 생각에 설레기도 했다. 임신했을 때 구입했던 그림책은 주로 그림이 예쁘다고 생각하여 끌리는 책들이었다. 그림책의 선별 기준을 전혀 몰랐지만, 책을 들춰보면서 아름답다고 생각한 것들을 주로 구매하곤 했다.

　그림책은 예쁜 그림과 더불어 예쁜 어휘, 짤막한 문장으로 이루어져 있다. 뱃속에서부터 익숙해진 아름다운 어휘는 아가가 태어난 후에도 영향을 미친다. 엄마가 소리로 듣거나 눈으로 그림을 보고 읽는 책은 태어난 이후에도 익숙하게 받아들인다. 언어는 명확한 의미나 뜻을 이해하지 못하더라도 감정으로 느끼게 된다.

예를 들어 아이는 '뜨겁다'는 뜻을 머리로 알지 못한다. 대신 엄마가 '앗 뜨거워!' 하면서 뜨겁다는 표현을 몸으로 보여주거나, 뜨거워서 아프다고 찡그린 표정을 자꾸만 보여주면 뭔가 하지 말아야 하는 행동처럼 알게 된다. '사랑해'라는 말 역시 따뜻하게 포옹하거나 부드럽게 어루만져 주는 행동과 더불어 사랑한다는 의미를 몸으로 받아들인다. 이렇듯 어휘는 감정과 함께 이해하게 된다. 학령기의 아이들 역시 논리적인 이해력보다는 오감으로 경험한 것으로 어휘력을 확장해 나간다.

아이가 태어난 직후에는 새로운 그림책을 사서 읽어주는 것보다 뱃속에서부터 들어온 익숙한 그림책을 눈으로 보여주며 읽어주는 것이 좋다. 두뇌 발달에 좋다고 광고하는 비싼 전집류의 그림책을 무리하게 새로 구입하는 것은 잠시 보류해보자. 새로운 것보다 뱃속에서부터 익숙한 다양한 그림책을 눈으로 보여주며 읽어주면 된다. 뱃속에서부터 그리고 태어난 이후 엄마의 음성으로 듣는 그림책을 아이들은 편안해한다. 아름다운 풍경과 계절의 변화, 그림책이 묘사하는 장면 등은 아기의 머릿속에 남아 상상력을 키워준다.

많은 임산부들이 출산 직후 영업 사원들의 솔깃한 호객행위에 의

하여 책을 구매한다. 최근에는 조리원에서 판매사원들이 정보를 주거나 사은품을 지급하는 등의 프로그램을 열기도 한다. 나 역시도 인터넷 육아 카페에서 만난 동네 엄마들과의 모임에서 영업사원들의 권유로 책을 구입한 적이 있다. 유명 출판사의 전집류의 책들이 대부분이고, 수십에서 수백만 원을 호가하는 책들도 있다. 물론 전집류의 책들을 하나씩 들여 놓으면서 뿌듯할 수 있다. 뭔가 엄마로서 아이를 위해 교육적인 태도를 갖추게 되었다는 느낌도 든다. 과학적으로 검증된 퀄리티 높은 책이라는 말에 수긍하면서 책을 구입한다. 심지어 옆에 있는 엄마가 사니까 나도 사고 싶다는 생각에 충동구매도 한다. 하지만 경험상 전집으로 수 십 권, 수 백 권을 한꺼번에 책을 사게 되면 엄마 본인조차 책에 대해 질려버린다. 독서가 생활화 되어 있고, 책을 워낙 좋아하는 엄마라면 당연히 책에 대한 부담감이 적을 수도 있다. 하지만 집안에 유아책들이 한 권도 없는 상태에서 영업사원 말에 혹하여 한꺼번에 책을 사게 되면 엄마 자신이 먼저 부담감을 갖게 된다.

또한 사람은 대다수 새로운 것에 대한 친밀감보다는 낯설고 생소한 느낌이 들게 마련이다. 물건도 오랫동안 사용한 것이 편안하다. 사람도 자주 얼굴 보고 만남을 지속해 온 가족이나 친구가 훨씬 친근하다. 아이들은 어릴 때 애착을 지닌 물건을 초등학생 혹은 어른이 되어서까지 애정을 갖기도 한다. 책도 마찬가지다. 엄마가 임신했을 때부터 뱃속 아이에게 태담으로 이야기를 나누면서 한 번, 두 번, 열 번 이상 읽었던 책은 엄마부터 편안하고 익숙한 내용으로 인식된다.

새롭고 창의적인 사고는 '보고 듣고 느낀 익숙한 것'들을 토대로 발달한다. 계속적으로 새로운 정보가 주입이 되면 우리의 뇌는 기존의 것을 소화하거나 흡수할 시간조차 갖지 못한다. 그렇기 때문에 하나의 지식이나 정보가 자기의 것으로 충분히 인식되어 편안해지면, 그 다음 새로운 다른 것을 쉽게 받아들인다. 계속 새로운 정보가 머릿속에 들어오면 충분히 자기화할 수 있는 시간이 부족하다.

그렇기 때문에 무턱대고 책을 판매하는 영업사원들의 말에 현혹되어 전집을 갑작스럽게 구매하는 것은 자제하도록 하자. 사실 임신하고 나서 혹은 출산 직후 여자들은 엄마로서 마음의 준비를 하느라 뭔가 심리적으로 분주하다. 스스로 엄마에 대한 역할을 제대로 갖추지 못했다는 생각이 들기 때문이다. 모든 것이 미숙하고 어설프기 마련이다. 주변 선배 맘들의 권유도 그렇고, 요즘 넘쳐나는 인터넷 육아 카페의 정보들도 그러하다. 누군가가 어떤 육아용품, 어떤 책을 구매했다는 후기는 초보 엄마들의 눈과 귀를 현혹한다. 그래서 자신의 판단을 믿기보다는 이미 선배가 된 엄마, 전문가라고 하는 집단의 말에 완전히 푹 빠져든다. 나 역시 독서지도에 대한 전문적인 공부를 한 사람이지만 아이를 낳았을 무렵에는 여기 저기 넘치는 정보와 권위 있다고 보이는 사람들의 말에 이끌렸던 경험이 있다. 지나고 나면 잘 보지도 않을 전집을 서둘러 구매한 적이 있다. 돌 무렵에 자연관찰전집을 구매했으니 말이다. 또한 영 유아의 지능발달에 좋다고 하는 수백만 원짜리 오감발달 교구를 10개월 할부로 구매하는 실수(?)도 저질렀다. 지나고 나보니 수십, 수백만 원짜리 책과 교구보다 엄마의 손길이 묻은 한 권의 그림책, 집안의 일상적 생활용품들이 아이에게 좋은 장난감이었는데 말이다.

　그림책의 내용보다 더 중요한 것은 '엄마의 사랑스런 말'이다. 아이와 나눌 수 있는 아름다운 언어가 중요하다. 엄마가 먼저 그림책에 가까워지고, 친밀해지는 시간이 필요하다. 한 권 한 권 출산을 준비하면서 구입한 손 때 묻은 그림책을 통해 마음을 준비하는 시간이 필요하다. 엄마가 먼저 그림책에 마음을 열고, 재미를 느껴야 하지 않을까. 아무리 좋은 책이라 할지라도 최소한 글씨를 배우기 전까지 아이는 스스로 책을 읽을 수 없다. 엄마가 지루하고, 재미없어 하는 책을 아이가 재미있게 받아들이지 않는다. 절대 조급한 마음으로 주변 사람들의 말에 현혹되어 비싼 전집을 사거나 교구를 구매하지 않도록 하자. 아이를 기다리는 마음으로 한 권, 두 권 그림책을 직접 구매하고, 발품을 파는 수고를 감수하는 것이 어떨까.

02 태교하며 읽기 좋은
우리나라 그림책

'건강하게만 태어나다오' 임신 사실을 알고 배를 쓰다듬으며 처음 아기에게 속삭인 말이다. 지금까지 내가 살던 이 세상에 없던 존재가 어느 날 나의 몸 안에서 숨을 쉬기 시작한다. 건강하게 태어나기만을 바라는 엄마는 태어날 아기의 모습을 그려 본다. 어떻게 생겼을까? 쌍꺼풀이 진 커다란 눈은 엄마를 닮고 오똑한 코는 아빠를 닮고 하얀 피부도 아빠를 닮았으면 좋겠다고 생각하며 태어날 아기의 모습을 떠올리지만 그리 쉽게 그려지지 않는다.

오랫동안 연애를 하고 결혼 한 후에는 남편과 단둘이 나들이를 별로 하지 않았다. 바쁜 회사 일로 집은 잠만 자는 하숙집이다. 하지만 아기를 임신하고는 건강을 위하여 자주 걸어야 하고 아름다운 풍경을 많이 보는 것이 좋다고 생각하여 주말마다 남편의 손을 잡고 이곳 저곳을 많이 다녔다. 신기한 것은 주변의 풍경보다는 그동안 보이지 않던 아기의 모습들이 눈에 띤다는 것이다. 세상을 향해 활짝 열어 놓고 호기심 가득한 눈빛으로 쳐다보는 올망 똘망한 눈망울, 걸을 때마다 씰룩 쌜룩 포동포동한 엉덩이. 엄마 품에 안겨 세상을 품은 듯 편안하게 잠든 아기의 얼굴. 어서 빨리 우리 아기의 모습을 보고 싶다 생각하며 조바심을 내 보기도 한다.

그림책을 보아도 아기들의 모습이 보인다. 뒤뚱뒤뚱 걸어 다니며 주변의 사물들을 탐색하고 호기심으로 장난을 치는 아기의 모습이 앙증맞다. 아기들의 시선을 따라 가다 보면 아기의 눈에 비치는 우리나라의 풍경들이 들어온다. 아기가 걸어가고 있는 길 위에서 만나는 꽃들과 곤충들, 아기의 모습을 지켜보고 있는 동네 사람들의 모습, 자연 풍경과 사회는 아기를 둘러싸고 있는 사회의 모습이다. 사랑스런 아기의 모습과 함께 우리 자연의 아름다움을 가득 담고 있는 그림책으로 산책을 떠나보자.

『넉 점 반』

윤석중 글, 이영경 그림 | 창비

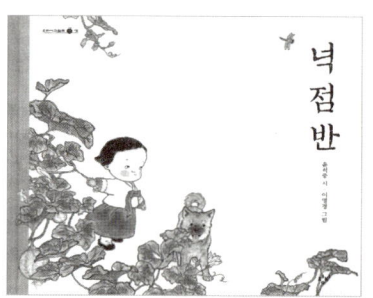

삐쭉빼쭉 삐져나온 검은 머리카락에 크지 않은 눈을 동그랗게 뜨고 앙증맞게 서 있는 아기의 모습이 눈에 띈다. 아기는 자기 손 안에 쏙 들어가는 아기 호

박 열매를 꼭 쥐고 호기심어린 눈으로 어딘가를 보고 있다. 엄마가 지금 몇 시인지 물어 보고 오라고 한 것 같은데, 아기는 할아버지에게 시간을 묻고는 '넉 점 반 넉 점 반' 되뇌며 한참 서서 구경하고 한참 앉아 구경하고, 한참 돌아다니고, '니나니 나니나' 해가 꼴딱 져 돌아온다. 야무진 아기의 모습에 한번 미소 짓고 "넉 점 반 넉 점 반" 되뇌며 웃고 "엄마, 시방 넉 점 반이래"에서 박장대소한다.

　옆으로 쭉 째진 작은 눈에 납작한 코. 입은 너무 작아 보일랑 말랑 한다. 아무리 보아도 귀엽고 예쁜 아기의 얼굴은 아니다. 하지만 빨간색 저고리에 검은 고무신을 신은 모습이 사랑스럽고 친근한 우리네 아이 모습이다. 복덕방에서 고장난 라디오를 고치고 있는 할아버지도 잘생기고 인자한 이상적인 할아버지가 아니다. 머리는 벗겨지고 작은 눈에 돋보기를 쓰고 있는 친근한 우리 이웃집 할아버지 모습이다. 아기가 무릎을 꿇고 할아버지가 하시는 말씀을 듣고 있는 곳은 어렸을 때 작은 마을에서 볼 수 있는 익숙한 가게이다. 지금의 대형 마트와는 비교도 할 수 없을 만큼 작지만, 뉘 집 손녀 누구라며, 아빠를 쏙 빼 닮았다며, 손에 쥐어 주시던 할아버지의 마음이 생각나는 가게다.

　아기가 걸어가는 발자국을 따라 가면 자연과 어우러진 정겨운 세상이 하나하나 보인다. 물 먹는 닭, 담 옆에 핀 접시 꽃, 앉은뱅이 풀, 이름 모를 풀과 들꽃들이 아기가 가는 곳곳에 피어 있다. 빠르게 지나가는 시간 속에서 아기의 시선과 함께 잠시 머무르고 여유를 가져 본다. 마음이 느긋해 해지며 기어가는 개미들도 반가워진다. 흔들리는 나뭇잎에 인사를 한다. 무리지어 날아다니는 고추잠자리를 따라 한 길가로 나오면 흐드러지게 피어 있는 분꽃 사이에서 시간을 잊어버린다. 해가 꼴딱 져 돌아오는 아기의 집은 아까 그 가게 바로 옆에 있다. 벌써 어둑

어둑해져 가로등의 불빛이 비추는데 온 세상을 둘러보고 신나게 탐험을 하고 돌아온 아기에게 시간은 여전히 '넉 점 반'이다. 양손에 분꽃 꺾어 쥐고 의기양양한 모습으로 "엄마 시방 넉 점 반이래."라며 외치는 아기가 너무 귀엽다. 우리 아기도 이렇듯 씩씩한 모습으로 자라나길 간절히 바래본다.

『담』

지경애 글 그림 | 반달

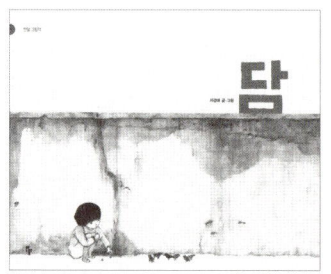

『담』은 작가의 어렸을 적 이야기를 담이라는 매체를 통하여 전해 준다. 담을 타고 올라가는 초록 담쟁이를 따라 담을 넘는 아이의 이야기가 펼쳐진다. 담에 얼굴을 묻고 "꼭꼭 숨어라 머리카락 보일라" 숨바꼭질을 한다. 여기저기 반가운 친구들의 얼굴이 숨어 있다. 얼레리 꼴레리 담에 낙서도 한다. 메롱, 못난이, 친구 이름을 적어 놓는다. 담 위에 앉아 쉬고 있는 참새도 세어본다. 심심해지면 홀로 공기놀이를 하며 엄마를 기다린다. 그 옆엔 항상 담이 지켜보고 있다. 오랜 친구처럼.

도시의 풍경은 시골의 풍경과는 사뭇 다르다. 나무와 숲으로 둘러싸인 시골길에서 놀던 나는 담을 따라 펼쳐지는 도시의 풍경이 낯설다. 하지만 담에 기대어 친구들과 놀고 담을 넘으며 숨바꼭질을 하던 놀이는 그대로이다. 담장을 넘어 들어 가다가 꽃밭의 꽃들을 밟았다 혼나기도 하고 담 위를 걸어 다니다가 떨어져 팔이 부러지기도 했다. 엄마의 회초리가 무서워 도망 다니다가 밤이 늦도록 담 밑에서 애꿎은 풀만 뜯고 앉아 있기도 했다. 담 너머로 들리는 엄마의 목소리.

"밥 안 먹어! 늦게 들어오면 밥 없다." '이제 안심이다' 생각하며 집안으로 뛰어 들어가곤 했다.

담을 따라 뛰어 가는 아이를 따라가면, 대문을 열고 담을 지나 집 안으로 들어간다. 이제 담 안의 이야기가 시작된다. 담이 안고 있는 이야기. 마당의 이야기, 신발의 이야기, 뽀글뽀글, 뿌글뿌글 밥하는 소리와 함께 오랜 옛날이야기, 엄마 어렸을 때 이야기, 내가 태어난 이야기를 들려준다. 나에게도 어린 시절이 떠오르는 공간이 있다. 집 앞 공터. 온 동네 또래들이 이 공터에 모여 놀았다. 깡통을 차기, 숨바꼭질, 땅따먹기, 잡기 놀이. 친구들과 뛰어 놀기도 하고, 싸우다 울기도 했던 공간. 아기에게 하나씩 이야기를 전해준다. 떠올리며 이야기 할수록 정답던 마을의 모습과 그리운 친구들의 모습이 생생해진다. 정다움과 친근함이 아기에게 전해져 편안함이 느껴진다.

『심심해서 그랬어』

윤구병 글, 이태수 그림 | 보리

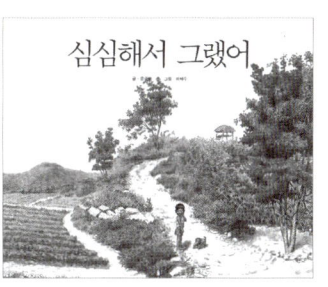

초록의 들판에 볼록 튀어 나온 배를 드러내고 한 아이가 수줍게 서 있다. 하얀 런닝에 하얀 고무신. 그 옆에 꼬리를 흔들고 있는 누런 강아지. 전형적인 우리네 시골 마을의 풍경이다. 저 멀리 산 능선이 보이고, 밭에는 초록빛 야채들이 쑥쑥 자랄 때, 한켠엔 여유로이 서 있는 오두막도 보인다. 시골의 넉넉함과 여유로움이 내 안에 들어온다. 앞 표지를 넘기면, 볕이 드는 마당 한 구석에 장독대가 있고, 짚으로 엮어 덮은 지붕 위엔 아직 영글지 않은 박이 달려 있다. 담벼락 위 호박 넝쿨엔 노란 호박꽃이 말갛게 피어 있다.

엄마랑 아빠는 호미 들고 밭 매러 가고, 돌이랑 복실이랑 집을 본다. 마당에서 막대기로 그림을 그리던 돌이는, 뒷 마당으로 간다. 뒷 마당엔 우리에게 친숙한 소며, 돼지며, 닭이며 토끼가 있다. 심심하던 돌이는 같이 놀자고 염소 고삐 풀어 주고, 토끼장을 열어 준다. 펄쩍펄쩍, 깡충깡충, 겅중겅중, 푸드덕푸드덕. 돌이가 풀어준 가축들을 따라 한 여름 시골 밭을 구경 해보자. 세밀화로 그린 여름 밭의 채소들은 사진을 찍은 것 같이 생생하다. 작가는 일일이 현장을 찾아다니며 꼼꼼히 자연을 그리느라 3년의 기간이 걸렸다고 한다. 야채들의 줄기며 잎, 열매의 작은 부분까지 세밀하게 그려져 있다. 또한 소, 돼지, 염소, 닭들의 움직임에도 역동감이 느껴진다.

호박밭으로 고추밭으로 감자 밭으로 돌이는 동물들을 쫓아다니지만 오랜만에 맛난 채소를 먹느라 가축들은 들은 체도 않는다. 어느새 잠들고 만 돌이. 마당에 혼자 앉아 있는 돌이를 보고 같이 심심함을 느끼다가 동물들을 따라 밭을 쫓아다니다 보면 내 마음도 같이 분주해 진다. 밭에서 돌아온 엄마랑 아빠는 동물들을 다시 우리에 몰아넣고, 돌이네 집은 이제야 평온이 찾아온다. 빽빽하게 들어선 아파트, 분주하게 달리는 자동차들 사이에 일상을 보내다 보면 답답함을 느낄 때가 많다. 이 때 시원한 초록의 여름 들판과 귀여운 동물들이 뛰어 다니는 모습은 막혔던 가슴을 시원하게 뚫어 준다. 수채화풍의 시골 풍경과 친숙한 동물들을 쫓아다니는 돌이를 따라 마음의 여유를 느낀다.

03

태교하며 들려주기 좋은
옛이야기 그림책

"옛날 옛날에 호랑이가 담배피던 시절에~"
"할머니 어렸을 때 호랑이가 있었어?"
"그럼~ 집채만 한 호랑이가 삽짝을 걸어 다니면서 말 안듣고 울기만 하는 아이들을 물고 갔지."

외갓집에 갈 때면 외사촌 동생과 나는 서로 외할머니 옆자리를 차지하기 위해 옥신각신 싸우곤 했다. 그리고 한자리 차지하고 누우면 '옛날 옛적에'로 시작되는 옛이야기를 들려 달라고 졸라대기 시작했다. 평상시에는 엄하고 무서운 할머니지만 가끔 잠잘 시간에 양쪽에 손자들을 눕혀 놓고 이야기를 해 주시곤 했다. 할머니의 이야기 속에는 호랑이가 나오기도 하고 도깨비가 나오기도 하고 때론 홀로 버려진 아이가 나오기도 했다. 좁은 방에 할머니 옆 자리를 차지하기 위해 다투던 외사촌 동생과 하루 종일 밭일로 땀범벅이 된 할머니 냄새가 옛이야기와 함께 아련히 떠오른다. 조금은 낮고 거친 목소리로 시작되는 할머니의 옛이야기는 조금 무서웠다. 그래서 할머니의 한쪽 팔을 꼭 붙들고 떨면서 잠이 들곤 했다.

옛이야기는 우리나라 조상들의 삶과 슬기가 고스란히 담겨 있는 우리 문화이다. 그 이야기를 통하여 우리는 어려움을 이겨내는 용기와 슬기를 배우고, 이웃과 함께 살아가는 삶을 배운다. 역경을 이겨내는 주인공의 모습을 지켜보며 힘겨운 삶을 즐겁게 이겨낼 수 있는 풍자와 웃음을 맛본다. 도깨비, 용왕, 호랑이, 다시 살아난 사람들의 이야기는 우리를 상상의 세계와 현실 세계를 오가며 모험의 시간을 선사한다. 욕심이 지나치면 안되고, 나쁜 짓을 하면 벌을 받는다는 교훈도 가르쳐 준다. 오랜 시간 서로 얼굴 맞대고 주고받는 대화 속에서 만들어진 옛 이야기는 삶에 필요한 지혜와 교훈을 대대로 이어준다.

뱃속 아기에게 들려줄 삶의 지혜를 우리의 옛이야기를 통해 들려주는 것은 어떨까. 유대인들은 대대로 이어져 내려오는 이야기로 조상들의 삶과 지혜를 고스란히 전해 준다고 한다. 우리에게는 우리의 옛 이야기가 있다. 옛이야기를 해 주시던 할머니께서는 곁에 없지만, 다행히 조상들의 슬기롭게 어려움을 이겨내는 이야기를 고스란히 담긴 그림책들이 있다. '귀한 아이일수록 엄하게 키워라'나 '호랑이에게 잡혀가도 정신만 똑바로 차리면 살 수 있다'는 지혜와 용기 뿐 아니라 자연과 삶을 바라보는 긍정적 시선도 담겨 있다. 정겨운 풍경과 옛 사람들의 모습을 그대로 떠올릴 수 있는 그림을 보며 아기에게 전해주고픈 삶의 지혜와 세상의 모습을 떠 올려 본다.

『콩중이 팥중이』

이주혜 글, 홍선주 그림 | 시공주니어

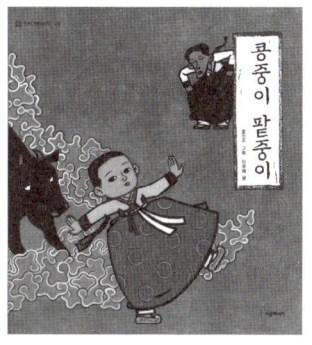

계모와 의붓자매 팥쥐가 콩쥐를 괴롭히는 이야기는 어릴 때부터 들어온 대표적인 우리나라 옛이야기이다. 원님의 잔치에서 도망치다 꽃신 한 짝을 놓고 와서 원님이 다시 콩쥐를 찾아 행복하게 잘 살았다는 결말은 어딘지 서양의 신데렐라 이야기와 매우 흡사하다. 이런 달달한 러브스토리뿐만 아니라, 우리에게 전해오는 콩쥐 팥쥐 이야기에는 우리 조상들의 지혜와 삶에 대하는 모습이 담겨져 있다.

익히 알고 있는 것과는 달리, 새엄마는 콩중이에게만 일을 시키지 않는다. 팥중이에게도 일을 시킨다. 다만 팥중이보다 콩중이에게 더 어려운 과제를 부여할 뿐이다. 콩중이는 쉴 틈 없이 밭을 갈다가 호미도 부러지고, 낡은 북에 베를 짜면서도 쉬지 않고 열심히 일을 한다. 하늘은 스스로 돕는 자를 돕는다는데, 자신이 놓여 있는 상황에 불평불만 하지 않고 열심히 하다 보니, 하늘에서 암소 한 마리가 내려와 밭일을 도와주고 참새 떼가 날아와 벼를 찧어주고 거북이 아홉 마리가 나타나 밑 빠진 독도 막아준다. 반면 팥중이는 슬렁슬렁 쉬운 일을 끝내고 밥을 먹는다. 일을 통해서 배우는 것이 없다. 더구나 밭도 잘 갈고 베도 잘 짜는 콩중이가 부러워 따라 하지만 욕심을 부리게 되어 하는 일마다 잘 되지 않는다.

'귀한 자식일수록 엄하게 키워라' 는 옛말이 있다. 아이가 성장하면서 부모가 성장 단계에 맞는 적당히 어려운 과제를 부여하여 아이가 혼자 과제를 해결할 수 있는 기회를 주어야 한다. 어려운 과제 속에서 스스로 할 수 있는 일을 찾다 보면 자신만의 방법을 찾을 수 있다. 농경시대에는 밭을 가는 일과 베를 짜는 일은 한 사람의 어른으로 성장하는데 꼭 필요한 일이였다. 그렇기에 콩중이와 팥중이 이야기 속에서도 아이들에게 힘든 일을 시키는 것이다. 예쁜 내 아기에게 좋은 것을 먹이고 좋은 옷을 입히고 편하게 살게 해 주는 것이 과연 아기에게 좋은 것일까? 『콩중이와 팥중이』를 통하여 다시 한 번 생각하게 된다.

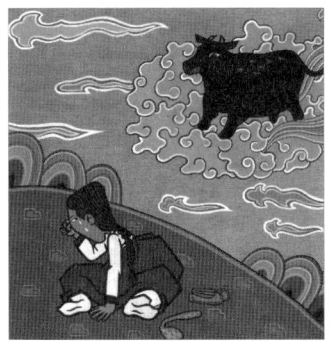

콩중이가 어려울 때 도와주는 이들을 살펴보면, 암소, 참새 떼, 거북이 등 옛날에 주변에서 흔히 볼 수 있는 동물들이다. 주변에서 도와주는 이들이 있다면, 지금 내가 겪고 있는 힘든 일도 그렇게 고통스럽게 느껴지지 않는다. 이렇듯 우리 조상들은 자연과 세상을 살기 좋은 살아갈만한 곳이라 생각하고 있었다. 아기 주변과 엄마 주변에 있는 이들을 떠올려 보면, 나를 도와줄 좋은 사람들이 많다는 것을 깨닫게 된다. 우리가 사는 주변 세상에 대하여 긍정적으로 바라보게 된다. 우리 아이가 태어날 이 사회와 세상에 대하여 긍정적인 면을 바라보면서 세상은 살만한 곳이라는 믿음을 가지게 된다.

『해와 달이 된 오누이』

김미혜 글, 최정인 그림 | 비룡소

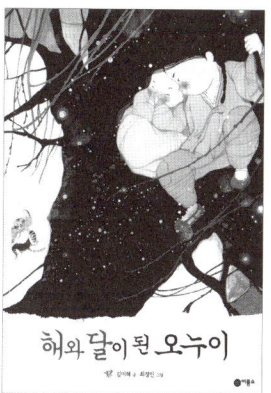

『콩중이 팥중이』가 자연의 도움으로 주어진 어려운 환경을 이겨냈다면, 아이들 스스로의 지혜와 용기로 호랑이와 맞서 싸워 이긴 이야기도 있다.

시골의 한 아주머니가 품을 팔러 갔다가 돌아오는 길에 호랑이를 만나 그만 잡아먹히고 만다. 호랑이는 아주머니의 옷을 훔쳐 입고 아이들만 있는 집으로 간다. 엄마도 잡아먹었는데 아이들은 얼마나 쉽게 잡아먹힐까. 걱정이다. 하지만 아이들이 호락호락 쉽게 넘어 가지 않는다. 문을 열 때부터 쉽지가 않다. 침착하게 목소리를 들어보고 손도 살펴본다. 집에 들어온 것이 호랑이 인 것을 눈치 챈 오빠는 이 집을 어서 나가야 한다고 생각한다. 하지만 그냥 도망치면 호랑이가 쫓아 올 것이고, 자연스럽게 어떻게 나갈 것인가. 이 때 오빠가 기지를 발휘한다. "엄마, 엄마. 똥마려워, 뒷간에 갈래." 위기의 상황에서 똥마렵다고 둘러대고 뒷간에 나가는 척 밖으로 나가는데 성공한다.

'호랑이 굴에 들어가도 정신만 똑바로 차리면 살 수 있다'는 옛 사람들의 지혜가 엿보이는 책이다. 호랑이의 정체를 알면서 침착하게 행동하는 용기와 위기에 처한 상황에서 재치 있는 말로 어리석은 호랑이를 속아 넘기는 지혜가 담겨 있다. 살다보면 생존을 위협하는 호랑이 같은 존재를 만나기도 한다. 주변에서 도와주는 이 없이 홀로 어려움을 이겨 내야 할 때도 있다. 이럴 땐 의지할 수 있는 존재가 자기 자신 밖에 없다. 용기라는 것이 방망이를 들고 무모하게 호랑이에게 덤비는 것만은 아니다. 무시무시한 호랑이 앞에서 침착하게 행동할 수 있는 것도 용기다.

집에 돌아오는 엄마를 잡아먹고 아이들조차 잡아먹으려 한다는 끔찍한 이야기를 그림 작가는 서정적이고 아름다운 그림으로 부드럽게 표현하고 있다. 호랑이가 엄마를 잡아먹는 장면은 주황색과 파란색으로 칠하여 구체적인 장면이 없이도 결과를 예측할 수 있게 하였다. 어린 여동생의 손을 꼭 잡고 호랑이와 대화를 이어가는 오빠의 얼굴은 비장하기까지 하다. 엄마를 잃고 어린 동생까지 책임져야 하는 오빠는 무서운 호랑이 앞에서도 당당하다. 어떠한 경우에도 정신만 바짝 차리면 위기를 벗어 날 수 있다는 조상들의 삶의 태도를 엿 볼 수 있다.

『마고할미』

정근 글, 조선경 그림 | 보림

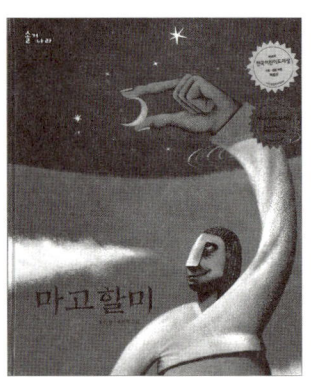

세상은 어떻게 만들어졌을까? 먼 옛날부터 사람들은 세상이 어떻게 생겨났는지 궁금했다. 세상이 처음 생겨난 이야기는 각 나라의 특색에 따라 다양한 신화적 이야기로 전해 내려온다. 우리나라에는 세상을 만든 마고할미 이야기가 널리 퍼져있다. 마고할미는 하늘에 닿을 만큼 키가 크고 산을 들어 올릴 만큼 힘이 센 거인 할머니이다. 지방마다 부르는 이름이 달라서, 육지에서는 마고할미나 노고할미라 부르고 제주도에서는 설문대할망이라고 부른다. 세상을 만들어낸 사람이 왜 할아버지가 아니고 할머니일까? 그것은 아이를 낳고 기르는 어머니처럼 세상의 모든 것을 낳고 키우는 자연의 모습이 어머니를 닮았기 때문이다. 우리 옛이야기에는 '마고할미', 그리스 신화 속에서는 '가이아', 중국 신화에서는 '여와', 이집트 신화에서는 '누트'라는 이름으로 어머니 신들이 존재한다.

옛날 옛날 아주 먼 옛날에는 하늘과 땅이 딱 붙어 있었다. 사람들은 하늘과 땅 사이에서 끼여 똑바로 설 수조차 없었다. 그 때 어둠속에서 잠자고 있던 마고할미라는 거인이 깨어나 기지개를 켜는 바람에 하늘이 밀려 올라가 해와 달과 별들이 모두 제자리를 찾아 간다. 오줌을 누려고 일어서는 마고할미의 무릎은 산으로 솟아나고 마고할미기 눈 오줌은 콸콸콸. 바위를 뚫고 신을 무너뜨리며 흘러간다. 지친 할머니가 베고 벌렁 드러누워 한라산이 만들어지고, 너무 많이 먹고 탈이 나서 토하여 백두산이 만들어지고, 뒤로 쏟아낸 것은 태백산맥이 된다. 그러는 와중에 자기 때문에 힘들어하는 사람들을 위해 둑을 쌓는 것을 도와주기도 한다. 잘못을 저지르면 무섭게 벌을 주는 남자 신들에 비하여 마고할미는 자신의 잘못을 인정하면서 어려움에 처한 사람들을 도와준다. 엄격하면서도 따뜻한 엄마의 마음이 느껴진다. 세상을 따뜻하게 품어주는 자연을 엄마의 품속처럼 생각한 것은 아닐까.

하늘에 닿을 만큼 커다란 마고할미를 그리기 위하여 여러 장면을 가로로 길게 이어지게 혹은 세로로 길게 붙여 놓았다. 책장을 펼칠 때마다 점점 길어지는 것이 마고할미의 거대한 몸과 힘이 느껴진다. 마고할미의 오줌으로 물이 콸콸 넘치고 너무 많이 먹어 속이 안 좋아져서 앞으로 토하여 백두산을 만들고 뒤로 쏟아 내서 태백산맥을 만들어 내는 마고할미의 모습은 엄하고 무서운 신의 모습보다는 유쾌하고 친근한 신의 모습이다. 자연을 무섭고 두려운 존재로만 보지 않고 인간을 품어 주고 함께 재미나게 살아가는 세상으로 바라본 우리 옛 조상들의 해학이 묻어나는 이야기다. 아주 오래전 이야기라 세상이 어떻게 만들어 졌는지 알 수 없지만, 어려운 과학으로 증명해 내려는 세상의 모습 보다는 가볍고 유쾌하게 이야기 할 수 있는 우리 마고할미 이야기가 있어 다행이다.

04 태교하며 보기 좋은 그림이 아름다운 그림책

임신했을 때 예쁜 아기 사진을 자주 보면 예쁜 아가를 낳는다고 하여 인터넷에서 예쁜 아기 사진을 뽑아서 집안 여기저기 붙여두기도 했다. 예쁜 아기를 본다고 사진처럼 예쁜 아기를 낳는 것은 물론 과학적으로 맞는 말은 아니다. 이미 결정된 유전정보에 의하여 아이의 생김새가 만들어지기 때문이다. 하지만 아름다운 것을 보고, 아름다움을 느끼는 것은 정서를 풍요롭게 한다. 그래서일까, 예쁘고 흠 없는 과일만 골라서 먹으라고 하는 어른들의 이야기도 일리가 있다. 멋지고 아름다운 자연 풍경을 보고 감탄하지 않는 사람은 없다. 봄날의 흩날리는 벚꽃, 푸른 하늘과 바다가 맞닿아 있는 수평선, 연둣빛 여린 새싹, 하얗게 눈이 쌓인 고요한 산책로... 아름다움을 보고 느끼는 것은 인간의 본성이라고 할 수 있다.

뱃속에 아이를 둔 임산부는 당연히 아름다운 것을 보아야 한다. 6~7개월부터 이미 태아는 어둡고 밝은 것을 구별한다고 한다. 청각에 비해 시각반응은 약하다고 하지만 모체의 호르몬 반응을 통하여 색채를 명암으로써 느낀다.

임신 중 태아의 빛에 대한 반응을 본 실험결과가 있다. 임신부의 자궁 밖 복부에서 강한 불빛을 갑자기 켜보았다. 물론 태아의 모습은 초음파 촬영으로 관찰하며 모든 태아의 운동 상황을 기록한 실험이다. 그 결과 임신 7개월 이후의 대부분의 태아가 외부의 빛에 반응하여 꿈틀거리는 모습을 관찰할 수 있었다. 즉 움직이지 않던 태아에서는 태동이 생겼으며, 잠자는 태아도 꿈틀대는 효과가 있었음이 증명되었다. 이러한 연구결과는 전 세계의 의과대학생이 읽고 있는 산부인과 교과서에 기록된 내용이다. 명암을 시신경을 통하여 인지할 수 있는 발달이 이미 6개월 이후에 생겨난다. 그렇기 때문에 시각적인 발달을 촉진하는 태교법을 적용해 볼 수 있다. 시각 태교는 아름다운 그림을 감상하거나 자연을 보고 느끼는 것 모두 해당된다. 그렇기에 임신했을 때 미술관을 가는 찾는 것도 도움이 된다. 그 중에서 그림책 태교는 아름다운 그림이 가득한 명화와 같은 책이기에 태아의 시각 발달에도 큰 도움이 된다.

반면 임신 중 계속 강한 빛을 받는 태아의 경우 스트레스 상태에 놓이게 된다고 한다. 임신 중 업무상 컴퓨터를 많이 사용하는 사람은 컴퓨터에서 나오는 빛과 전자파로 인해 좋지 않은 영향을 준다. 전자기기에서 나오는 색과 화면은 태아에게 불안한 자극이 되지만, 그림은 편안한 느낌을 준다. 그러므로 임신부는 자신이 보는 것이 바로 아기가 보는 거라고 생각하면 된다. 너무 강력하고 스트레스를 주는 빛은 피하고 항상 부드럽고 편안하고 온화한 것을 보도록 한다. 그래서 좋은 그림을 배 앞에 놓고 아이에게 보여 주듯이 보면 도움 된다.

뱃속의 아이도 '볼 수 있다'고 하는 연구 결과가 있으니 당연히 좋은 그림책을 '보여 주는 것'은 훌륭한 태교법이라고 할 수 있다. 그림책은 '글과 그림의 결합'으로 이루어진 예술 장르이다. 문학과 회화의 만남으로 이루어진 작품으로 보아야 한다. 언어적인 감수성과 함께 미적인 아름다움을 느낄 수 있는 그림책 태교는 태아의 시각적인 자극에 도움이 된다. 이야기가 재미있고, 즐거운 그림책도 좋지만 특별히 그림이 예술적이고 색감이 뛰어난 그림책을 곁에 도고 자주 보면 좋을 듯하다. 명화를 감상하는 기분으로 말이다.

시각태교에 도움이 되는 아름답고 예술적인 그림책 몇 권 추천해 본다.

『작은 집 이야기』

버지니아 리 버튼 지음 | 시공주니어

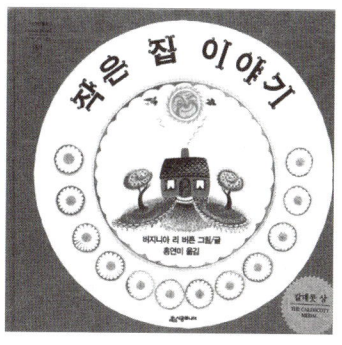

이 책은 1942년 출판된 이래로 지금껏 사랑받고 있는 그림책의 걸작 중 하나다. '옛날 아주 먼 옛날 저 먼 시골마을의 작은 집 한 채가 있었습니다.' 로 시작되는 이야

기는 19세기에서 20세기로의 변화된 모습을 보여준다. 넓은 평야에 아름답게 서 있는 한 채의 농가, 집이 주인공으로 등장한다. 작은 집이 데이지꽃과 사과나무에 둘러싸여 언덕 위에 서 있는 모습은 소박하고 친근하면서도 아름답다. 데이지꽃이 만발한 장면이 굉장히 인상적이다. 사계절의 변화를 작은 집을 중심에 두고 보여준다. 도시의 변천사와 함께 작은 집의 수난을 그림으로 표현한 부분도 인상적이다. 세밀하고 섬세한 장면 묘사는 시골과 전원생활에 대한 그리움을 불러일으킨다. 도시 생활을 하는 사람들의 마음속에 살아 숨 쉬는 자연에 대한 향수를 느끼게 하는 책이라고 할 수 있다. 꽃과 나무와 푸른 언덕위의 집이 반복적으로 보이면서 마음이 편안해진다.

『우리 엄마』

앤서니 브라운 지음, 허은미 옮김 | 웅진주니어

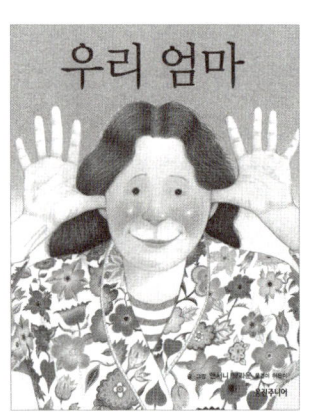

영국의 그림책 작가 앤서니 브라운의 대표작 중 하나다. 표지 그림에서 엄마가 입고 나온 꽃무늬 패턴이 계속적으로 반복되면서 엄마를 꽃처럼 아름다운 이미지로 표현하고 있다. 엄마는 무엇이든 될 수 있는 사람이었지만, '우리 엄마'가 되었다는 짧은 메시지가 담긴 그림책이다. 엄마가 된다는 것이 가장 의미 있고 중요한 선택이라는 것을 알게 해 주는 내용이기에 임신했을 때 읽으면 마음에 와 닿는다. 그와 함께 엄마와 다양한 모습을 형상화 한 재미있는 그림은 자신의 모습을 투영해보게 된다. 마지막 장에서 엄마가 포근히 아이를 안아주며, '엄마도

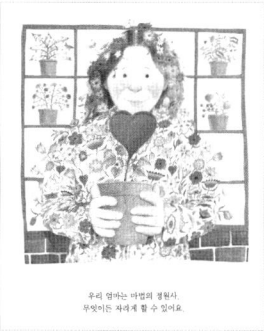

나를 사랑한답니다! 언제까지나 영원히' 라고 말하는 모습은 아마도 뱃속 아이에게 한없이 부드러운 안정감을 느끼게 해 줄 수 있다. 엄마를 상징하는 노란색을 바탕으로 한 다양한 꽃무늬는 반복적으로 등장한다. 빨강, 노랑, 파랑, 분홍 색색의 다양한 꽃무늬 천은 엄마를 형상화한다. 꽃무늬 앞치마를 한 엄마, 꽃치마를 원피스를 입은 엄마, 꽃무늬 가운을 걸친 엄마, 꽃무늬 넥타이를 한 엄마, 꽃무늬 리본, 꽃무늬 소파, 꽃무늬 망토까지… 온통 같은 꽃무늬를 반복적으로 그려놓았다.

『눈』

이보나 흐미엘레프스카 지음, 이지원 옮김 | 창비

시각자극 뿐 아니라 촉각까지 느낄 수 있게 하는 그림책이 있다. 폴란드 작가 이보나 흐미엘레프스카의 책들은 모두 추천한다. 그 중 『눈』은 '볼 수 있다' 는 의미를 그림책으로 형상화한 독특한 책이다. 남녀가 손을 잡고 인사를 하는 것 같은데, 가만히 보니 검정색 머리가 눈으로 보인다. 그리고 책의 뒤표지에는 선물상자를 그려놓았다. 눈으로 볼 수 있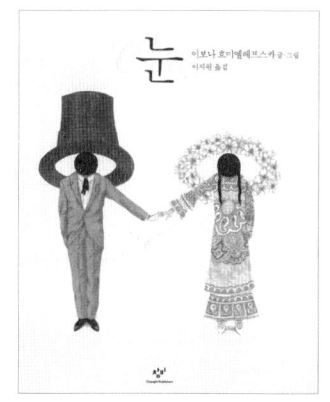

는 것 자체가 선물이라는 뜻일까. 이보나 흐미엘레프스카의 철학적 그림책은 독창적일 뿐 아니라, 획일적인 교훈을 담지 않는다. 읽는 사람마다 다른 느낌과 생각을 가질 수 있는 책이다. 『마음의 집』으로 아동문학계의 노벨상이라고 불리는 라가치상 논픽션 부문 대상을 수상하였고, 20여 권 이상의 그림책을 출간했다. 자신의 창작의 고향은 한국이라고 말하는데 한국 그림책 기획자와 출판사들이 그녀를 발굴해냈다. 지난 2015년에 한국을 방문했다.

이보나는 폴란드의 직물로 유명한 도시(우치)에서 나고 자랐다. 어릴 적 동네 직물공장이 많았는데 실이 짜여 헝겊이 되고, 거기서 무늬가 새겨져 옷감이 되는 과정을 보았다고 한다. 할머니 역시 직물공장 노동자였다. 이보나 작가의 모든 그림책은 연결의 메시지가 담겨져 있다. 실이 바로 연결의 이미지다. 실과 실의 연결, 사람과의 연결을 의미한다. 최근 결혼한 딸에게 상징적인 것, 소중한 것을 주고 싶어 오래된 린넨 천 조각을 모아 꿰매어 침대보를 만들어주었다고 한다. 바느질은 영혼과 통하는 숭고한 기쁨이라고 이보나 작가는 말한다.

패브릭으로 직접 자르고 붙이거나 바느질한 형태로 수작업으로 만드는 그림책으로도 유명하다. 『눈』의 첫 문장이다. '눈은 우리에게 얼마나 값진 선물일까?' 라는 질문을 던지며 독자에게 생각을 요구한다. 종이가 뚫려 눈처럼 보이지만 다음 페이지를 넘겨보면, 꽃송이가 나온다. 눈 모양으로 볼 수 있는 다양한 사물들이 등장한다. 자동차 헤드라이트 두 개, 식탁에 놓인 두 개의 커피 잔, 강아지의 검고 반들반들한 코, 아기 새들, 구슬, 서랍 등.

눈이 얼마나 많은 일들을 하고 있는지 굳이 말로써 설명하지 않아도 그림만으로 알 수 있게 한다. 하지만 눈이 없어도 할 수 있는 일들이 많다는 것을 알려주는 내용으로 전환된다. 눈보다 듣거나 냄새 맡는 것을 더 좋아하는 사람들, 바로 시각장애인이다. 장애인이 보는 법을 그림으로 설명한다. 불을 켜지 않아도 되고, 듣고 느끼고 만져서 알 수 있게 된다. 일상생활을 똑같이 할 수 있고, 어려운 공부를 할 수도 있다. 점자로 세상을 알아가기도 한다. 그리고 마지막으로 사랑에 빠지는 일은 보지 않아도 할 수 있는 일이다. 볼 수 있는 사람이나 보지 못하는 사람이나 살아있음을 행복으로 느낄 수 있다.

아이를 잉태한 산모들에게 특히 이보나 흐미엘레프스카 작품을 모두 권한다. 세상을 보는 다양한 방법을 제시해 주는 그림책이기 때문이다. 온몸의 감각을 일깨우는 아름다운 그림과 이야기를 만나면서 특별한 태교 여행이 될 것이다. 이모나 작가는 '그림책은 존재와 존재를 잇는 연결'이라고 말한다. 그녀의 그림책을 읽으면서 뱃속의 아이와 내가 연결되어 있는 느낌을 강렬하게 받지 않을까.

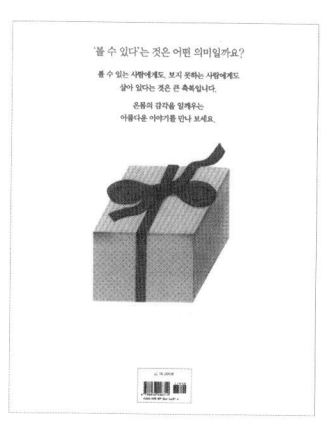

05 태교하며 느끼기 좋은
음률이 있는 그림책

자장자장 잘 자는 우리아기 방안에
귀여운 방울소리 짤랑짤랑 짤~랑
고양이가 고양이가 아기방을 몰래몰래
문턱을 넘으려다 짤랑짤랑 짤~랑

엄마가 불러 주던 자장가다. 아련하게 떠오르는 운율에 가물가물 기억을 더듬어 가며 가사를 흥얼거린다. 반복되는 리듬과 함께 짤랑짤랑 자장가 소리처럼 들려오는 방울 소리. 되뇌면 되뇔수록 마음이 편안해지고 아득한 그리움이 몰려온다. 내가 이 노래를 처음 들은 것은 첫 아기를 낳고 산후 조리하러 친정집에 머무를 때이다. 아기를 낳고 밤새 울음을 그치지 않는 아기 때문에 딸의 몸 상할까 염려된 엄마는 아기를 안고 당신 방으로 건너가 자장가를 부르신다. 산후의 피로와 엄마의 자장노래 소리에 아기보다 먼저 잠이 들었다. '우리 엄마가 저리 다정하신 분이셨던가.' 아기가 자라면서 엄마의 자장노래 소리를 들을 기회가 점점 더 많아 졌다. 익숙한 음률에 사뿐 사뿐 걷는 고양이의 모습을 떠올리며 따라 불러 보니 입에 짝짝 달라붙는다. 기억 어딘가에서 꿈틀 거리며 무엇인가 올라온다.

　농사일과 집안일로 바쁜 엄마는 나에게 동화를 들려주거나 함께 놀아주진 않았다. 아이를 눕혀 놓고 이런저런 이야기를 해주실 만큼 다정한 성격도 아니시다. 아기가 빨리 잠이 들어야 당신의 일을 마저 마무리 할 수 있기에 어머니는 가슴을 토닥이며 자장가를 불러 주었을 거다. 그래도 그 노래 가락과 노래에 담긴 엄마의 목소리가 기억 저편에 남겨져, 노래를 흥얼거리면 불안하던 마음이 안정되어 편안해 진다. 엄마는 엄마의 엄마에게 이 노래를 들었겠지. 아기 때 들었던 노래를 다시 엄마가 되어 내 아이에게 들려준다. 이렇듯 자장가는 엄마에게서 아이에게로 목소리로 이어져 내려온다.

　아기를 재우거나 달래기 위해 부르는 자장가는 아기에게 안정감을 주어 편안하게 잠에 빠져 들게 한다. 또한 자장노래 속에는 함께 어울려 살아가는 주변의 동식물의 모습을 담아 아기에게 자연스럽게 우리 삶의 모습을 전해 준다. 아기를 등에 업고 동네 골목길을 걸어 다니며 보이는 모든 것을 노래에 담는다. 툇마루 아래 강아지, 살구나무 위에 지저귀는 새들, 담벼락 위의 고양이, 논에서 울어대는 개구리, 멀리서 들려오는 뻐꾸기 소리. 단조로운 운율과 함께 익숙한 주변의 소리와 모습은 세상을 접하는 아이에게 친근하고 안도감을 전해준다.

 뱃속의 아기는 세상을 향해 이미 귀를 활짝 열어 놓고 있다. 아기의 태명을 살짝 불러 자장가를 불러 주자. 기억에 나는 자장노래가 없다면, 그림책에 나와 있는 자장가에 나만의 리듬을 만들어 붙여 보는 것은 어떨까. 소리 내어 읽다보면 저절로 운율이 떠오른다. 흔들흔들 자연스럽게 몸이 움직여진다. 엄마의 마음을 담고, 내가 살고 있는 동네의 모습을 담고 자연의 아름다움을 담고 세상의 모습을 담아 아기에게 전해 준다. 임신으로 불안한 마음이 안정되고 기분이 한결 좋아진다.

『새는 새는 나무자고』

전래동요, 정순희 그림 | 창비

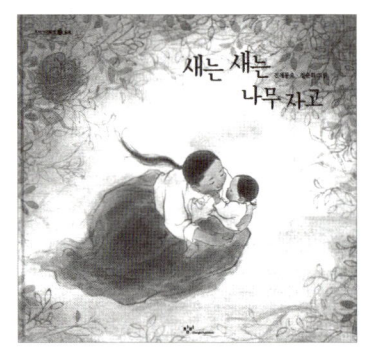

 초가집에 어슴푸레 어둠이 내려앉고 하늘에 별이 반짝인다. 마루 밑에 낯은 강아지는 귀를 쫑긋 세우고 방에서 들려오는 노랫소리를 듣고 있다. "자장자장 자장자장"

 그림책 『새는 새는 나무자고』는 우리나라 전래 동요로 아이를 재울 때 우리 어머니들이 불렀던 노래를 그림책으로 재구성했다. 엄마는 자장가를 부르기 시작했지만, 아기는 자고 싶은 생각이 전혀 없다. 엄마랑 같이 뒹굴뒹굴 놀고 싶은 생각에 아기의 눈은 초롱초롱 하다. 아기를 낳고 젖을 먹이고 키우는 일은 누구에게나 고되고 힘든 일이다. 엄마는 피곤하여 빨리 자고 싶은데, 세상을 향해 눈과 귀를 활짝 열어 놓은 아기는 더 놀고 싶다.

"자장자장 잘자거라" 계속되는 엄마의 자장노래 속에는 마을 구석구석 더불어 살아가는 생명들의 잠자는 모습이 담겨 있다. 나무에서 자고 있는 새 구경하고, 쥐구멍에 자고 있는 쥐 모습 보고, 마구에서 자고 소 깨울라 조용조용. 밖으로 나가보면 메고라지, 송어새끼, 따개비도 잠이 들었다. "옹골종골 솔방울은~" 엄마의 자장가는 계속된다. 나무 가지에 붙어 자고 있는 솔방울까지 보고 마당을 들어서면, 처음 귀를 쫑긋 세우고 자장가 소리를 듣고 있던 누렁이가 잠이 들었다. 엄마 품에 안겨 있는 아기도 머리를 가슴에 박고 늘어지게 하품을 하더니 잠이 든다.

엄마의 자장노래는 아기만 재우는 것이 아니다. 노래 말 속에는 집에서 기르는 동물부터 들과 내에서 만나는 동물들, 주변의 풀과 나무와 꽃들이 들어 있다. 아기는 반복되는 운율을 통해 안정감을 느끼고 노래 말 속에 들어 있는 어우러진 자연을 함께 떠올린다. 자연스럽게 주변의 동식물에 친근함을 갖게 되고 함께 살아가는 세상을 마음에 담게 된다.

『쉿!』

민퐁 호 글, 홀리 미드 그림 | 삼성출판사

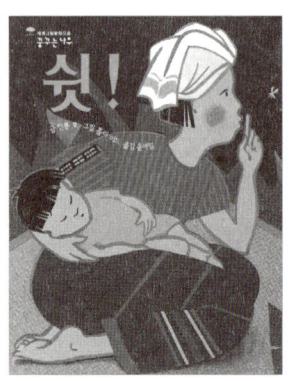

우리네 자장가에는 우리 주변의 친근한 자연과 동물들이 출연한다. 엄마는 아기와 아기 주변을 감싸고 있는 자연을 함께 재운다. 우리나라의 엄마와 마찬가지로 타이(태국)의 엄마들도 아기 주변의 동물들을 찾아다니며 같이 재운다. 엄마의 입에서 입으로 전해 내려오는 자장가는 아기가 태어나 자랄 주변의 환경을 미리 알려주는 최초의 태교가 아닐까. 타이의 자장가에 등장하는 동물들은 모기, 도마뱀, 고양이, 잿빛 쥐, 청개구리, 돼지, 오리, 물소, 원숭이, 코끼리다. 우리와 비슷한 동물도 있고 낯선 동물도 있다. 하지만 새근새근 잠든 아기가 깨지 않고 잠자기를 바라는 엄마의 마음은 똑같다.

쉬! 누가 바람 속에서 우는 걸까?
아기를 재워 놓고 엄마는 귀를 쫑긋 세운다. "앵앵" 모기 소리, "바스락 바스락" 긴 꼬리 도마뱀, "야옹, 야옹!" 까만 고양이… 엄마는 조그마한 소리라도 날라치면 달려가 두 눈을 맞추고 타이른다.

"앵앵, 앵앵!" 작은 모기구나.
모기야, 모기야!
그만 울어라.
아기가 자고 있잖니?

모기야, 모기야!

아무 소리도 내지 말아라.

요 옆에서 우리 아기가 자고 있단다.

반복되는 어구와 단조로운 어휘로 리듬이 느껴진다. 타이의 자장가 운율은 모르지만, 반복하여 읽다 보면 자연히 나만의 운율이 떠오른다. 집안에서부터 집 밖으로 그리고 숲 속에 있는 동물까지 모두 조용히 타이르는데, 잠들고 있는 아기는 어느새 일어나 잠자리를 박차고 나온다. 그것도 모르고 엄마는 신중하고 단호하게 동물들을 타이른다. "쉿 모두 잠들었니?" 집안 있는 모기와 도마뱀도, 집 밖의 물소와 돼지들도, 숲속의 원숭이와 코끼리도 잠들었다. 온 세상이 조용하고 고요하고, 엄마는 어느덧 잠이 들었다. 아기만이 초롱초롱 잠에서 깨어 혼자 놀고 있다.

『북쪽나라 자장가』

낸시 화이트 칼스트롬 글, 다이앤 딜론. 레오 딜론 그림 | 보림

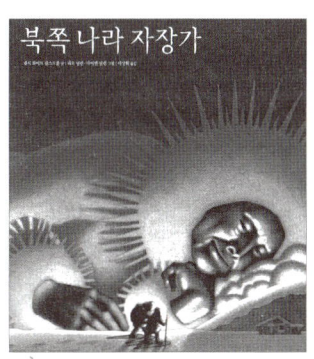

미국의 그림책 작가 낸시 화이트 칼스트롬은 복잡한 도시를 떠나 알래스카로 이사한 뒤, 광활한 자연을 보고 영감을 얻어 『북쪽나라 자장가』를 썼다. 너무 추워 모든 것이 잠들어만 있을 것 같은 북쪽, 오로라가 내려앉는 눈 덮인 평원을 생각하며 책장을 넘긴다. 그렇게 추운 북쪽의 아기들은 어떤 모습으로 잠

들까. 여러 민족의 다양한 문화를 그림에 담아내는 리오딜러, 다이앤 딜런 부부가 북쪽 알래스카의 풍경을 황홀하게 그려 나간다.

대자연과 하나가 되어 살아가고 있는 알래스카의 민족들에게는 자연에서 만나는 모든 것이 가족이고 친지이다. "잘 자요 별 아빠, 잘 자요 달 엄마" 밤하늘에 제일 먼저 떠오르는 별과 달에게 먼저 인사를 한다. 사이좋은 부부처럼 별 아빠와 달 엄마는 두 손을 꼭 잡고 미소를 띠며 따뜻한 불빛이 새어 나오는 오두막을 쓰다듬어 준다. 산 할아버지, 강 할머니, 큰사슴 삼촌, 회색늑대 삼촌, 버드나무 이모, 자작나무 고모, 비버 사촌, 흰 발생쥐 사촌, 붉은 여우 사촌, 부엉이 언니, 곰 오빠. 알래스카 아이가 살고 있는 주변의 모든 것들이 친근한 사람들의 모습으로 아이에게 다가 온다. 모두 따뜻한 미소를 머금고 시선은 모두 작은 오두막을 향하여 있다. 아기가 잘 자고 건강하게 자랄 수 있기를 가족과 함께 온 자연이 기원해주는 것만 같다.

자연의 모든 가족들이 아기가 잘 잠들 수 있도록 평화롭고 따스하게 잠자러 가고 달 엄마는 달빛으로 별 아빠는 별빛으로 포근히 아기를 덮어 준다. 알래스카의 오로라까지도 춤을 추며 아기를 다독여 준다. 드디어 창문 밖으로 새어 나오던 불빛마저 사라지고, 오두막집 안에는 포근한 요람 속에 아기가 새근새근 잠들어 있다. 우리 자장가 노래 말에 우리 자연이 녹아들어 있듯이, 알래스카의 자장가 속에는 그들의 자연이 고스란히 녹아들어 있다. 아기가 자라게 될 자연과 조화를 이루어 잘 살아갈 수 있기를 바라는 엄마들의 마음은 전 세계 모든 엄마들이 똑같다. 기하학적인 문양과 그림 작가의 독특한 화풍이 알래스카의 신비스러운 자연의 모습을 우리에게 전해 준다. 평안하게 잠든 아기를 바라보는 엄마의 마음과 함께.

06 태고하며 듣기 좋은 음악이 흐르는 그림책

태아의 뇌와 청각의 발달을 위해 태교 음악을 들어주는 것이 효과적이라는 얘기를 임산부라면 누구나 접해보았을 것이다. 그런 점에서 음악 CD가 함께 있는 그림책들을 감상해보는 건 어떨까? 그림책을 손에 들고 내레이션이나 음악에 맞춰 천천히 넘겨보는 그림책은 엄마와 아이가 편안하게 그림책을 감상할 수 있는 색다른 매력이 있다. 이 때 엄마와 아빠가 함께 태아를 어루만지면서 함께 하면 더없이 좋은 태교가 된다.

『타박이』

신동흔, 김남희 글, 유승희 그림, 박정아 곡 | 큰북작은북

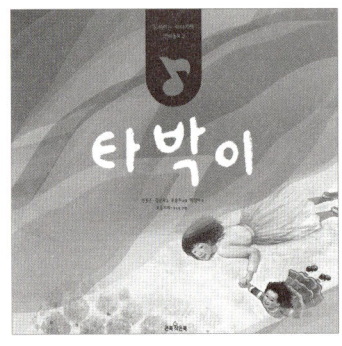

엄마를 찾아 길을 떠나는 어린 '타박이' 이야기를 그린 전래동요이다. 전통 악기를 이용한 잔잔한 배경음악과 함께 이야기에 맛을 더하고 분위기를 한껏 살려 주는 맛깔스런 내레이션이 읽는 이로 하여금 편안하게 이야기에 빠져들게 해준다. 특히, 엄마를 찾아 길을 가면서 만나는 꽃들과 목련나무, 강물과 벼, 번데기와 나비 등과 나누는 대화, 아름다운 자연 풍경이 돋보인다.

한번 들으면 누구나 쉽게 따라 부를 수 있는 노래일 정도로 음률이 쉬우면서도 친근하다. 무엇보다 이야기 전개에 따라 배경음악이 변화되는 것을 느낄 수 있는데 이로 인해 더욱 그림책 속 이야기에 빠져들게 된다. 엄마를 찾아 먼 길을 나선 아이가 드디어 엄마를 만났을 때는 나도 모르게 안도의 한숨과 기쁨이 밀려온다. 어쩌면 이 장면에서 '엄마'라는 존재가 된다는 것이 얼마나 큰 행복인지 알게 될지도 모른다.

아이에게 엄마가 얼마나 큰 평안함과 정서적 안정을 주는지 이 책을 통해 깊이 알 수 있다. 엄마를 찾아가면서 혼자 만났던 친구들을 다시 엄마와 손잡고 같이 만날 때 아이의 표정은 한없이 밝기만 하다. 혼자서는 알 수 없었고 친구들이

물어도 대답해줄 수 없었던 질문들을 엄마가 하나 하나 알려줄 때 아이는 비로소 세상과 진정한 소통을 하게 된다.

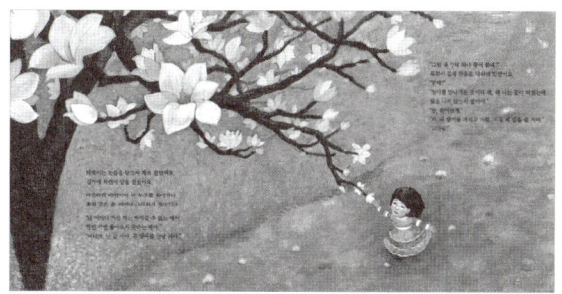

따뜻한 내레이션과 쉽고 친근한 전래동요가 있는 이 그림책은 아이가 태어난 후에도 함께 읽고 보기 좋은 참 좋은 그림책이다.

『노란우산』

류재수 지음, 신동일 작곡 | 보림

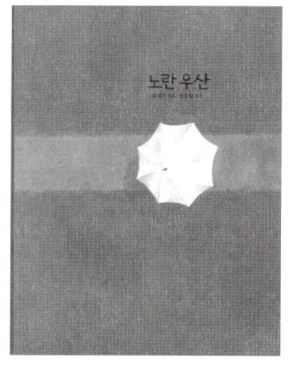

피아노곡들이 수록된 CD와 함께 글이 전혀 없는 그림책이다. 처음 이 책을 펼쳐들면 당혹스러울지도 모른다. 물론 그림은 너무 예쁘지만 어떤 스토리인지 생각하고 상상하는 게 낯설 수 있다. 하지만, 피아노 음률에 따라 톡톡 떨어지는 빗방울부터 연상해보는 것으로 나만의 이야기를 시작해보면 어떨까?

노란 우산을 중심으로 시작되는 이 이야기는 다양한 색상의 우산들이 하나, 둘 늘어나면서 비오는 날 하늘 위에서 아래를 바라보면 이런 풍경이겠구나 하는 상상을 하게 만든다. 특히, 회색빛 도시를 가로지르는 형형색색의 우산들의 움직임이 상큼하고 어여쁘기만 하다.

이 책에 수록된 음악을 만든 작곡가는 열세 장면의 그림에 맞춰 열세 개의 피아노곡을 만들었다. 따라서 굳이 어떤 스토리를 만들려하기 보다 음악을 따라 그림을 감상해보는 것도 좋은 방법이 될 듯싶다. 마치 음악이 흐르는 미술관에서 그림을 감상하듯 한 페이지, 한 페이지 천천히 넘기며 들여다보는 것만으로도 여유롭고 즐거운 시간이 될 것이다.

2002년 뉴욕타임스 선정 최우수 그림책으로도 선정된 이 책은 작가가 어느 비 오는 아침에 창밖으로 학생들이 등교하는 모습을 물끄러미 바라보다가 착안한 것이다. 간혹, 어른들이 무슨 뜻이 담긴 책이냐는 물음에 작가는 "아무 뜻도 없어요. 그냥 색들의 즐거운 리듬을 표현한 것이고, 그것이 이 그림책의 특징이에요."라고 말한다.

그저 피아노 선율과 함께 비오는 날의 풍경을 상상하며 보는 것만으로도 이 책의 가치는 충분하다고 여겨진다. 빼곡한 정보와 알찬 지식만을 추구하는 현실에서 느슨하고 넉넉한 감성을 키우기에 더없이 좋은 음악 그림책이다.

『노래 노래 부르며』

이원수 외 작사, 홍난파 외 작곡, 장홍을 그림 | 길벗어린이

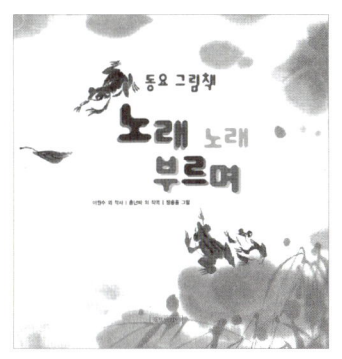

어릴 때 불렀던 추억의 전래동요가 가득 담긴 그림책이다. 시골의 정취와 추억을 불러일으키는 풍경의 동양화와 우리에게 익숙한 동요들이 절로 어깨를 흔들게 만들어준다. 어른이 되면서 한동안 잊고 지냈던 우리 노래, 예쁘고 고운 노랫말이 뱃속 아가와 엄마의 마음을 편안하게 달래준다.

이 그림책을 보면서 입에서 맴돌기만 하고 가사가 정확하지 않았던 우리 노래들을 제대로 익혀서 우리 아가에게 엄마 목소리로 자주 들려주는 건 어떨까? 부르는 엄마의 마음도 듣는 아이의 마음도 어느덧 하나가 되어 곱고 어여쁘고 건강하게 자라나게 되리라..

아가가 뱃속에 있을 때 자주 들려줬던 음악을 태어나고 자라가며 들려주면서 "이 동요는 네가 뱃속에 있을 때부터 엄마가 들려주었던 노래야. 기억나?" 하면 아이는 새삼 더욱 애착을 느끼게 될지도 모른다. 아이는 자신이 미처 기억하지 못하는 어릴 때 이야기를 참 좋아한다. 그래서 아기 때 엄마나 아빠가 자신을 얼마나 사랑으로 키웠는지, 그리고 지금도 얼마나 아끼고 사랑하는지를 느끼며 한없이 행복해하고 기뻐한다. 아이들은 계속 부모로부터 사랑을 받으며 그 사랑을 확인하고 싶어 하는 어여쁜 존재다.

이런 태교도 할 수 있어요

● **태담 태교**

가장 기본적인 태교 방법은 태담이다. 태담은 자연스럽게 아이와 대화를 나누는 것이다. 누구나 손쉽게 어떤 기술 없이도 할 수 있다. 대화를 통해 사랑을 전하는 것이고, 일상의 작은 사건을 아이와 나누듯이 말하면 된다. 엄마와 태아 사이의 유대감을 높게 하는 방법이다. 태담을 하면 엄마와 아빠의 정서를 차분하게 하고, 부부간의 애정도 돈독하게 한다. 태담을 하면서 임산부로서의 마음가짐을 갖게 된다. 아이는 자연히 뇌의 자극을 받으면서 100억 개 가까운 뇌세포가 만들어지는 시기에 언어, 사회성, 정서 발달 등이 이루어진다.

"오늘 구름이 잘 잤니? 엄마는 구름이가 밤마다 움직이는 바람에 잠을 잘 못 잤어."
"오늘은 날씨가 화창하구나. 같이 엄마랑 산책 갈까?"
"아빠가 회사 가는데 엄마랑 아빠한테 인사할까?"
"엄마는 어렸을 때 놀이터에서 그네 타는 것을 좋아했단다."
"구름이에게 오늘 어떤 그림책 읽어줄까?"

아이의 태명을 지어서 부르며 태담을 나누도록 한다. '아가야'라고 부르는 것보다 '씩씩이' '똘똘이' '태양이' '힘찬이' '별이' '행복이' 등의 애칭을 부르면서 태담을 나누면 훨씬 효과적이다. 아직 아기가 태어나지 않아 존재감이 잘 느껴지지 않지만 이름을 부르면서 엄마와 태아는 연결되었다는 생각을 하게 된다.

처음에는 쑥스러워 잘 하지 못하지만 반복연습을 통하여 태담도 자연스러워진다. 수다쟁이 엄마가 될 때 아이의 언어발달도 자연스럽게 향상될 수 있다는 보고도 있다. 태담을 하는 가장 좋은 방법 중 하나는 바로 그림책이다. 어떤 말을 건넬까 고민할 때 책을 주제로 태담을 나누면 훨씬 자연스럽고 편안하다. 인간의 지능은 유전보다 자궁 내 환경이 중요하다고 한다. 엄마 아빠의 편안한 목소리를 듣고, 아름다운 이야기를 듣고, 예쁜 단어를 들으면서 태아는 행복한 꿈을 꾸게 되지 않을까. 태담 태교는 빠르면 빠를수록 좋다. 임신을 확인한 그날부터 아니면 태담을 시작하면서 정서적인 유대감을 느껴보자.

● 음악 태교

임신을 하면 자연스럽게 좋은 음악을 듣게 되고, 예쁜 그림을 보려고 한다. 지나치게 선정적인 사진 혹은 시끄러운 음악은 기분을 불편하게 한다. 모든 태교의 기본은 산모의 심리 상태를 안정시키고, 편안하게 하는 것이다. 마음이 편할 때 기분이 좋아지고, 태아 역시 '내가 이 세상에 태어나는 것이 안전하구나' 라는 것을 느낀단다.

음악 태교는 엄마의 기분을 좋게 하고, 우울한 감정을 줄여준다. 태아는 28주가 되어야 귀가 제 모습을 갖추게 되지만, 약 임신 3개월부터 소리를 듣는다. 태아가 듣는 소리는 임산부의 소화, 순환계의 흐름에서 오는 소리나 엄마의 목소리가 상당수다. 20에서 24주가 되면 외부소리를 들으면서 심장박동이 빨라지거나 느려지는 등 외부의 자극에 반응하는 정도가 커진다. 음악 태교는 감수성을 향상시키고, 집중력을 높이는데 도움을 준다고 한다.

음악을 들으면 청각을 통하여 온 몸이 자극된다. 근육이 부드럽게 이완되고, 뇌는 활성화된다. 음악 듣는 사람의 심리를 안정시키는 효과가 있다. 기분 좋은 소리는 뇌의 알파파를 증가시키고, 엔도르핀 분비를 촉진하여 행복감을 갖게 한다. 반면 시끄럽고 불쾌한 소리는 뇌에서 베타파가 나오는데 이는 불안을 증가시키고, 긴장감을 갖게 한다. 태아의 뇌 발달을 돕는데 청각이 차지하는 부분은 90% 정도 된다고 하니 음악 태교에 신경을 쓰면 좋다.

그렇다면 어떤 음악이 좋을까. 평소 듣지 않았던 클래식음악을 억지로 들어야 할까. 모차르트의 음악이 두뇌발달에 좋다고 하니 꼭 들어야 할까. 음악은 어떤 장르가 좋다고 평가할 수 없다. 클래식, 재즈, 동요, 국악, 가요 등 어떤 것이든 무관하다. 신경계를 안정시키고 스트레스를 줄여준다고 느끼는 선율이면 괜찮다. 의무감에 억지로 들어야 하는 음악은 오히려 스트레스를 증가시킬 수 있다. 그렇다면 차라리 음악을 듣지 않는 게 낫다.

엄마의 자장가, 엄마가 들려주는 동요 등 엄마가 직접 부르는 노래도 좋다. 흥을 느끼는 음악, 몸을 가볍게 움직일 수 있을 정도의 기분 좋은 음악도 좋다. 자연의 소리에서 잔잔한 기분을 느낄 수도 있다. 악기를 다룰 줄 안다면 피아노를 치거나 우쿨렐레, 기타 등 자신이 좋아하는 악기로 곡을 연주하는 것도 태교에 도움 된다. 일부러 힘들여서 악기를 배우거나 노래를 배우는 등 태교를 위하여 애쓰는 것보다 산모가 원래 좋아하는 음악이면 족하다. 귀를 맑게 하고, 온 몸의 긴장을 풀어 주는 음악은 산모와 태아 모두에게 행복감을 줄 것이다.

● **미술 태교**

미술 태교는 시각적인 자극으로 태아에게 아름다운 미적 감각을 전해주는 방법이다. 예술을 감상하고 창작하는 행위 등을 통하여 아름다움을 느끼는 것이 미술 태교다. 태아의 시각은 청각보다 늦게 발달한다. 그렇지만 엄마의 눈을 통해 들어온 빛이 멜라토닌이라는 호르몬을 조절하여 명암을 느끼면서 빛에 반응한다는 연구가 있다. 태어난 직후에도 시각이 완성되지는 않지만 빛에 대한 반응으로 태아는 시각을 느끼기 때문에 미술 태교에 관심을 가지면 좋다.

뿐만 아니라 미술 태교에는 다양한 방법이 있는데 주로 만들기나 그림을 그리는 등의 활동이 있다. 종이접기, 십자수, 퀼트, 바느질, 도예, 유화, 캘리그라피 등을 태교로 배울 수 있다. 나는 태교할 때 퀼트와 인형 만들기를 하였는데, 손끝을 이용하여 만드는 것이 집중력을 요하게 된다. 작품 완성할 때의 끈기와 인내도 필요하고, 결과물에 대한 만족도도 높다. 문화센터나 사회복지관 등에서 이루어지는 저렴한 공예, 미술 수업은 임산부에게 도움 된다. 인테리어에 변화를 주거나 식물을 키우는 것도 미술 태교의 일종이라고 볼 수 있다.

미술 태교라고 하여 거창하게 미술관을 가거나 전시회를 찾는 것보다 자연을 감상하는 것에서부터 시작하면 어떨까. 자연은 그대로 거대한 미술작품이니 말이다. 꽃과 나무, 산과 공원 등을 찾아 아름다운 자연을 보는 것만으로도 태교가 된다. 꽃송이 하나하나를 들여다보거나 신록의 푸르름을 느끼는 것은 눈을 즐겁게 한다. 명화감상을 위하여 일부러 미술관을 찾지 않아도 된다. 관심이 있다면 미술관을 찾아 좋은 그림을 보는 것도 괜찮다. 나들이 겸 여행으로 야외에 있는 미술관을 간다면 뱃속의 아기도 덩달아 즐거워할 것이다.

가까운 곳에 미술관이 없거나 그림을 보고 싶어도 여건이 안된다면 인터넷이나 책도 좋다. 음악 태교를 한다고 아이가 뛰어난 음악신동이 되는 것도 아니고, 미술 태교를 한다고 그림을 잘 그리는 화가가 되는 것도 아니다. 태교는 엄마의 정서를 풍부하게 하여 아이의 뇌에 자극을 주는 것이 핵심이다.

이런 면에서 볼 때 그림책은 태담 태교와 그림 태교를 함께 할 수 있는 도구다. 그림책을 명화 감상하듯이 보면서 선과 색을 느껴보면 된다. 선의 역동성 및 색의 변화, 명암 등이 주는 느낌, 그림 이면의 메시지를 읽어내어도 좋겠다. 무엇보다도 임산부가 그림을 보거나 그림책을 접하면서 재미와 즐거움을 느끼면 된다.

● 걷기 태교

걷기는 임신 중 할 수 있는 가장 좋은 운동이다. 발목과 무릎 관절에 큰 부담 없이 편안하게 시작할 수 있다. 임산부 뿐 아니라 걷기는 모든 사람들에게 쉽고도 편한 운동법이다. 걷기 태교는 건강한 임신기를 지낼 수 있게 하며 자연분만에 필요한 호흡법을 익히게 된다. 안정된 상태에서 부드러운 흔들림을 느끼면 아이는 감정적으로 편안함을 느낀다. 혈액순환이 원활해지면서 태아의 성장도 촉진된다. 임신기의 적절한 걷기와 운동은 출산 후 몸을 회복시키는데도 도움된다.

걷기를 할 때는 당연히 관절에 무리가지 않는 편한 운동화가 좋다. 쿠션감이 있고 가벼운 운동화가 충격을 흡수한다. 꾸준한 걷기 태교를 하면서 유연성과 지구력을 키우게 된다. 당연히 임신기의 건강을 유지하는 방법이기도 하다. 매일 1시간 정도 걷고, 산책했던 나 역시 4시간 만에 자연분만으로 순산했고, 출산 후 몸의 회복도 빨랐던 경험이 있다.

걷기 태교로 가장 좋은 것은 가벼운 산책이다. 임신 초기에는 무리하게 빠른 워킹으로 운동하려고 하지 않는다. 태반이 완성되는 임신 16주부터 걷기를 시작하면 좋다. 처음부터 빠른 속도로 걷기 보다는 오래 천천히 느긋하게 걷는다. 자궁수축이 적은 오전 10시에서 오후 2시까지가 대체로 걷기 좋다. 산책시간을 정해 놓고 하는 것이 좋지만 햇볕이 뜨거운 시간이나 식사 직후는 피한다. 산책이 조금씩 익숙해지면, 빠른 걸음으로 몸을 점점 가볍게 만들어도 좋다.

산책을 하기 가장 좋은 것은 당연히 숲이나 공원 등 나무가 많은 곳이다. 태아에게 충분한 산소를 공급하기 위한 청정한 지역에서의 걷기는 임산부의 정서적 안정을 돕기도 한다. 혈중 산소 농도를 높이기 위해 삼림욕을 하는 것이 좋은데 일부러 산을 찾을 필요까지는 없다. 가까운 공원이나 나무 많은 곳만으로도 괜찮다. 산책하면서 끊임없이 아이에게 말을 시키거나 음악을 듣는 것도 효과적이다.

그뿐만 아니라 가까운 재래시장을 다녀오거나 동네 구석구석 여행하듯 천천히 걷는 방법도 있다. 나중에 태어나게 될 아이에게 들려줄 이야기를 생각하면서 말이다. 임신했을 때의 편안한 마음가짐으로 내가 사는 동네를 가볍게 거닐면서 걸어보자. 나중에 아이가 태어나서 같은 길을 걷게 된다면 느낌이 남다를 수도 있다.

산책을 한 후 피로해진 발을 마사지해주는 것이 좋다. 발바닥을 콩콩 두드리는 것, 발가락 하나하나를 문지르고 돌리는 것, 종아리 쓰다듬고 두드리기로 피로를 풀어준다. 부기를 제거하면서 몸 전체의 순환을 돕는 데에도 좋다. 남편이 함께 마사지를 해주는 것도 친밀감을 높이는 방법 중 하나.

● **일기(글쓰기) 태교**

임산부는 호르몬의 변화로 우울과 행복감이 하루에도 몇 번씩 오르내릴 수 있다. 감정기복이 심해질 때 글을 쓰면 마음이 차분해지고, 안정된다. 마음의 평온함을 찾기 위해 일기장을 펼쳐보자. 태교 일기는 태어나게 될 아이의 역사책이라고 할 수 있다. 태교 일기에서 육아일기로 자연스럽게 이어지기 때문에 아이의 성장이 오랫동안 기록된다.

글쓰기를 싫어한다고 하여 일기를 부담스러워할 필요는 없다. 형식에 구애받지 않고 마음대로 쓰면 된다. 편지처럼 써도 되고, 간단히 메모형식으로 써도 된다. 초등학생 일기처럼 매일 써야 한다는 부담감을 버리면 된다. 마음에 드는 일기장을 구입하거나 예쁜 노트를 마련하여 엄마의 마음을 그대로 쏟아 놓으면 된다. 나중에 누군가가 볼 것을 생각하여 행복하고 즐거운 기억만 남기는 것은 바람직하지 않다. 불안이나 걱정, 힘든 일, 고민을 털어 놓듯이 자연스럽게 쓰도록 한다.

임신사실을 알았을 때의 기분, 초음파로 태아의 모습을 볼 때의 느낌, 아이의 심장소리를 들었을 때의 소감, 태교하면서 있었던 에피소드, 매일 먹은 음식 기록, 산책하고 여행했던 일, 남편이나 시댁, 친정 등의 가족과의 일상, 출산에 대한 기다림, 엄마가 되는 것에 대한 고민이나 자신의 생각, 어떤 아이로 자라나면 좋을까에 대한 기대감, 아이에게 들려주고 싶은 남편과의 러브스토리나 결혼 이야기, 태교로 읽은 책 이야기 등 어떤 소재든 상관 없다.

태교일기인만큼 엄마와 아이의 임신기간의 변화를 기록해 두면 출산에도 도움 된다. 검사받은 날과 검사일, 아기 몸무게, 크기 변화 등을 한눈에 볼 수 있게 써놓는다. 일기쓰기가 좋다고 하여 모든 임산부가 일기를 꼬박꼬박 쓸 필요는 없다. 또 하나의 강박과 스트레스가 되면 안된다. 일기대신 아이에게 하고 싶은 말을 편지 형식으로 써도 좋다. 나중에 아이와 함께 하고 싶은 일, 여행가고 싶은 곳, 함께 읽고 싶은 책 등에 대해서 대화하듯이 쓰는 방식이다. 편지를 쓰고 진짜 뱃속의 아이에게 읽어주기를 하면 엄마의 사랑이 고스란히 전해질 듯하다. 일기쓰기가 힘들 때는 읽었던 책의 좋은 구절을 남겨놓는다든지 좋은 시구를 적어보는 것도 괜찮다.

손 편지나 손으로 쓰는 일기장 뿐 아니라 인터넷 블로그나 홈페이지를 이용한 태교 일기도 괜찮다. 매일 사진과 함께 간단한 기록을 남기는 것이다. 다양한 육아 포털의 육아일기 코너를 이용해도 되고, 간단히 네이버나 다음, 싸이월드 등에 블로그를 개설하여 기록해도 좋다.

● **바느질 태교**

손가락을 많이 쓸수록 뇌가 발달한다고 한다. 한국 사람들이 손기술이 좋은 것은 젓가락을 사용하는 민족이기 때문이라는 말도 있다. 손을 움직일 때 뇌가 자극된다. 치매 노인들에게도 종이접기나 점토 등을 주물럭거리는 활동을 한다. 그만큼 손은 제2의 뇌이다. 임신했을 때 바느질 태교를 하면 집중력을 향상시키고, 마음의 안정을 얻을 수 있다. 전통태교에서는 수를 놓거나 배냇저고리를 만드는 등 바느질로 태교하는 방법이 자연스러웠다.

바느질 태교로 할 수 있는 태교법은 퀼트, 십자수, 펠트, 테디베어, 홈패션 등이 있다. 작은 바늘을 교차해 가면서 모양을 만드는 십자수는 도안을 따라서 그대로 색과 모양을 완성해 가는 방법이다. 퀼트 역시 다양한 색감의 천을 자르고 이어 붙여 모양을 만들어 가방, 이불, 인형 등의 소품을 만드는 손바느질법이다. 펠트천으로 모빌이나 유아 교구, 장난감 등을 만드는 것도 있다. 아이들이 좋아하는 곰 인형 테디베어를 손바느질로 만들기도 한다. 배냇저고리부터 아이가 태어나서 입을 수 있는 옷이나 생활용품을 재봉틀로 만드는 것도 임산부에게 인기 있다.

바느질 태교는 과정 자체도 즐겁지만 완성의 기쁨도 느끼게 한다. 베개, 턱받이, 아기 이불, 모빌, 장난감, 쿠션, 싸개 등을 만들면서 태어나게 될 아이를 맞이할 준비가 자연히 이루어진다. 또한 직접 만든 물건을 출산 후 사용하면서 더욱 아이가 사랑스럽게 여겨질 것이다. 수를 놓거나 바느질 하면서 아이와 대화를 나눈다면 더없이 좋다.

하지만 바느질 태교는 눈과 신경을 집중해야 하는 작업이니만큼 쉽게 피로해진다. 한 자세로 오랫동안 바느질을 하다 보면 목도 아프고, 눈도 아프다. 만삭으로 갈수록 몸이 붓고 무거워지기 때문에 바느질하느라 하루 종일 시간을 보내지 않도록 한다. 한 자세로 계속 바느질 하는 것은 피로감을 느끼게 하고, 오히려 태어의 건강에 좋지 않기 때문이다.

한 땀 한 땀 수를 놓거나 바느질을 하면서 색과 모양의 아름다움을 느끼는 것. 아마도 아이에게 예술적이면서 창조적인 재능을 길러주지 않을까. 모든 경우는 아니지만 임신했을 때 옷을 만든 엄마들은 이후 아이들이 색감이나 디자인 감각이 뛰어났다고 말한다. 한편 수를 놓거나 예쁜 천을 많이 보면서 태교했던 엄마들은 이후 아이가 미술에 재능이 있었다는 경우도 있다. 100% 엄마의 태교가 아이의 재능을 결정하는 것은 아니다. 우선 임산부인 엄마가 즐겁고 재미있게 할 수 있는 태교법부터 시작하면 된다.

04장
그림책으로 자라는 아이

그림책은 혼자 읽을 때보다 함께 읽을 때 그 진가를 알 수 있다고 한다. 왜냐하면 혼자 볼 때는 미처 발견하지 못했던 점을 다른 사람들과 함께 읽으면 쉽게 찾을 수 있기 때문이다. 4장에서는 이러한 그림책 동아리에서 함께 읽으며 감동이 컸던 책들을 소개하고, 그림책 동아리를 만들어 운영하는 방법, 그리고 영국에서 시작된 북스타트(책꾸러미) 운동의 효과와 사례를 알아본다.

또한 아이가 갖는 기본적인 욕구들, 즉 소속 사랑, 자유, 즐거움, 힘, 생존 등의 욕구를 관련 그림책으로 이해하고, 생후 1년의 안정적 애착감 형성과 생후 2년 자존감 형성, 그리고 생후 3년 사회성 형성을 위한 그림책들을 소개하고 있다.

그 외 그림책을 통해 아이와 즐겁게 소통할 수 있는 책들과 맞벌이 가정의 워킹 맘을 위로하고 아이와 그러한 부분을 함께 소통할 수 있도록 도움을 주는 그림책들도 함께 보여준다.

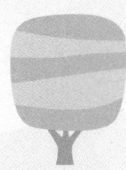

01
그림책 모임
우리도 한 번 만들어 볼까?

그림책은 혼자 읽을 때보다 같이 읽을 때 그 진가를 알 수 있다. 혼자 볼 때는 미처 발견하지 못했던 점을 다른 사람들과 함께 보면 쉽게 찾을 수 있기 때문이다. 무엇보다 하나의 그림책을 서로 다른 관점으로 읽고 의견을 나눈다는 데는 생각보다 많은 의미를 내포하고 있다.

"저는 이 그림책 모임을 통해 오히려 제가 더 힐링을 받고 있어요."

그림책 모임을 하다 보면 이런 이야기를 많이 듣게 된다. 아이에게 좋은 그림책을 골라주고 싶어서 엄마로서 안목을 키우고자 시작한 그림책 공부인데 오히려 자신이 더 많은 것을 깨우치게 되고 사람들과 이런 저런 이야기를 하면서 자기를 이해할 수 있는 시간이 됐다고 말한다. 무엇보다 양질의 그림책으로 그림과 스토리를 접하다 보면 자기도 미처 몰랐던 자기 내면을 볼 수 있는 기회가 생기는데 이 과정에서 상처가 됐던 것들이 치유가 되기도 하고 자신에게 부족했거나 넘쳤던 부분들이 재해석되면서 차츰 생각이 변화되는 과정을 느끼게 되기 때문이다.

"이전에 그림책을 볼 때는 그냥 애만 읽어주고 말았는데 지금은 아이와 함께 저도 그 안에 빨려 들어가는 느낌이 들 정도로 그림책의 세계에 푹 빠졌답니다."

"사실 그림책은 그냥 아이들만 보는 거라고 생각해서 그렇게 큰 의미를 두지 않았는데, 그림책 모임을 통해 그림책의 진정한 의미가 무엇인지 크게 깨닫는 계기가 됐어요."

그림책의 매력에 흠뻑 빠진 사람이라면 누구나 이 말에 공감한다. 그림책 속에는 무수히 많은 것이 담겨있다. 우리 일상의 모습이 담겨있는가 하면, 아이들이 바라보는 어른의 세계, 어른이 보는 아이들의 세계, 또 작은 동네에서 전세계를 품은 지구 그리고 우주의 이야기, 아주 머나먼 과거와 현재, 미래까지 아우른다. 아이들을 대상으로 하는 책이기 때문에 그림이 풍성하게 표현되어 있을 뿐 아니라, 스토리도 매우 흥미진진하다. 매우 어려운 주제들을 정말 쉽게 그림과 이야기로 풀어나가는 것이 바로 그림책이다. 그렇기 때문에 그림책은 오히려 그 어떤 책들보다 더 고차원적인 것이다.

"그림책 모임을 하면서 애보다 제가 더 그림책을 좋아하게 됐어요. 예전에는 제가 아이 교육을 위해 의도적으로 보여줬다면 지금은 제가 좋아서 먼저 보게 되고, 그러다 보니 아이도 자연스럽게 보여 달라고 다가오더라고요."

'책을 좋아하는 아이로 키우기만 해도 성공이다'라는 말을 많은 부모교육 전문가들이 입을 모아서 한다. 하지만 아이를 책 좋아하는 아이로 키우는 일은 생각처럼 쉽지 않다. 그래서 부모는 큰돈을 들여 좋다는 전집들을 아이에게 들이밀기도 한다. 하지만, 부모가 먼저 그림책에 대한 이해 없이 그냥 무작정 책을 들이 밀다 보면 아이는 도리어 거부감을 갖기 쉽다. '책은 재미있다'라는 느낌을 아이에게 전달하는 게 중요하다. 그러기 위해서는 부모가 먼저 책의 즐거움을 알아야 한다. 자녀는 부모의 뒷모습을 보고 배운다고 하지 않는가. 부모가 진정으로 책을 읽는 재미를 알고 있다면, 아이들도 자연스레 배우게 된다.

"모임을 하다 보니, 어떤 그림책이 좋은 그림책인지 알게 되어서 정말 좋아요. 그전에는 아무것도 몰라서 그냥 무조건 아이 시기별로 전집을 봤었는데 지금은 어떤 작가인지 보게 되고 스토리와 그림을 먼저 이해하면서 고르게 되니까 '이게 진짜 아이를 위한 산 교육이구나' 하는 생각이 듭니다."

실제로 아이를 위한 그림책을 고를 때 인터넷 정보나 주변 사람들의 입 소문을 통해 전집을 무작정 대량으로 구매하는 경우가 많다. 하지만, 이런 경우 비싼 돈을 주고 산 것이기 때문에 부모는 강제적으로 읽히게 되고 아이는 그런 부모로 하여금 책에 대한 거부감을 가지게 되기 쉽다. 물론, 모두 다 그런 것은 아니다. 최근에는 전집들도 굉장히 잘 나오고 내용면에서도 출중한 경우가 많기 때문에 무조건 나쁘다고 볼 수는 없다. 그러나 적어도 아이에게 책을 읽어줄 부모가 먼저 책에 대한 이해를 하고 진정한 재미와 의미를 알고 난 후에 선별된 책을 읽어주는 것과 그렇지 않은 것은 천지차이라는 것을 말해주고 싶다. 좋은 전집이라고 해서 바로 구매해서 집안에 들이기보다는 도서관에서 빌려서 먼저 보고 어떤 점이 좋고 나쁜지 파악한 후 우리 아이에게도 읽혀준 후에 골라 봐도 늦지 않는다. 이런 노력 없이 남들이 좋다고 하니까 사들여서 책꽂이에 채워 넣는 전집은 무의미하다.

"평소에 좋아해서 자주 보던 책이었는데 그런 의미가 있었는지는 처음 알았어요."

그림책 모임을 하면서 가장 큰 희열은 이전에 미처 몰랐던 것을 알게 될 때이다. 한 예로 내가 아끼고 좋아하는 그림책 중에 『기러기』(몰리 뱅 지음, 마루벌)라는 책이 있다. 비바람이 치던 어느 날 비버의 굴에 기러기 알 하나가 굴러 떨어지는 것에서부터 이야기는 시작된다. 알에서 태어난 기러기는 결국 비버들 사이에서 자라나게 되는데, 기러기는 가족들과 다른 자신의 생김새와 행동에서 정체성에 혼란을 느끼기 시작한다. 그러다가 홀로 외로운 여행을 떠나게 되고, 생명의 위기가 닥친 아주 위험한 상황에서 자신의 진정한 가치를 발견하게 되어 자기다움을 찾아간다는 내용이다.

  이 그림책을 처음 보았을 때 내가 가장 감명 깊게 본 부분은 기러기가 낭떠러지에서 발을 헛디뎌 떨어지면서 자신도 모르게 날개를 펼쳐서 날아오르는 장면이었다. 당시에 처음으로 참여한 그림책 모임에서 도우미로 함께 해주셨던 선생님께서 읽어주셔서 보았는데 마치 영화의 한 장면처럼 한 페이지 한 페이지를 호기심 어린 눈으로 보았던 기억이 난다. 분명히, 혼자 보았으면 대충 넘기고 '그렇구나' 했을 내용이었다. 아니, 어쩌면 표지를 보고 펼쳐보지 않았을 법한 책이기도 했다. 하지만, 누군가 그 그림책을 깊이 이해하고 읽어주니 그림책은 이전에 보지 못한 또 하나의 새로운 세계였다.

  즉각 그 책을 온라인 서점에서 구입해서 책꽂이에 꼽아놓고 간간히 아이들에게도 읽어주곤 했다. 그러다가 최근에 새로 다른 그림책 모임을 만들면서 그 책을 들고 나갔다. 그런데 함께 모임에 참여한 멤버 중에 한 명이 페이지마다 그림을 해석해주는 게 아닌가. 알고 보니, 이 분은 그림책을 볼 때 작가가 어떤 의도로 그림을 표현하는지 꼼꼼하게 살펴보는 분이었다. 이 분의 친절한 그림 해석으로 오랫동안 보고 읽었던 이 책이 전혀 새로운 책으로 다가왔다. 그리고 다시 아이들에게 읽어줄 때도 이전에는 대충 읽어주고 말았던 부분을 세세히 설명도 곁들이면서 읽어주게 되었다.

  이것이 바로 '함께 읽기의 힘'이다. 특히, 그림책은 그림과 스토리라는 두 가지 맥락의 이해가 필요하기 때문에 어떤 책보다 풍성한

해석과 이야기가 오고 간다. 누구나 쉽게, 금방 읽고 마는 그림책이, 여럿이 모여 같이 읽을 때 어떤 새로운 진가를 발휘하는지는 그림책 모임에서만 느낄 수 있는 특별한 매력이다.

그림책 모임 만들기와 진행방법

첫째, 먼저 주변에 '어린이도서연구회'나 '어린이책시민연대' 등의 모임에 참여해보자.
찾아보면 우리 주변에 그림책 모임을 하는 단체들이 꽤 많이 있다. 어린이도서연구회나 어린이책시민연대는 오랫동안 어린이 책들을 분야별로 연구하면서 함께 읽는 모임을 진행해왔기 때문에 그림책에 대한 체계적인 이해를 하기 매우 좋다. 그림책이 좋긴 하지만, 배경지식이 부족해서 어떻게 시작할지 모르겠다면 이런 모임에서 우선 토대를 마련하고 잘 배운 후에 모임을 꾸려보면 어떨까? 만일, 주변에 이런 모임을 찾기 힘들다면, 관련 도서 등을 찾아 자료를 모아서 모임의 기반을 어떻게 꾸려갈지 고민해보는 것도 큰 공부가 될 것이다.

둘째, 온라인 커뮤니티나 지인 중에 관심 있는 사람들을 모아보자.
그림책에 관심이 많은 엄마들을 10명 내외로 모아서 함께 모임의 취지와 방향을 설정한 후에 같이 하는 것도 매우 좋은 방법이다. 먼저 좋은 작가들의 그림책을 중심으로 함께 읽어나가다 보면 점점 우리 모임에 어울리는 방식이 만들어질 것이다. 돌아가면서 한 사람이 대표로 앞에서 읽어주고 옆에 있는 사람들이 책을 본 후의 소감 등을 돌아가며 발표하는 식으로 자연스럽게 흘러가면 된다.

셋째, 작가와 이야기에 대한 발제를 해보자.
그림책을 좀 더 깊이 볼 수 있는 방법 중에 하나가 바로 '발제'이다. 발제란, 사전적의미로 '토론회나 연구회 따위에서 어떤 주제를 맡아 조사하고 발표하는 것'

을 뜻한다. 모임의 멤버들이 돌아가면서 정해진 책에 대해 발제를 미리해서 같이 나누면서 토론을 진행하면 굉장히 풍성하고 깊이 있는 그림책 모임으로 발전이 가능하다. 또 이를 통해 그냥 수다로 흘러갈 수 있는 모임이 양질의 토론으로 진행이 될 수 있다. 발제의 기본 방법은 우선 내용을 요약하고, 해석하고, 문제를 제기하는 정도라고 보면 된다. 간혹, 발제라고 하면 너무 어렵게 생각하는데 작가에 대한 소개와 스토리 요약, 발제자가 느낀 점만 해도 얼마든지 좋은 발제가 된다.

넷째, 참여자 모두 발언할 수 있는 자연스런 분위기를 유도해가자.
최근 가장 큰 화두가 되는 것이 바로 '소통'이다. 이 그림책 모임에서도 마찬가지이다. 그림책을 매개로 어떻게 소통하느냐에 따라 모임의 양질이 결정된다. 너무 한 사람에게만 발언권이 집중되기보다 여러 사람이 모두 이야기 할 수 있는 분위기로 만들어가는 것이 매우 중요하다. 이를 위해 시간을 정해서 개인적으로 미리 준비한 내용을 토대로 발언을 한다거나, 돌아가면서 얘기하는 방법 등으로 진행하는 것도 좋은 방법이다. 그림책에 대해 더 많이 알고 적게 알고는 중요하지 않다. 서로 다른 시선과 관점들이 서로에게 주는 배움이 무엇보다 크기 때문이다. 따라서 모임을 진행할 때 모든 사람의 의견을 깊이 공감하고 경청하는 것이 무엇보다 중요하다는 사실을 잊지 말아야 할 것이다.

끝으로, 정기적으로 꾸준히 모이자.
되도록이면 일주일에 한번, 열흘에 한번, 이런 식으로 정기적인 모임으로 만드는 것이 중요하다. 간혹, 진행을 하다 보면 어떤 때는 참여자가 적은 경우도 있지만 참여인원이 적다고 해서 모임이 재미없거나 부족하다는 생각은 편견이다. 많이 모였을 때 풍성한 의견이 오고 갈 수 있는 장점이 있다면, 적게 모였을 때는 또 그만큼 더 깊이 있는 의견이 오갈 수 있기 때문이다. 따라서 참여자 수가 적다고 해서 모임을 하지 않거나 들쑥날쑥 진행하는 일은 되도록 없는 게 모임을 오랫동안 지속할 수 있는 방법이 된다는 사실을 명심하자.

다음은 그림책 동아리에서 함께 읽으며 감동이 컸던 책들이다.

『구리와 구라의 빵 만들기』

나카가와 리에코 글, 오무라 유리코 그림 | 한림출판사

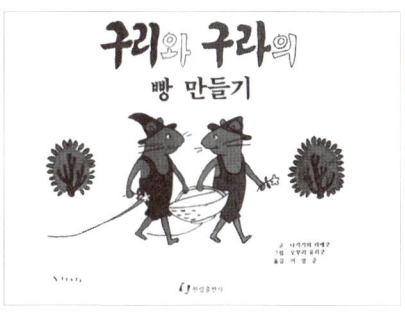

화려하지 않고 특별하지도 않은 단순한 표지 그림이라서 지나칠 수 있는 책이지만, 여럿이 모여 함께 읽다보면 다음 페이지가 궁금해서 계속 들여다보게 되는 스토리의 힘이 있는 그림책이다.

숲 속에 사는 들쥐 형제 구리와 구라는 매일 신나는 모험을 한다. 세상에서 제일 좋은 건 요리 만들기와 먹는 일이라며 흥얼거리는 구리와 구라는 어느 날 숲 속에서 아주 커다란 달걀을 발견하게 된다. 이 달걀이면 무지 큰 카스테라 빵을 만들 수 있겠다며 들뜬 구리와 구라는 이내 고민에 휩싸이고 만다. 너무 커서 옮길 수 없기 때문이다. 결국 집에서 요리도구를 가져와 달걀이 있는 곳에서 빵을 만들게 되고 구리와 구라가 만드는 요리 빵 냄새로 주변에 금세 동물 친구들이 모여든다. 드디어 카스테라 빵을 완성한 구리와 구라형제는 숲속 동물들과 나란히 앉아 빵을 나눠먹는다. 그리고 마지막에는 빵을 만들고 남은 커다란 알 껍질로 자동차를 만들어 짐을 모두 싣고 집으로 향한다.

이 책이 훌륭한 이유는 아이들도 따라 그릴 수 있을 정도로 단순한 그림체이

지만 그림만 보아도 이야기의 흐름을 잘 이해할 수 있다는 점이다. 글과 그림이 잘 결합된 그림책은 아이들로 하여금 책 속 주인공들과 함께 즐거운 여행을 떠날 수 있도록 돕는다. 무엇보다 이 구리와 구라의 위기 상황을 사이좋게 의논해서 넘기는 모습, 힘든 일도 형제간에 서로 협력해서 도우면서 그것을 자기들만 취하려하지 않고 친구들과 사이좋게 나누는 모습이 너무나 사랑스러운 책이다.

'구리와 구라' 이야기는 시리즈로 되어 있다. 『구리와 구라의 빵 만들기』 외에 『구리와 구라의 손님』, 『구리와 구라의 소풍』, 『구리와 구라의 헤엄치기』, 『구리와 구라랑 놀자』도 함께 읽어보면 왜 이 시리즈가 오랫동안 세계 여러 나라 아이들에게 사랑을 받고 있는지 알 수 있게 될 것이다.

『빨간 풍선의 모험』

옐라 마리 지음 | 시공사

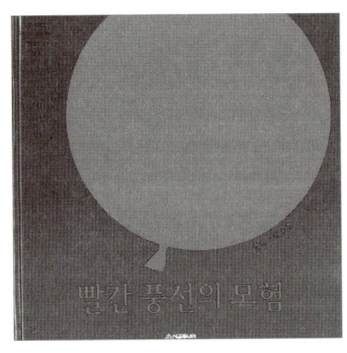

빡빡머리를 한 아이의 입에서 빨간 풍선껌이 부풀어 오르는 것을 시작으로 하는 이 책은 글자가 전혀 없는 그림책이다. 글자가 없는 그림책은 그래서 더욱 독자로 하여금 그림을 통한 자기만의 풍부한 상상을 자아내게 한다.

한껏 부풀어 오른 빨간 껌은 풍선이 되고, 나무에 걸려 사과열매가 되었다가 툭 떨어져 바위에 부딪혀 쪼개져서는 나비가 된다. 그리고 이 나비는 날아다니다가 어느 꽃밭에서 꽃이 되고 누군가의 손에 꺾여 시드는가 싶더니 우산으로 변해 다시 처음 빡빡머리 아이 손에 들려있다.

　아이 입에서 태어난 빨간 풍선은 이제 아이 손에 들려 비를 막아주는 우산이 된 것이다. 그리고 마지막 페이지에 우산을 들고 가는 모습을 위에서 바라보는 시선으로 그려서 우산을 들고 가는 아이의 발걸음이 매우 힘차게 느껴진다.

　이 책을 쓴 작가 옐라 마리는 디자이너이자 그림책 작가로 글 없는 그림책을 구성하는데 탁월한 재능을 가지고 있다. 하얀 배경에 볼펜으로 그려 넣은 듯한 단순한 흑백선과 사용한 색상이라고는 빨간색이 전부인 책이지만 전혀 지루하지 않고 오히려 더 생생하게 살아 움직이는 느낌을 준다. 무엇보다 시선을 여러 방향으로 두면서 매 페이지마다 풍선의 위치를 달리해서 이야기를 끌고 가는 방식이 이 책의 특징이자 아이들이 눈을 떼지 못하게 하는 요소가 아닐까 싶다.

　무엇보다 내게 이 책이 기억에 남는 이유는 한번은 모임에서 이 책을 읽는데 어떤 멤버가 이 빨간 풍선이 마치 한 사람의 인생 같다는 이야기를 꺼냈기 때문이다. 처음에 풍선으로 가볍고 곱게 태어나 훨훨 다니다가 쪼개지고 부서지고 나비가 되었다가 꽃이 되었다가 누군가의 우산이 되는 것. 그저 빨간 풍선의 변화가 신기하고 흥미롭다고 느끼던 우리는 그녀의 이야기를 통해 그렇게 생각할 수도 있구나하며 고개를 끄덕였다.

　개인적으로, 같은 책을 읽어도 사람마다 자신의 성장배경과 살아가고 있는 환경에 따라 전혀 다른 감흥을 느낄 수 있음을 확실히 알게 해줬던, 그래서 더 기억에 남았던 그림책이다.

『장갑』

에우게니 M.라쵸프 지음 | 한림출판사

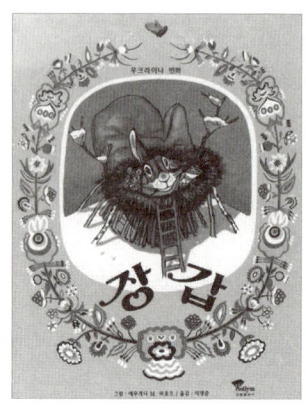

이 그림책은 러시아 그림 작가인 에우게니 M. 라초프가 우크라이나의 민화를 새롭게 그린 그림책이다. 한 할아버지가 눈 내리는 숲 속에 장갑 한 짝을 떨어뜨리고 가는데 그 속에 동물들이 하나, 둘 들어가 옹기종기 지내는 모습이 그려진다. 작은 동물에서 점점 큰 동물들이 장갑집을 찾아오는 모습을 보면서 아이들은 과연 어떤 일이 펼쳐질지, 좁은 장갑에 과연 다 들어갈 수 있을지 흥미진진하게 이야기에 빠져든다.

무엇보다 아이들이 좋아하는 여러 동물들의 등장과 그들의 특징이 잘 살려진 이름과 대화가 이 책에 재미를 더해주는데 동물들이 늘어갈수록 장갑이 변해가는 모습을 보는 것, 누구라도 반기면서 함께 하는 모습이 참 따뜻하고 예쁜 그림책이다. 이 책을 여럿이서 함께 보다보면 마치 숨은 그림 찾기를 하듯이 장갑의 변화를 서로 찾아낼 수 있어서 그 재미가 더욱 배가된다. 그리고 '나눔'과 '배려'가 무엇인지 알 수 있어서 함께 읽으면서 더욱 그 의미를 되새길 수 있는 좋은 그림책이다.

02 그림책으로 하는 품앗이 육아

{ 은평 품앗이 육아 '은평 북스타트 맘' }

2012년 6월 어느 날, 우연히 동네 한 도서관에서 진행하는 북스타트(책꾸러미) 행사에 참여하게 되었다. 북스타트 운동은 영국에서 1990년대 초반에 시작된 것으로 많은 전문가들이 아이가 어릴 때부터 책과 함께 자라게 했을 때 분명 인지발달이나 교육 등에 좋은 효과가 있을 것이라는 추측에서 시작되었다고 한다. 그리고 실제로 10여년이 지나 책을 늘 곁에 두고 읽어주며 자란 아이들을 조사해본 결과, 인지발달이나 여러 가지 측면에서 꽤 우월한 측면을 발견하게 되었다고 해서 더욱 그 운동이 전세계적으로 확산되어 한국에까지 이른 것이다.

3~18개월 영유아를 동반한 엄마들이 모여 책과 함께 아이를 키우는 일의 가치에 대한 설명을 듣고 그림책으로 아이와 소통하는 방법,

놀이 등을 간단히 배웠다. 작은 꾸러미 가방에 아이와 함께 읽으면 좋은 책 두 권과 손수건, 북스타트 운동 안내책자 및 연령별 읽히기 좋은 그림책 목록 등을 받았다. 행사가 끝난 후 담당 선생님의 "책과 함께 아이 키우기를 여러분이 다 같이 함께 해보시는 것 어떠세요?"라는 제안을 하셨고 10여 명의 엄마들이 마주 앉게 되었다.

그 자리에서 '엄마표 품앗이 그림책 읽어주기 모임'이 결성이 되었다. 꾸준한 모임 지속을 위해 '은평 북스타트 맘'이라는 이름으로 온라인 커뮤니티도 신설했다. 그렇게 우리는 '엄마'라는 이름의 공감대로 서로를 알아갔고 그 마음으로 2주에 한 번 돌아가며 활동을 진행하기로 했다. 그리고 직후 우연히 서울시에서 진행하는 마을공동체 사업(주민 3인 이상의 모임을 위한 마을지향 예산 지원정책)을 알게 되었고 '그림책과 함께 자라는 아이와 부모'라는 주제로 낸 사업계획서가 뜻밖에도 선정이 되어 2012년부터 지금까지 3년 여 연속 서울시 마을공동체로서 40여 명의 엄마들과 그림책을 기반으로 품앗이 육아 활동을 하는 '은평 품앗이 육아'를 진행 중이다.

마을공동체로 선정된 후, 2주에 한번이었던 모임을 일주일에 2번으로 늘려 하루는 엔젤데이, 하루는 맘스데이로 진행하고 있다. 엔젤데이에는 아이들을 위한 날로, 엄마들이 돌아가며 2인 1조가 되어 엄마표 수업을 하는 날로 먼저 아이들에게 좋은 그림책 한 두 권을 읽어주고 아이들 월령에 맞는 여러 가지 엄마표 오감놀이 활동을 하는 것이다. 맘스데이는 엄마들이 그림책을 공부하는 날로, 훌륭한 작가의 책들을 함께 읽고 토론하는 날로 진행하고 있다. 이는 아이들에게 양질의 그림책을 선정해서 읽어주기 위한 것이다.

하지만 아이가 커갈수록 맘스데이에 대한 불만이 간혹 생기곤 한다. 아이들은 여기저기 움직이는데 과연 우리 엄마들은 가만히 앉아서 책 이야기를 나눌 마음과 정신의 여유가 있냐는 것이다. 그러나 아이들은 놀며 뛰어 돌아다니면서 책 이야기를 나누는 엄마들을 본다. 책과 함께 자신의 삶을 드러내는 엄마들, 그 속에서 서로 경청하고 공감하는 엄마들의 모습을 말이다. 그러면서 자연히 '책'을 단순히 글자나 그림이 아닌 또 하나의 세상을 통하는 길로 받아들이게 된다. 처음엔 왜 굳이 이렇게 해야 하는지 모르겠다던 엄마들이 어느덧 책 이야기에 '풍덩' 빠져 아이보다 더욱 그림책에 흥미를 가지게 되는 것을 볼 수 있다.

실제로 엄마들은 그림책을 함께 읽고 공부하면서 지나온 자신의 과거나 현재를 재해석하고 돌아볼 수 있는 마음의 여유와 소통을 느낄 수 있었다. 상상력이 넘치는 그림책 속 이야기를 통해 아이들의 마음을 이해할 수 있기 때문에 앞으로 아이들을 어떻게 키워갈지에 대한 논의도 활발하게 이뤄진다. 그동안은 인터넷이나 기타 매체를 통해 일방향으로 습득하는 수준이었다면, 단순하면서도 감동이 넘치는 그림책들을 함께 보며 서로의 생각을 교류하면서 자녀양육에 대한 생각을 조금씩 정립해간다. 뿐만 아니라 알면 알수록 재미있고 신기한 그림책의 세계에 빠져든 엄마들을 따라 아이들도 책을 사랑하는 아이로 자라나는 것은 너무나 자연스런 수순이 되고 있다.

똑똑한 아이로 키우기 위함이 아니라, 마음이 곱고 품성이 바른 아이로 자라나게 하는데 그림책만큼 훌륭한 도구가 없다. 아이들은 그림책을 통해 세상을 배우고, 사람을 이해하고, 자기 마음을 들여다본다. 엄마가 들려주는 그림책에서 엄마의 사랑을 충분히 느낄 수 있다. 결국 어른도 아이도 그림책을 매개로 서로를 이해하고 소통하며 행복해지는 것이다.

"아니, 이건 애들만 읽는 것인 줄 알았는데 우리가 읽어도 너무 훌륭한데요?"

"어머, 그냥 혼자 볼 때는 몰랐는데 이렇게 같이 둘러앉아서 보니까 새로운 사실들을 듣게 되고 알게 돼서 너무 재미있어요."

"그전에 저는 그냥 그림이 제 맘에 드는지 안 드는지가 중요했고 또 글자 수가 제일 중요하다고 생각했는데 이제 보니 그게 아니었군요. 작가가 그림을 통해 말하고 싶어 하는 것이 무엇인지 알고, 이야기의 배경을 듣고 난 후에 내용과 그림이 다시 눈에 들어오는 놀라운 경험을 하게 됐어요. 글에만 치우치지 않고 그림을 통해 우리 아이와 어떻게 소통해야 하는지 알게 되어서 진짜 좋아요."

그림책으로 소통하는 어른과 아이, 초심을 잘 몰랐던 중간에 들어온 멤버들에게 맘스데이의 취지를 알려주고 그림책의 재미를 함께 나눌 기회를 좀 더 깊이 있게 제공했더니 이거 우리만 알게 아니라 주변 지역 엄마들에게 알려줄 강의를 열어보는 게 어떠냐고 도리어

제안을 해오기도 한다.

지금은 이 엄마들이 동네 놀이터에 나가 이웃 아이들에게 직접 그림책을 읽어주는 자원봉사 활동도 자처하고 있다. 하물며 바깥놀이를 하러 나갈 때도 그림책 한두 권은 꼭 챙겨나갈 정도이니 그림책을 통해 얻은 즐거움이 이만저만이 아닌 게 분명하다.

그림책과 함께 자라는 아이와 엄마, '은평 품앗이 육아'는 그렇게 '그림책'과 함께 성장하며 마을공동체로서 행복 바이러스를 한껏 나눠주면서 무럭무럭 성장해가고 있다.

03
내 딸로 태어나줘서
고마워

"아들이래? 딸이래?"

점점 불러오는 배를 보면서 사람들이 누구나 처음에 묻는 말이었다. 첫 아이로 아들이 갖고 싶었다. 나와 다른 성별의 아이를 키우는 즐거움이 어떤지도 궁금했고 아들을 바라는 시댁의 기대에 부응하고도 싶었다. 임신 확인 후 어느 정도 임신 안정기에 들어오니 올챙이 같이 보이던 뱃속 아기도 점점 사람의 형태를 갖추어갔다. 그러고 나니 아들인지 딸인지가 궁금해졌다. 물론 핑계는 아기 옷 색깔이라고 했지만.

"엄마랑 목욕탕 같이 다닐 수 있으니 엄마는 좋겠네?"

라는 말로 의사 선생님은 뱃속 아기가 딸임을 살짝 알려주셨다. 첫 아이는 아들이었으면 했는데 약간 실망했다. 예쁜 옷도 입혀주고 머리도 땋아줄 수 있다고 하면서 남편은 정말 기뻐했다. 딸아이를 낳았다. 키워보니 재미있었다. 엄마의 기분도 알아주고 살갑게 와서 안기는 것도 참 좋았다.

둘째 아이를 가졌다. 첫 아이가 딸이었으니 두 번째는 다른 성별의 아이도 갖고 싶었다.

사람의 마음이 그런가보다. 하나가 있으면 또 다른 것도 갖고 싶다는 마음 말이다. 처음 성별이 구별될 때 의사 선생님은 "첫 애가 딸이죠? 옷은 새로 안 사도 되겠네." 하셨다. 딸이었다. 실망했다. 동성 형제가 좋은 거라고 주변에서 이야기하며 부모한테는 딸 많은 게 최고라고들 했다. 나를 남아선호사상에 구시대 여자로 보는 시선도 많았다. 그저 그냥 아들도 있었으면 좋겠다는 생각이었을 뿐인데 말이다.

어느 날 둘째를 임신한 친구의 SNS 프로필을 읽다가 웃었다.
'이번에 또 아들. 나 위로하지 마라.'
이 친구는 나와 반대로 아들만 둘이 되었다. 나와 같은 생각이었다. 다른 성별을 하나씩 낳고 싶다는 마음. 요즘은 아들 둘이면 위로받는 세상이 되었단다.

이 글을 읽으면서 딸이면 어때서? 아들이면 어때서? 하며 발끈할지도 모르겠다. 그렇다. 어떠한가? 딸이든 아들이든 사랑하는 사람 사이에서 태어난 소중한 내 아이다. 딸은 딸대로 엄마 아빠 마음 알아주고 따뜻하게 위로해주는 살가운 존재이다. 또 아들은 아들대로 엄마 마음 아빠 마음 헤아리고 든든하게 지켜주는 믿음직한 존재다.

내 딸로 태어나줘서 고마운 엄마의 마음을 표현한 그림책과 내 아들로 태어나줘서 기특한 아빠의 마음을 표현한 그림책을 읽으면서 뱃속 아기에게 무한한 축복과 사랑을 보내주는 것은 어떨까?

『딸은 좋다』

채인선 글, 김은정 그림 | 한울림어린이

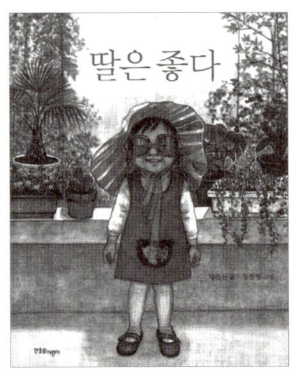

『딸은 좋다』의 배경은 딸이 처음 태어난 1970년대 초부터 그 딸이 성장하여 다시 아기를 낳는 현재까지다. 본문의 끝에선 딸이 아기를 낳기 직전 사진첩을 보며 끝을 맺지만 뒤표지의 아기를 낳고 있는 모습은 딸을 낳았음을 암시하고 있다. 이렇듯 『딸은 좋다』에서는 딸이 태어나면서 시작된 이야기가 딸이 성장하고 결혼하여 다시 딸을 낳는 모습으로 순환 구조를 이루고 있다.

딸이어서 좋은 점들을 하나씩 이야기하고 있는데 대부분 공감할 수 있다. 딸옷은 예쁜 옷이 많아서 마음껏 입혀볼 수도 있고 어린 동생을 잘 보살필 수도 있다. 같이 목욕탕도 갈 수 있고, 같이 오이 마사지도 할 수 있으며, 아버지를 기쁘게 할 수도 있다. 그리고 엄마가 되어 볼 수 있어서 딸이 좋다고 이 책은 말하고 있다. 읽다보면 내가 딸이어서 눈물이 나기도 하고 엄마가 생각나서 눈물이 나기도 한다.

단순하게 아들보다는 딸이 더 좋다는 것이 아니라 엄마인 나도 딸이었고 엄마가 될 딸을 가졌기에 좋다는 의미로 받아들이면 될 듯하다. 뱃속 아기가 딸이어서 기쁜 예비엄마도, 딸이어서 좀 아쉬운 예비 엄마도 읽어보면 이 아이가 내 아이여서 고마워지게 되는 책이다.

『언젠가 너도』

피터 레이놀즈 그림, 앨리슨 맥기 글, 김경연 옮김 | 문학동네

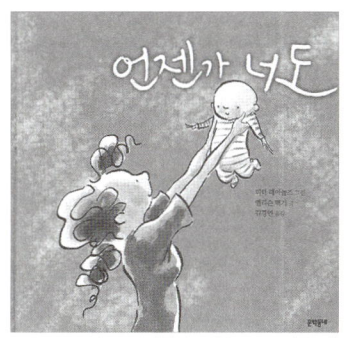

피터 레이놀즈 그림의 『언젠가 너도』의 첫 장을 넘기면, 넓은 들판에 두 팔을 벌리고 아주 평온하고 시원한 느낌으로 누워 있는 꼬마 아가씨를 만나게 된다.

"어느 날 네 손가락을 세어 보던 날 그만 손가락 하나하나에 입 맞추고 말았단다"라는 내용으로 시작하는데, 이 첫 문장에서 부터 엄마가 딸을 얼마나 사랑하는 지를 알 수 있다. 한 문장 한 문장을 읽을 때 마다 그 느낌을 더 커진다.

아이가 자라면서 느끼는 감정이나 삶의 순간들을 시적으로, 비유적으로 표현한 문장들이 읽는 사람으로 하여금 큰 울림을 주기도 한다.

"언젠가 나는 보고 있겠지. 나에게 손을 흔드는 너의 모습을. 네가 보이지 않을 때까지 지켜보겠지." 하고 딸이 엄마를 떠나는 장면에서는 괜한 눈물이 난다. "언젠가 느끼게 될 거야. 네 등에 온몸을 맡긴 너의 작은 아이를."에서 나의 딸이 딸을 낳았을 때의 그 마음을 짧은 문장 안에서도 다 느낄 수 있다.

뱃속 아기에게 읽어주기에게도 문장이 아름답다. 또한 소리 내어 읽는 엄마의 마음에도 평안함을 주는 책이다.

『너를 보면 사랑하는 아들에게』

피터 레이놀즈 그림, 앨리슨 맥기 글, 김경연 옮김 | 문학동네 어린이

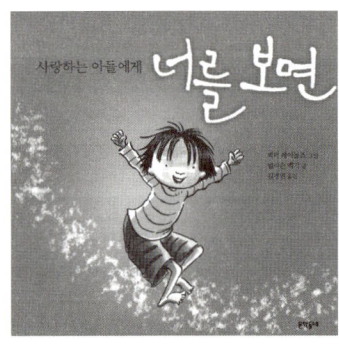

『너를 보면』은 아빠의 시선에서 아들의 모든 행동을 이해하고, 공감해가는 마음 따뜻한 과정을 그리고 있다. 책 속의 아들은 개구쟁이 모습 그대로 사고뭉치에 엉뚱하기 그지없고 그리고 결정적으로! 종이상자를 아주아주 좋아한다. 읽으면서 슬쩍슬쩍 웃음이 나는데 커다란 상자가 아이들에게 얼마나 소중한 것인지 보여준다. 어른들이 바라보는 상자는 재활용에 던져 버릴 쓰레기에 불과하지만 아이들에게 상자는 우주선도 되고 의자도 되고 해적선도 되고 인형의 집도 되고 포근한 안식처도 된다. 아이들이 원하는 것은 값비싼 고급 플라스틱 주방이나 놀이집이 아니라 아이를 쏙 안아줄 수 있는 종이상자인 것이다.

시의 형식은 아니지만 반복되는 구절이 있고, 한 문장 속 구성이 같아서 노래처럼 빠르게 읽히기도 한다. 그래서 여러 번 읽으면서 그 의미를 더욱 더 곱씹어 볼 수도 있는 책이라고 볼 수 있다. 글을 읽으며 그림을 눈여겨보는 것도 소소한 재미를 준다. 일회용 반창고를 한 쪽 팔 한가득 덕지덕지 붙이면서 즐거워하는

개구진 표정이며, 동물 비스킷으로 놀이를 하는 장면들이 웃음을 자아낸다.

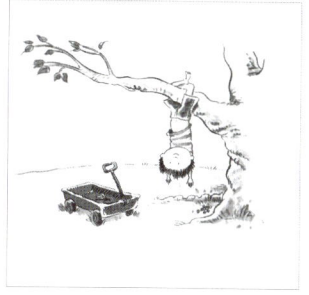

 예비 아빠가 뱃속 아기에게 읽어주며 자신이 어렸을 때는 어떠했는지를 이야기를 해보는 것도 또 다른 태담 거리가 될 것이며, 예비 엄마 아빠가 자신들의 어렸을 때의 이야기를 나누며 즐겁고 행복한 시간을 보내는 것도 바람직한 태교법의 하나일 것이다.

내 딸에게 태담하기

 다온아. 오늘 네가 여자 아이인 걸 알았어. 엄마는 기쁘기도 하고 아쉽기도 했단다. 리원이 언니에게 같이 서로 의지할 수 있는 자매가 생겨서 기쁘기도 했고 남자 아이였으면 또 다르게 재미있게 키울 수 있을 텐데 하는 아쉬움도 있었단다. 하지만 너를 만난 건 우리 가족의 기쁨이야. 그 점은 엄마의 진심이니 서운해 하지는 말아줘.

 다온이도 언니처럼 예쁜 옷 많이 입어보자. 우리 셋이 손잡고 목욕탕 가서 때 밀고 시원한 음료수 마시자. 너희들이 사춘기가 되어서 엄마 모르게 서로의 고민을 털어놓을 수 있는 사이좋은 자매가 되었으면 좋겠어. 어른이 되어서 엄마와 함께 즐겁게 여행을 다닐 수 있는 사이가 되었으면 좋겠어. 다온아. 엄마가 더 예쁘게 키워줄게. 엄마의 딸이 되어줘서 고마워.

동생이 생겼어요

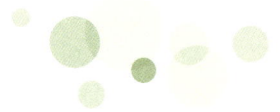

한 여자와 한 남자가 멋진 결혼에 골인했다. 그들은 한 눈에 반했고 서로에게 태양과 같은 존재였다. 그들은 몇 년 동안 서로에게만 빠져 행복하게 살았고, 이 사랑은 생애가 끝날 때까지 계속 되리라 믿었다. 그런데 어느 날 저녁, 남편이 집에 들어와 갑자기 이렇게 말했다.

"여보 정말 좋은 소식이 있어. 정말 멋진 소식이야. 놀라지마. 새 아내를 데려왔어."

이게 무슨 말일까? 순간 아내는 의식이 희미해졌다. 그런데 제 정신을 차리기도 전에 남편은 이렇게 말했다.

"그녀는 이 집에 새로 왔기 때문에 많은 관심이 필요할 거야. 특별히 돌봐

줘야 하지 않겠어? 그러니 앞으로 그녀를 내 방에서 데리고 자겠어. 당신은 서재에서 자도록 해. 한시라도 그녀를 빨리 소개하고 싶군. 정말이지 그녀는 너무도 여리고 사랑스러워. 그리고 내 도움을 필요로 하지. 당신이 할 일은 오직 그녀를 사랑해 주는 거야. 그녀는 아직 모든 것이 서투르니까 내가 시간을 많이 내야겠지. 그런다고 당신, 신경 거슬리는 건 아니겠지? 당신은 성숙하고 능력도 많잖아. 그러니 이제 나한테 기대지 않아도 될 거야. 당신도 곧, 그녀를 보살펴주는 것을 좋아하게 될 거야. 그리고 당신 옷이랑 화장품도 좀 나눠쓰도록 해. 내가 장담하는데 당신도 금방 그녀를 사랑하게 될 거야. 여보, 정말 흥분되지 않아? 여보! 아니 왜 그래?"

도리스 브렛의 『그래, 네 맘 알아. 엄마 얘기 들어볼래』의 한 대목이다. 막연하게 동생이 생긴 첫째의 마음은 '좀 안됐다.' 라는 어른의 생각보다 사실은 훨씬 큰 충격이라는 것을 보여주는 부분이다. 새 생명의 탄생이 마냥 기쁘고 감격스러운 엄마 아빠와 달리 첫째 아이가 받아들이는 감정은 '세상이 송두리째 바뀌었다. 큰일 났다.'라는 것이다. 나만 쓰던 내 공간에 갓난아기의 물건이 놓이고 갑자기 어린이집에 맡겨지기도 한다. 이 모든 낯선 변화의 원인이 지금 엄마 품에 안겨있는 저 쭈글쭈글한 아기 때문이라고 깨닫기까지는 얼마 걸리지 않는다.

첫째 아이가 얼마나 동생을 잘 받아들이는지의 여부는 임신 기간부터 찬찬히 동생 맞을 준비를 했느냐 아니냐에 달려있다. 평소 산부인과에 정기검진을 갈 때도 첫째 아이와 동행해보자. 초음파로 태아의 심장 뛰는 소리를 들려주며 동생의 존재를 인식시켜주고 '코가 너랑 닮았네?'하면서 사진으로나마 일면식을 하게 해주는 것도 좋다. 동생의 탄생이 두려움이나 경쟁 상대 출현이 아니라 또 다른 친구를 얻게 된다는 설렘과 기대의 순간으로 만들어 주어야 한다.

또한 육아용품을 준비할 때도 같이 사 보는 기회도 갖는다. 내가 고른 물건을 동생이 쓰게 될 거라는 뿌듯함을 주는 것도 동생을 맞이하는 방법이 될 수 있다. 또한 첫째가 쓰던 물건을 물려 쓸 경우 반드시 첫째의 동의를 구하도록 한다. 그래서 나눠 쓸 수 있다는 개념과 동생이 태어나는 것을 좀 더 실감할 수 있도록 하는 것이 좋다.

내 몸 하나만 잘 건사하면 되었던 첫째의 임신 때와는 달리 육아도 하면서 임신 기간을 보내야 한다. 훨씬 더 몸이 힘들고 체력도 떨어진다. 그렇지만 첫째가 겪게 되는 심리적인 변화를 면밀하게 관찰하자. 혀 짧은 소리를 낸다든지 옷에 실례를 하는 등의 퇴행 현상으로 나타나기도 한다. 이 모든 과정이 동생을 받아들이는데 마음의 부대낌을 이겨내려는 첫째의 과정이라고 봐주자.

동생을 맞이하는 아이들의 이야기가 나오는 그림책이 꽤 많다. 각종 육아서에서 하는 조언들도 좋지만 실질적으로 아이의 마음을 이해하고 같이 공감할 수 있는 그림책을 첫째 아이와 같이 읽어보고 이야기 해보는 것은 어떨까?

『나, 아기 안 할래!』

김동영 글 그림 | 키다리

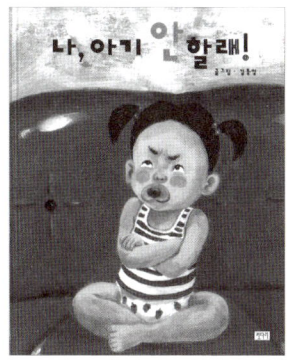

엄마는 동생만 사랑하는 게 아닐까? 동생에게 엄마의 사랑을 빼앗겨 버렸다고 생각하는 양정이. 양정이는 동생 양양이처럼 기저귀를 차고, 유모차를 타고, 장난감이랑 책도 여기저기 마구 어질러 놓는다. 동생에게 질투가 난 나머지 자신도 동생과 같은 행동을 하면 엄마가 똑같은 관심을 가지고 보살펴 줄 것이라고 생각한 것이다.

『나, 아기 안 할래』는 아기 흉내를 내는 양정이를 통해, 동생이 생기면서 겪게 되는 아이의 심리적 변화를 보여준다. 꾸밈없는 말투와 재미있는 그림으로 아이의 감정에 공감해주고, 솔직하고 따뜻한 결말을 제시함으로써 아이가 스스로 엄마의 사랑을 깨닫고 동생을 받아들이도록 돕는다.

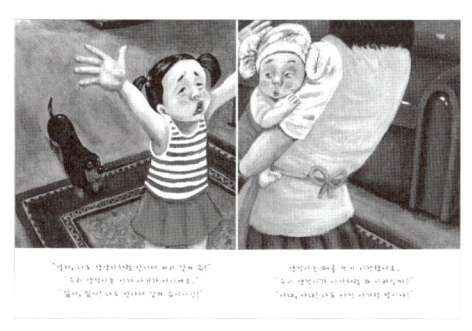

『피터의 의자』

에즈러 잭키츠 글 그림. 이진영 옮김 | 시공주니어

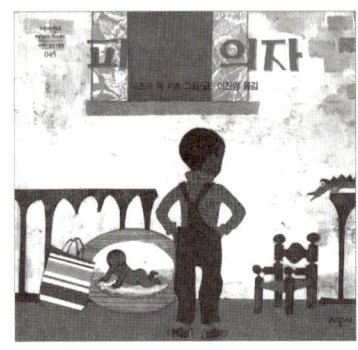

갓 동생을 본 아이에게 먹고 자고 울어대기만 하는 동생을 귀여워해야 한다는 것은 정말 힘든 일이다. 더군다나 얼마 전까지만 해도 그렇지 않았는데 하루 아침에 상황이 싹 바뀌어서 모두들 동생만 들여다보고, 자기는 갑자기 다 큰 아이 취급을 받는다.

『피터의 의자』는 동생이 생긴 피터를 통해서 첫째의 마음을 들여다 볼 수 있는 책이다. 피터의 부모님은 피터가 쓰던 파란색 침대와 의자를 분홍색으로 칠해서 여동생 수지에게 주려고 한다. 사실 피터에게는 이제 필요 없는 것들이며 신경도 쓰지 않았을 물건이지만 아기가 깬다고 조용히 놀라는 엄마의 말에 다 가지고 집을 나갈 결심한다. 그런데 가출하겠다고 짐을 싼 것들이 재미있다. 장난감 악어, 과자, 피터 아기 때 사진, 아직 칠하지 않은 파란색 의자이다. 가출 한 장소는 집 앞 담 밑이다. 피터는 동생에게 뺏기지 않으려고 지켜낸 의자에 앉아본다. 그런데 작아서 앉을 수가 없다. 그제야 자기가 더 이상은 아기가 아니라는 사실을 깨닫게 된다. 동생에게 무조건 양보해야한다는 이야기보다는 이제 아기가 아니니 작아서 앉을 수 없어서 아기인 동생에게 물려줘야겠다는 것이 더욱 구체적인 논리로 다가온다.

대부분 동생이 태어나면서 큰 아이가 쓰던 물건을 물려주게 된다. 그저 동생이니까 줘야한다는 논리로 강제로 빼앗지 말자. 이 책을 읽어주면서 큰 아이 스스로 나에게는 이제 필요 없는 물건이고 동생에게는 지금 써야 할 물건이기에 줘야한다는 생각을 갖게 하는 것이 좋다.

『우리 집에 아기가 태어나요』

이토 에미코 글, 이토 야스히로 사진, 김정화 옮김 | 애플비

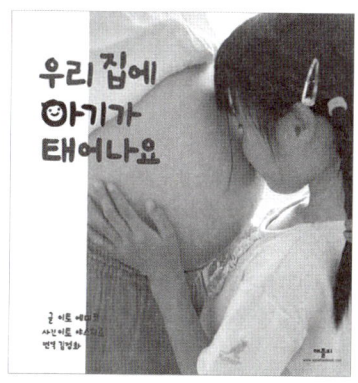

아기의 탄생은 예비 엄마 아빠에게도 신비하고 감동적인 순간이다. 그리고 동생을 맞이하는 큰 아이에게도 궁금하고 신비스러운 일임은 틀림없다. 『우리 집에 아기가 태어나요』는 엄마 이토 에미코가 글을 쓰고 아빠 이토 야스히로씨가 사진을 찍었다. 그리고 본문 외에 후일담으로 나온 여섯식구들의 대화내용도 무슨 무용담을 듣는 듯 흥미롭고 엄마의 산고와 동생의 탄생 및 탯줄을 직접 잘랐던 현장은 큰 아이들에게 모성애를 보여주는 순간 이였으며 동생의 의미를 소중하면서도 커다랗게 느낄 수 있게 해주는 큰 경험으로 남을 수 있다.

온 가족이 지켜보며 함께 마음을 모으는 가운데, '우리집' 에서 태어나는 아기. 우리에게는 많이 생소한 '가정분만(home-birth)' 이야기를 6살 셋째 아이의 시각으로 담담하고, 따뜻하게 들려준다. 위로 오빠가 둘이 있는 마나카(6살)는 엄마에게 동생이 생겼다는 이야기를 들은 가을부터 겨울, 봄을 지내며 엄마 뱃속

의 아기 사진을 집 컴퓨터로 함께 보기도 하고, 심장소리도 들어보면서 동생을 기다린다.

자기가 태어났던 바로 그 욕조에서 엄마가 동생을 낳는 것을 지켜본 마나카는 "우리 집에 찾아온 아기, 자기 힘으로 태어난 아기, 정말정말 대견해요."하고 얘기하며 동생을 반긴다.

엄마는 엄마대로 생명의 탄생이 뭉클해서, 고통과 두려움을 견뎌내고 새 생명을 온전히 가족의 품에서 자연스럽고 평화롭게 맞이하는 엄마의 모습이 존경스러워서 심호흡을 가다듬으며 보게 되는 책이다.

『아가야 안녕?』(제니오버렌드 저)이 그림으로 자세히 묘사한 가정 출산의 모습을 그린 책이라면 『우리 집에 아기가 태어나요』는 사진으로 보여주는 가정출산의 모습을 그린 책이라고 볼 수 있다.

첫째 아이와 함께 하는 특별한 태담 나누기

- 리원아. 다온이에게 하고 싶은 말 있어?
- 다온아. 형님 말 들리니? 형님이 다온이를 많이 기다리고 있어. 넌 남자니, 여자니? 뱃속에서 있을 때 엄마 힘들게 하지는 말아라. 엄마가 많이 아프대. 네가 태어나면 내가 기저귀도 갈아주고 우유도 먹여줄게.
- 다온아. 형님 말 잘 들었지? 다온이도 형님을 많이 사랑하게 될 거야. 형님도 다온이를 많이 사랑한대.

05 그림책으로 아이의 욕구 이해하기

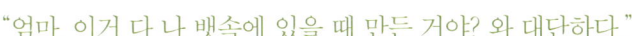

"엄마, 이거 다 나 뱃속에 있을 때 만든 거야? 와 대단하다."

우리 집에는 아이를 위해서 만든 곰 인형, 쿠션, 가방 등이 많다. '엄마가 너 뱃속에 있을 때 다 만든 거였어'라고 말하면 놀라워한다. 아직도 엄마가 만들어 준 곰 인형, 삐약이 인형을 잘 때 베갯머리에 두고 잔다.

이처럼 나는 임신했을 때 배우는 것을 좋아하여 퀼트, 테디베어, 양초, 비누 등을 만들기 위해 문화센터를 다녔다. 태교하면서 아이 배냇저고리, 이불, 기저귀 가방, 곰인형, 모빌 등을 직접 만들었다. 손도 빨랐는지 다른 사람보다 제작 시간도 짧고 완성도도 높았다. 태교하면서 밤을 새워서 손바느질로 퀼트를 했다고 하면 믿을 수 있을까?

손으로 만드는 것뿐만 아니라 학습적인 것도 좋아하여 대학의 평생교육센터에서 독서지도사 자격증을 따는 공부도 했다. 임신했을 때 논술 강사로 일도 하였기 때문에 책 읽고 공부하는 시간도 많았다. 자연히 관심사가 다양하고 방대하다. 문학, 역사, 사회, 과학, 철학, 교육, 건강 등의 분야를 이리 저리 기웃거렸다. 알고 보니 이러한 욕구는 '즐거움의 욕구'라고 한다. 배우는 것을 좋아하고, 새로운 것에 대한 호기심이 많은 사람들이다. 즐거움 없이 의무적으로 해야 하는 일들을 싫어한다. 반면 생존의 욕구는 높지 않다. 크게 아프거나 사고를 당한 경험이 없어서 그런지 특별히 먹고 사는 문제에 연연해하지 않는다. 미래에 어떻게 될까 걱정하는 두려움보다는 내 능력으로 잘 살 수 있을 거라고 믿는다.

이러한 생각은 모두 5가지 욕구에 근거한 인간의 행동이다. 미국 정신과 의사이자 심리상담 전문가 윌리엄 글라써가 말한 인간의 5가지 욕구에 대해서 알고 나니 과거 나의 행동 및 현재의 상태를 잘 이해할 수 있었다. 윌리엄 글라써는 1966년 욕구충족을 위한 선택을 강조하며, '선택이론'을 내세웠다. 선택이론에 따르면 인간은 태어나면서부터 5가지 욕구를 갖고 있으며, 욕구에 의해 모든 행동이 동기화된다고 말한다. 우리가 평소에 하는 행동은 무의미한 것이 아니라 이유나 목적이 반드시 있다는 뜻이다.

5가지 욕구란 사랑과 소속의 욕구, 힘의 욕구, 자유의 욕구, 즐거움의 욕구, 생존의 욕구다. 5가지의 욕구는 모든 사람들이 기본적으로 갖고 있지만 조금씩 다르다. 어떤 사람은 생존의 욕구가 높을 수도 있지만 자유의 욕구는 낮을 수 있다. 힘의 욕구가 높은 대신 사랑과 소속의 욕구는 중요하지 않을 수 있다. 5가지의 욕구를 자신이 중요하다고 느끼는 순서대로 나열해 보면, 사람마다 다르다. 욕구충족을 위한 행동을 선택한다는 것을 알 수 있다. 배가 고픈 생존의 욕구가 결핍되어 있으면, 먹을 것을 찾게 된다. 사랑의 욕구가 강렬한 사람이라면, 애인과 헤어지는 것을 못 견디게 여기고 괴로워할 것이다. 자유의 욕구가 큰 사람은 억압된 환경이나 규칙적으로 해야 할 일을 힘들어할 수도 있다. 이렇듯 욕구에 따라 인간의 행동은 달라진다.

또한 5가지 욕구 때문에 타인과의 관계에 문제가 생기거나 서로간의 이해관계가 상충되기도 한다. 배우자는 힘의 욕구가 높은데 본인은 사랑과 소속의 욕구가 높은 경우를 보자. 배우자가 행사하는 권력이나 통제, 힘 때문에 스트레스 받거나 지배당하는 느낌이 들 수 있다. 자신은 사랑과 소속의 정서적인 감정을 중요하게 여기는데 항상 배우자는 이기고 지는 승패의 문제를 중요하게 생각할 수 있다. 우리는 욕구를 충족시키기 위해 계속적으로 노력하게 되고, 욕구가 충족되지 않을 때 답답하거나 좌절감을 느끼기도 한다.

그렇기 때문에 5가지 욕구가 잘 표현된 그림책을 보면, 아이들의 심리를 잘 파악할 수 있다. 발달심리에 대한 이론서를 통해 아이들의 성장을 지식적으로 알 수도 있다. 하지만 그림책은 유아의 일상생활 속에서 일어나는 다양한 상황과 문제, 갈등, 해결 등의 스토리를 그림과 함께 보여주기 때문에 유아의 욕구를 이해하는데 도움을 준다. 그림책을 살펴보면서 책 속에 등장한 주인공의 욕구를 찾아보도록 한다. 5가지 욕구가 골고루 들어있는 책도 있고, 한 두 가지의 욕구가 극도로 표현된 책도 있다. 인간의 모든 행동이 욕구에서 비롯되고, 욕구를 충족시키기 위한 다양한 선택을 한다는 기본 근간에 따라 그림책을 이해하면 좋겠다.

● **사랑과 소속의 욕구**

사랑하고 사랑받고 싶은 욕구는 인간의 기본 욕구다. 극단적으로는 사랑받지 못할 때 삶의 의미를 느끼지 못하고 생을 결별하기도 한다. 사랑받지 못한다고 여길 때 성장하면서 아이는 문제행동을 일으키거나 자존감이 떨어지기도 한다. 집에서 키우는 식물이나 애완동물도 사랑을 듬뿍 줄 때와 무관심 할 때 성장하는 모습이 극명하게 차이를 보인다. 하물며 인간은 오죽할까. 한 가정에 태어나 엄마, 아빠, 친지, 조부모, 이웃 등 사람들에게 사랑받는 아이의 모습을 생각해 보라. 충만한 사랑의 힘으로 아이는 별처럼 자라나지 않을까.

『아빠가 되고 싶어요』

볼프 에를브루흐 글, 그림 | 사계절

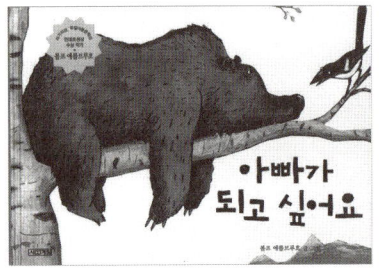

남녀가 사랑을 하고, 결혼을 하고, 가정을 이루고, 아이를 낳는 것. 인류의 자연스러운 과업이자 생물학적인 욕구이기도 하다. 요즘에는 독신도 늘

고, 아이를 낳지 않는 부부도 많다. 물론 간절히 아기를 바라는 불임 부부도 있다. 아빠가 된다는 것, 엄마가 된다는 것, 아기가 세상에 어떻게 나오는지를 알려주는 동화 같은 이야기를 읽어 보자. 아기를 기다리는 간절한 마음이 생겨날 것이다.

　겨울잠에서 깨어난 곰 한 마리. 반 년 동안 잠을 자고 나서 포동포동 살이 찌도록 실컷 먹는다. 햇볕이 따사로운 어느 날, 문득 곰은 어떻게 하면 힘센 아빠곰이 될 수 있을까 생각한다. 그리고 숲 속을 향해 소리치면서 어떻게 하면 아기를 가질 수 있냐고 묻는다. 토끼가 나타나서 아기는 당근 밭에서 자라기 때문에 조심조심 뽑아야 한다고 한다. 하지만 까치는 알을 낳아서 따뜻하게 품어 주면 아기가 나온다고 한다. 연어는 창틀에 설탕을 뿌리고 기다리면 황새가 아기를 물고 온다고 말해준다. 하지만 모두 믿을 수 없는 말 뿐이다. 그 때 곱상하게 생긴 암곰이 나타나 "넌 아빠가 되고 싶은 모양이구나!"라고 부드럽게 묻는다. 둘은 아기를 갖기 위해 함께 있기로 결심하고, 부드러운 풀밭을 찾아 떠난다.

　이 책은 아빠가 되고 싶은 곰의 이야기다. 자연스럽게 사랑하는 암곰을 만나고, 가정을 꾸리고, 아기를 갖게 되는 이치를 보여준다. 소속 사랑의 욕구는 남녀가 만나 사랑하고, 가정을 만들어가는 욕구다. 결혼을 하여 아기를 갖길 원하는 남녀의 자연스러운 본성이다. 아빠가 되는 것, 엄마가 되는 것은 사랑과 소속의 욕구를 실현하는 일이기도 하다. 새로운 생명의 탄생, 귀여운 아기는 남녀의 사랑을 결실이다. 아기가 태어남으로써 소속감은 더욱 강해지고, 가족의 끈끈한 정이 생겨난다. 아빠가 되길 원하는 곰, 엄마가 되길 원하는 곰 둘은 만나 아기를 만들고 보금자리를 꾸렸다. 사랑은 단 둘의 경험이다. 둘에서부터 사랑은 시작된다.『아빠가 되고 싶어요』를 통하여 아빠로서 혹은 엄마로서 어떤 사랑의 욕구로 아이를 잉태하게 된 것인지 생각해보면 좋겠다.

『찰리가 온 첫날 밤』
헬린 옥슨버리 그림, 에이미 헤스트 글, 홍연미 옮김 | 시공주니어

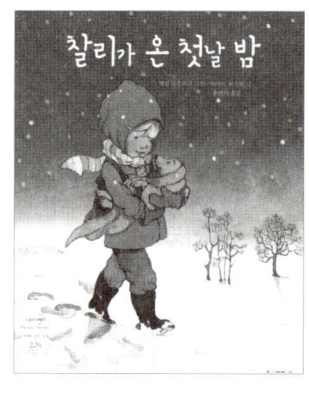

동물을 키우는 것은 한 생명을 온전히 키우는 일이기에 수많은 책임감이 따른다. 다양한 반려동물을 키우면서 애정을 쏟는다. 아이가 어느 정도 성장한 후 유치원에 다닐 무렵부터 '왜 우리 집에 강아지를 키우면 안되요?' 라고 묻고 또 물었다. '엄마는 강아지를 좋아하지 않고, 강아지를 키우려면 할 일이 많아져. 밥도 줘야 하고, 배변도 치워줘야 하고, 놀아주고, 아플 때 돌봐줘야 해!' 이렇게 말을 해도 받아들이지 않는다. '내가 하면 되잖아, 내가 놀아주고, 똥도 치워주고, 목욕도 시켜 줄테니까 강아지 키워요' 라고 말한다. 물론 언제나 마지막 대답은 No다.

길에서 불쌍해 보이는 고양이, 강아지를 데리고 오고 싶어 하는 아이들의 마음을 읽을 수 있는 책이 있다. 바로 『찰리가 온 첫날 밤』이다. 주인공은 길에서 떨고 있는 강아지를 데리고 와서 찰리라는 이름을 붙여 주고 놀아준다. 밤이 되어 같이 잠이 들고, 첫날밤을 무사히 보낸다는 이야기다.

아마도 아기가 태어난 이후의 상황이 비슷하지 않을까. 한밤중 캄캄한 시간에

부엌에서 자고 있는 찰리를 향하여 달려가는 아이의 모습은 부모와 같다. 아이가 울 때 부리나케 일어나 젖을 물리거나 기저귀를 갈면서 돌보아야 한다. 달님을 보여주고, 잘 시간이라고 조근조근 말해주면서 서로 볼을 핥는다. 주인공 아이는 부모가 자신에게 해 주었던 행동을 그대로 강아지 찰리에게 하는 것 같다. 강아지 키우는 법을 자연스레 터득한 이유는 부모가 자기에게 해 준 방식을 몸으로 익히면서 어렴풋이 알았기 때문이다.

부모가 되는 것은 두렵다. 걱정스럽고 혼란스럽다. 하지만 헨리가 찰리를 데리고 와서 키우는 일을 보면 무의식중에 인간은 생명을 키우는 자연스러운 힘을 지니고 있다는 것을 알 수 있다. 엄마, 아빠가 되는 것은 강아지 한 마리를 책임지는 일보다 무한한 노력이 필요하다. 그렇지만 강아지를 데리고 와서 소중히 여기고, 첫날밤을 무사히 보내는 주인공 헨리를 지켜보면서 엄마, 아빠가 되는 것도 해낼 수 있을 거라고 생각된다.

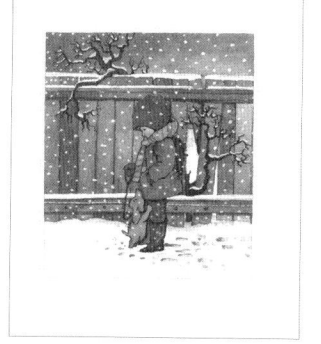

소속, 사랑의 욕구는 다른 사람과 긴밀하고 따뜻한 관계 속에서 충족된다. 사랑하고, 나누고, 협력하고자 하는 인간의 속성이다. 아이들 그림책 중에는 특히 소속 사랑의 욕구가 표현된 주제가 많다. 그만큼 친밀감을 느끼고, 누군가의 사랑을 주고받는 것이 행복의 근원이기 때문이다. 소속 사랑의 욕구를 통하여 살아갈 근원의 힘을 얻게 된다. 충분히 사랑받은 아이는 자존감이 높고, 매사에 긍정적이다. 뱃속에서부터 사랑받는 아이로 키우고 싶다면, '사랑과 소속의 욕구'를 표현한 그림책을 많이 읽어 보자. 『찰리가 온 첫날 밤』을 읽으며 따뜻한 생명의 온기를 느껴 보자.

『내가 아빠를 얼마나 사랑하는지 아세요?』

아니타 제람 그림, 샘 맥브래트니 글 | 베틀북

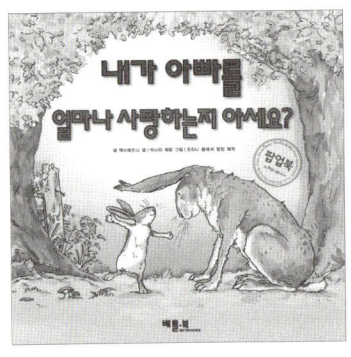

'내가 너를 이만큼 사랑해'라고 말하지만 사랑의 정도를 가늠할 수 있을까? 추상적이고 셀 수 없는 개념, 양으로 부피로 측량할 수 없는 사랑을 우리는 어떻게 설명할까. '하늘만큼 땅만큼 사랑해' 혹은 '우주만큼, 온 세상만큼 사랑해'라는 말을 한다. 사랑은 감정의 개념이지 소유로 설명할 수 없기 때문이다.

『내가 아빠를 얼마나 사랑하는지 아세요?』에서는 아기토끼가 아빠에게 '이만큼' 사랑한다고 말하며 다양한 제스처를 표현한다. 팔을 한껏 벌리고, 발을 나무에 올리고, 높이 뛰는 정도만큼 아빠를 사랑한다고 한다. 하지만 아빠는 언제나 아기토끼보다도 훨씬 넓게 팔을 벌리고, 훨씬 높이 뛰는 것을 보여주며 더욱 사랑한다고 말한다. 자식이 부모에 대한 사랑이 클까, 부모가 자식에 대한 사랑이 클까. 수치화할 수 없는 사랑이다. 서로 사랑을 표현하는 정겨운 모습에서 부모의 정을 느끼게 하는 책이다. 마지막에는 '아가야 아빠는 달까지 갔다가 다시 돌아오는 길만큼 널 사랑한단다'고 잠자는 아기 토끼 곁에서 이야기해준다. 설명할 수 없을 만큼의 사랑이다.

모든 아이들은 부모로부터 이런 사랑을 받고 태어난다. 사랑하고 사랑받을 줄 아는 아이로 자라는 것은 근본적인 신뢰감을 형성하는데 도움이 된다. 가장 작은 사회 단위인 가정에서 사랑을 받은 아이는 믿음직하고 든든한 부모라는 울타리를 갖게 되는 셈이다. 그래서 어떤 일도 잘 해낼 수 있다는 용기의 씨앗을 갖게 된다.

이 책은 태교하면서 읽기 정말 좋다. 뱃속의 아이에게 속삭이면서 '엄마가 너를 얼마나 사랑하는줄 아니?', '하늘만큼 땅만큼, 온 우주만큼, 세상전체만큼 사랑한단다.' 라고 태담을 나눌 수도 있다. 아기 토끼와 아빠 토끼와의 모습을 보면서 태어날 아기와의 일상 모습을 상상하게 된다. 읽으면 읽을수록 뱃속의 아기가 사랑스럽게 느껴지는 책이다.

● 자유의 욕구

인간은 스스로 선택하고 행동하길 원한다. 이동과 선택의 자유가 보장되지 않을 때 억압되었음을 느끼고 좌절감을 경험한다. 자유롭고자 하는 욕구는 아이들에게 기본적으로 존재한다. 정신지체 혹은 자폐성향을 보이는 아이들은 호기심이 없다고 한다. 생후 6~7개월 무렵 똘망똘망한 눈으로 세상을 관찰하면서 알고 싶어 하는 것은 본연의 욕구다. 하지만 내가 알고 있는 자폐아를 둔 부모가 이야기하길 '생후 6개월 무렵에도 눈동자에 생기가 없고, 굴러가는 공도 관심 있게 쳐다보지 않더라구요'라고 했다. 정상이라면 호기심을 갖고 세상을 끊임없이 자유롭게 탐색하고, 이동하고, 관찰한다. 아이들의 자유의 욕구가 나타난 그림책을 보면 아이들의 심리를 이해하는데 도움이 된다.

『구름나라』

존 버닝햄 글 그림. 고승희 옮김 | 비룡소

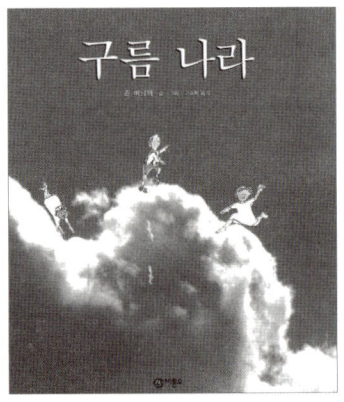

　존 버닝햄의 그림책 『구름나라』는 자유로움을 그대로 상징하는 제목과 그림으로 전개된다. 존 버닝햄 작가는 인생 전체가 자유로움의 연속이었다고 할 정도로 억압과 구속을 싫어하였다. 학교에서도 친구와 어울리지 않고 무심한 표정으로 자기만의 세계에 빠져있었던 작가는 관습을 거스르는 섬머힐 학교를 다녔다. 병역을 거부하고, 이태리와 유고슬라비아 및 이스라엘을 여행한 경험도 있다. 1964년 『깃털 없는 기러기 보르카』로 케이트 그린어웨이 상을 받으며 그림책 작가로서의 입지를 세운다.

　존 버닝햄 작가의 작품은 간결하고 쉬운 글, 의도적으로 생략된 그림이 특징이다. 아이들의 내면세계와 욕구를 표현한 그림책의 주제는 자유롭고 상상력이 가득하다. 『구름나라』는 2008년 발표된 작품이다. 산에 갔다가 떨어진 주인공 앨버트는 구름 위로 떨어져 구름나라의 아이들과 만나 신나게 놀면서 자유를 만끽한다. 구름을 보면서 '먹고 싶다' 혹은 '폭신한 구름 위에서 뛰어 보았으면' 등의 상상을 하게 된다. 수증기의 증발로 인하여 하늘에 떠 있는 구름은 아이들이

보기에 신기한 자연현상이다. 구름을 보면서 무한한 상상을 하는 자유로움을 갖게 하는 책이다.

구름나라 아이들과 앨버트는 무엇을 하고 노는가를 가만히 보면 참으로 천진난만하다. 구름을 타고 달리는 놀이, 구름 위에서 텀블링을 타듯 뛰어 내리는 놀이, 구름으로 모양 만들기, 구름 침대에서 잠자기, 비바람 치는 먹구름 속에서 옷을 벗고 헤엄치면서 놀기, 천둥번개 구름과 함께 시끄럽게 난장판 벌이면서 노는 등 상상을 뛰어넘는다. 하고 싶은 것을 마음대로 할 수 있는 자유가 구름나라에는 존재한다. 뛰어도 되고, 잠자도 되고, 시끄러워도 된다. 앨버트는 물론 구름나라도 좋지만 엄마, 아빠가 계신 집으로 돌아가고 싶어 한다. 자유의 욕구와 함께 '소속 사랑의 욕구'도 아이들에게는 중요하다는 것을 알게 된다. 마음껏 자유롭게 선택하고, 이동하고, 놀 수 있는 시간을 가진 후에 자신을 사랑해주는 사람이 있는 곳으로 돌아간다. 이러한 아이는 아마도 건강한 인격으로 자라지 않을까.

하늘에 떠가는 구름을 보면서 모양놀이를 하며 아이와 한참 이야기를 나눈 적 있다. 기린, 호랑이, 용, 뱀, 토끼, 사자, 곰, 나무 등 구름으로 모양 만들기 놀이를 한다. 어떠한 모양으로도 자유자재로 변화 가능한 구름을 보면서 자신만의 세계를 창조하는 기쁨을 느낀다. 아직 어떤 모양으로 자랄지 무한한 가능성을 지닌 아이들에게 자유로운 창조의 시간을 누리도록 해야 한다.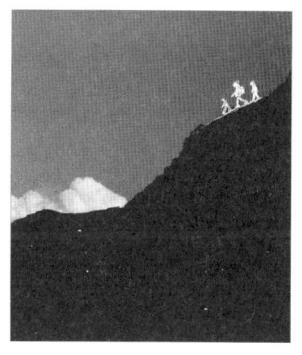
『구름나라』를 읽으면서 자유의 욕구를 마음껏 느끼면서 말이다.

『100만 번 산 고양이』

사노 요코 지음, 김난주 옮김 | 비룡소

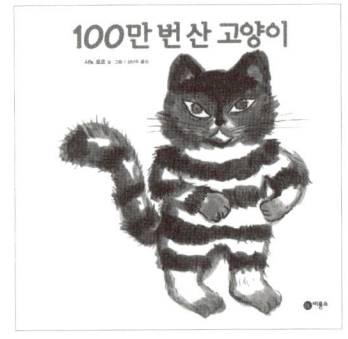

백만 번 죽었다가 살아난 고양이의 이야기는 자유분방한 자기 스타일과 개성을 맘껏 표현하고 있다. 죽고 살아나는 것은 불가능하다. 그렇지만 죽었다가 살아나면서 '000의 고양이'로 계속 태어나는 과정이 그림책에서는 재미있게 표현되었다. 얼룩고양이는 도도하고, 용감하고, 자신감이 충만하다. 죽는 것도 두렵지 않고, 주인의 사랑을 듬뿍 받는 것도 원치 않는다. 자기 자신만의 삶으로 살길 원한다.

임금님, 뱃사공, 도둑, 할머니, 마술사, 여자아이 등 얼룩고양이의 주인은 계속 바뀐다. 주인에게 종속된 삶은 결코 행복해 보이지 않는다. 아무리 주인이 애지중지 아끼고 사랑해주어도 말이다. 소유를 주장하는 지나친 사랑은 옳은 방법이 아님을 말해주는 걸까. 결국 사랑은 상대방이 원하는 방식을 해 주는 것이다. 평양감사도 싫으면 그만이다.

얼룩고양이는 드디어 '000의 고양이'가 아닌 자기만의 고양이가 되어 자유를 만끽한다. 주인이 없는 삶, 자기 자신의 본연의 삶을 살아간다. 우리는 사회적인 역할로 자신을 얽어매며 평생 산다. 사회적인 역할에 따라 자신의 삶이 달라진다. 그에 따른 가면을 계속 벗었다 썼다 한다. 때로는 역할과 책임이 버거울 때도 있고, 원치 않을 때도 있다. 그럴 때 진짜 자기만의 삶을 사는 것이 무얼까 고민한다. 바로 『100만 번 산 고양이』를 읽으면서 말이다.

　진정 행복한 삶을 되찾은 얼룩고양이는 누군가 소유물이 아닌 자기 스스로의 인생을 살게 되었다. 이후 그에게 찾아온 하얀 고양이와의 사랑 역시 자신의 선택이었다. 결정된 인생의 스케줄이 아닌 자신의 자유로움과 끌림에 따라 살아가는 모습을 보인다. 모든 것이 자신의 결정으로 이루어질 때 자기답게 살 수 있다. 자유의 욕구는 바로 '자기답게' 살아가는 방법을 터득하는 길이기도 하다. 『100만 번 산 고양이』를 읽으며 우리는 얼마나 자기 스스로의 결정과 선택으로 자유롭게 살았던가를 고민하게 된다.

『네 개의 그릇』

이보나 흐미엘레프스카 지음, 이지원 옮김 | 논장

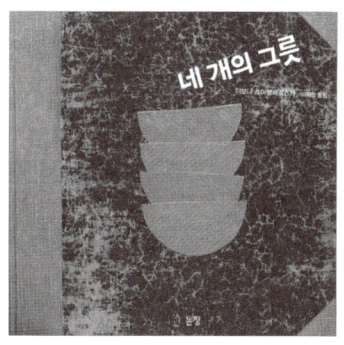

　『네 개의 그릇』은 상상력이 가득한 그림책이다. 첫 페이지에서 책의 자유로운 상상 가능성을 이야기한다. 작가가 마음대로 쓸 수도 있고, 그릴 수도 있고, 꾸며낼 수 있다고 한다. 그 어떤 것도 책의 소재가 될 수 있다는 메시지에서부터 시작된다.

　누런 포장지를 자른 듯한 그릇 모양의 4개의 반원은 페이지가 바뀔 때마다 다른 모양과 형태를 보여준다. 네 개의 그릇은 비를 피하는 우산이 되기도 하고, 선

글라스가 되기도 하고, 바람개비도 된다. 네 개의 그릇이 오려지고, 붙여지고, 형태가 바뀌면서 다양한 상상의 가능성을 보인다. 작가 역시 책의 그림을 그릴 때 버려지는 종이를 사용했다고 말한다. 버려지는 것들 혹은 사물의 무한한 용도와 변신을 자유자재로 표현하면서 인간의 사고의 자유로움을 표현한다.

시간과 공간의 제약이 우리의 가능성을 막을 때가 있지만, 머릿속의 상상은 무궁무진하다. 작가의 자유로움에 대한 갈망이 『네 개의 그릇』이라는 책을 만들어낸 셈이다. 저자 '이보나 흐미엘레프스카'는 폴란드 출신으로 한글 자모의 논리성에 매료되어 다양한 그림책을 그려냈다. 물건의 다양한 쓰임을 생각해보는 것 자체가 창조적인 생각으로 결과물을 만들어내는 과정이다. 자유의 욕구는 창의성과도 연결된다. 제한, 억압, 규율 등의 사고로는 창조적인 결과물을 만들어내기 힘들다. 경계를 허무는 사고의 유연함은 새로운 것을 창조하는 원천이 되기도 한다. 틀에 얽매이는 것을 싫어하는 자유의 욕구가 가득한 아이들을 이해할 수 있는 책이 바로 『네 개의 그릇』이 아닐까.

● **즐거움의 욕구**

재미가 삶의 이유인 사람들이 있다. 재미가 없으면 동기부여가 되지 않는다고 한다. 그래서 영유아 교육은 주입식 교육이 아닌 놀이교육이 대부분이다. 외국어, 수학 등을 주입식으로 암기하도록 가르친다고 생각해보라. 얼마나 지루하고 따분할까. 아마도 주입식 교육을 좋아하는 유아들은 세상에 없을 듯하다. 즐겁게 배우는 것을 좋아하는 아이로 만들기 위한 방법 중 하나가 바로 그림책을 함께 읽는 것이다. 아이들의 놀이의 욕구를 충족시킬 수 있는 그림책을 살펴보자.

『아빠랑 함께 피자놀이를』

윌리엄 스타이그 지음, 박찬순 옮김 | 보림

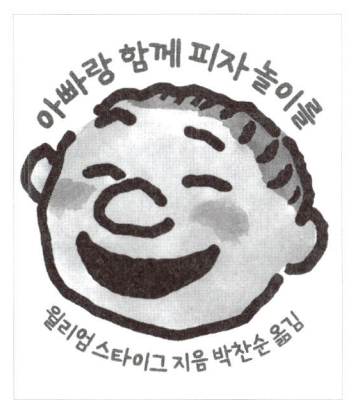

아이들은 놀 때 즐거움을 느낀다. 어떻게 아이와 놀아주는 것이 좋을까? 윌러엄 스타이그의 『아빠랑 함께 피자놀이를』을 보면 정답을 알 수 있다. 이 책의 주인공 피트는 비가 와서 밖에서 못 놀게 되자 속상해한다. 이 때 아빠는 피트의 기분을 풀어주기 위하여 피트를 데리고 '피자놀이'를 시작한다. 아이를 반죽처럼 이리 저리 던진다. 잡아당기고 주무른다. 탁자에 눕히고, 기름을 뿌리고, 밀가루도 뿌리고, 토마토와 치즈도 뿌린다. 심지어 피트를 오븐에 굽는 시늉까지 한다. 다 구워져서 나온 피자(피트)를 썰어보기도 한다. 아빠와 피자 놀이를 하고 난 후 아이는 어떻게 되었을까? 당연히 기분이 좋아진다.

저자 윌리엄 스타이그는 미국 뉴욕의 브루클린에서 태어나 그림을 즐기는 부모덕에 풍부한 예술적 감수성을 키웠다고 한다. 『라이프』나 『뉴요커』 등의 잡지에 만화를 기고하는 일러스트레이터로 활동했다. 대표 그림책들은 대부분 예순이 넘은 나이에 쓴 것이라고 한다. 『아빠랑 함께 피자놀이를』는 저자의 위트가 그대로 느껴진다. 아마도 윌리엄 스타이그는 아이와 잘 놀아주는 아빠, 손자들과 잘 노는 할아버지였을 것 같다. 놀이를 하면서 시시각각 변화하는 아이의 감정을 잘 표현하였다.

즐거움의 욕구가 큰 아이는 흥미 있는 게임이나 놀이를 좋아한다. 지루하게 가만히 있는 것을 참지 못할 수도 있다. 새로운 방식을 시도하는 것을 좋아한다. 『아빠랑 함께 피자놀이를』을 읽으며 아이와 예전에 했던 '김밥놀이' 가 떠오른다. 김밥을 마는 것처럼 이불에 아이를 눕혀 놓고, 굴려보았다. 김밥을 요리하듯이 여러 가지 재료들을 넣고, '다 만들어졌습니다' '썰어서 먹어보겠습니다' '정말 맛있군요!' 하면서 아이가 김밥인 것처럼 놀이하였다. '김밥놀이' 는 별 것 아니지만 이불 한 장으로 손쉽게 아이와 부모가 놀 수 있는 방법이다.

아이가 가진 본연의 즐거움의 욕구를 어떻게 충족시킬 수 있을까? 다양한 놀이법을 생각하여 아이가 즐거워하는 방식을 자꾸 시도해보면 어떨까. 까꿍놀이, 그릇 두드리기, 욕조에서 물장난하기, 모래놀이, 밀가루 반죽… 이 세상의 모든 사물은 신기한 놀잇감이니 말이다. 그리고 엄마와 아빠는 바로 놀이의 친구이자 선생님이 된다.

『괴물들이 사는 나라』
모리스 샌닥 글 그림 | 시공 주니어

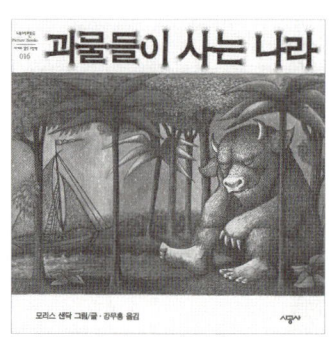

그림책 계의 피카소라고 불리는 '모리스 샌닥' (1928~2012)은 어릴 때부터 공상하기를 좋아하였다고 한다. 『괴물들이 사는 나라』 역시 아이들의 즐거움의 욕구가 어떻게 표

출되는지 잘 알 수 있다. 끊임없이 창의적인 방식으로 놀기 원하는 주인공 맥스를 엄마는 '이 괴물딱지 같은 녀석' 이라고 소리친다. 왜냐하면 늑대 옷을 입고 벽에 망치질을 하고 위험한 장난을 서슴지 않는다. 포크를 들고 강아지를 위협하기도 한다. 집안을 항상 뛰어다니고, 소리 지르는 맥스는 엄마에게는 도무지 이해할 수 없는 아이다. 그럼에도 맥스는 지루하고 심심한 것을 못 견디는지 끊임없이 장난친다. 결국 맥스는 방에 갇힌다.

밥도 안 먹고 자신의 방에 갇힌 맥스는 엄마가 혼을 낸 것에 반성하고, 슬퍼할까? 전혀 그렇지 않다. 상상의 나래를 펼치면서 자신만의 세계를 창조한다. 배를 타고 괴물나라에 가고, 괴물들도 신나게 놀면서 왕노릇도 한다. 어떻게 놀아야 재미있을지를 보여주는 놀이의 끝판왕 맥스다. 그렇지만 노는 것도 심드렁해지고, 더 이상 재미없어지자 엄마 품이 그립다. 엄마가 해주는 맛있는 저녁밥도 그립다. 아무리 자신이 모든 괴물을 지배하고, 마음껏 놀 수 있는 자유를 누렸지만 말이다. 집에 돌아가면 항상 자신을 기다리는 엄마가 있음을 맥스는 가르쳐주지 않아도 알고 있다. 괴물나라에서 현실인 집, 자신의 방으로 돌아온 맥스는 드디어 유순한 아이가 되었다. 사랑스러운 아이로 변했다.

즐거움의 욕구, 놀고 싶은 욕구는 아이들의 본성이다. 노는 것이 일이자 공부다. 맥스를 보면 알 수 있다. 재미있게 놀고 싶은 맥스에게 엄마는 항상 '하지 마' '뛰지 마' '그만 해' 라는 말을 했을 것 같다. 엄마가 보기에는 위험해보이고, 다칠까봐 걱정스럽기 때문이다. 집안에 있는 물건이 남아나지 않을 것도 같다. 그렇지만 맥스에게는 모든 것이 호기심의 세상이다. 만지고, 두드리고, 새롭게 만들어보아야 성에 찬다.

괴물나라에서 놀면서 즐거움의 욕구가 해소된 맥스는 사랑스러운 아이로 변했다. 실컷 놀았으니 잠도 잘 잘 것이고, 밥도 잘 먹을 것이다. 노는 곳에 적절하게 에너지를 쓰는 아이는 짜증을 잘 내지 않는다. 즐거움의 욕구가 잘 충족되었기 때문이다. 『괴물들이 사는 나라』는 모든 아이들이 내면에 지닌 다양한 욕구를 발견하게 하는 책이다.

『아빠는 곰돌이야』

김숙영 글 그림 | 책읽는곰

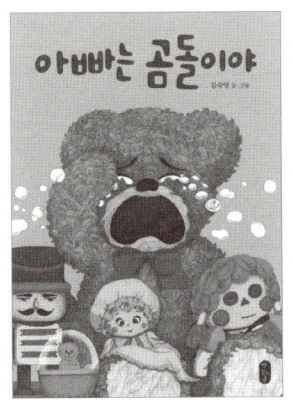

표지의 곰돌이 인형이 눈물을 흘리고 있다. 곰돌이에게 어떤 슬픈 일이 생긴 걸까? 책장을 펼치니 시작부터 심상치 않다. 곰돌이가 거실 바닥에 널브러져 있다. 예빈이라는 아이는 아빠에게 놀러갈 때 '곰돌이'를 데리고 가겠다고 하면서 끌고 간다. 알고 보니 곰돌이는 바로 아빠였다. 아빠는 곰돌이가 되고, 곰돌이는 아빠가 되고... 얼마나 재미있는 상상인가!

곰돌이였던 가짜 아빠는 아이들과 밤늦도록 신나게 놀고, 물총싸움도 하고, 공원에서 축구도 한다. 원래 곰돌이는 아이들의 친구였으니 말이다. 진짜 아빠는 곰돌이가 되고 보니 자신이 그동안 얼마나 아이들과 놀아주지 않았는가를 후회한다. 눈물이 밀려온다. 식구들이 모두 외출한 사이 가짜 아빠와 진짜 아빠 둘이 대화를 한다. 가짜 아빠는 노는 건 재밌는데 회사 다니는 게 힘들다고 말한다. 진짜 아빠인 곰돌이는 심통이 나 있다. 진짜 아빠는 돌아올까?

매일 집에서 TV 리모콘만 만지작거리고, 휴일엔 낮잠만 자고, 회사에서 회식한다고 늦게 들어오는 아빠. 과연 이런 아빠를 아이들이 좋아할까. 물론 아빠는 가장으로서 식구들을 먹여 살리기 위해 바쁘다. 하지만 아이들은 함께 놀아주는 아빠를 원한다. 이 책에서 보면 가족은 즐거움을 공유하는 공동체여야 한다는 것을 알 수 있다. 짧은 육아의 시간 동안 아이들과 노는 것은 길지 않은 시간이다. 10년, 20년 금방 세월이 지나고 자녀와 놀 수 있는 시간은 점점 사라진다. 그렇기에 자녀와 함께 노는 시간을 충분히 할애해야 한다.

어린 시절 '좋은 기억'을 많이 가진 아이는 자신을 행복한 사람이라고 평가한다고 한다. 좋은 기억은 다름 아닌 엄마, 아빠와 즐거운 놀이의 경험을 공유하는 일이다. 신나게 웃고 떠들 때 좋은 기억은 함께 공유된다. 어릴 때 즐거움의 욕구가 충족된 사람은 스스로 즐거움을 찾고, 선택할 줄 안다. 즐거운 경험을 누려봤기 때문이다. 어떻게 하면 스스로 즐겁게 살 수 있는지 알게 된다. 앞으로 태어날 아이와 어떤 즐거움의 욕구를 공유할 수 있을까 지금부터 생각해보면 어떨까.

● **힘 성취의 욕구**

힘은 생존과도 직결된다. 힘의 욕구가 없다면 살고자 하는 의지가 떨어질 것이다. 인간관계 역시 힘으로 설명된다. 부모와 자식, 상사와 부하직원, 교사와 학생, 친구와 친구, 연인사이에서 힘의 균형을 어떻게 이루고 있는가에 따라 관계가 달라진다. 아이들은 어떻게 힘의 욕구를 조절하고 배워나갈까. 혹은 힘의 욕구를 잘 사용하게 될까. 그림책을 통해 살펴보자.

『친구랑 싸웠어!』

시바타 아이코 지음 | 시공주니어

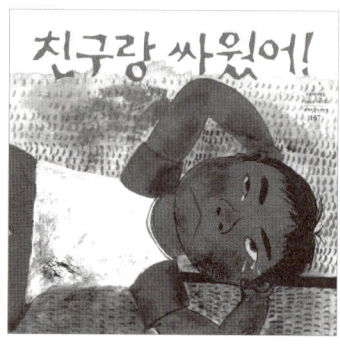

힘의 욕구 역시 인간에게만 존재하는 욕구다. 동물의 세계에서는 생존을 위하여 배고플 때만 사냥을 한다고 한다. 사자, 호랑이 등의 육식 동물이 배가 고프지 않은 데도 사냥을 하여 힘을 과시하지는 않는다. 사냥은 살기 위한 생존의 수단이지 다른 개체로부터 인정받기 위하여 혹은 유명해지기 위함은 아니다. 인간에게 있어서 힘의 욕구는 다양하게 나타난다. 인간관계에서의 갈등의 대부분은 힘의 욕구를 반영한 결과다. 부모-자식, 친구간, 형제간, 이웃간, 국가간 등의 대립과 갈등이 항상 벌어진다. 사소한 문제가 큰 전쟁까지 일으킨다.

영아기, 유아기를 거치면서 아이들은 사회생활을 시작한다. 가정 안에서 부모와의 관계만 맺다가 어린이집이나 유치원을 가면서 타인과의 관계가 시작된다. 아이들 간의 싸움은 불필요한 일, 혹은 피해야 할 일만은 아니다. '싸우면서 큰다'가 맞는 말이다. 싸움을 통하여 분노를 조절하는 법을 배운다. 화내는 방식이 서로 다름도 알게 된다. 그리고 인간관계 속에서 어떻게 서로 양보하면서 욕구를 충족해나갈 수 있는지 배워나간다. 인생의 문제해결방식을 친구와의 다툼 속에서 터득할 수 있다.

힘의 욕구를 보여주는 책『친구랑 싸웠어!』는 승부욕으로 인해 친구와 큰 다

툼이 일어나는 상황을 보여준다. 주인공 다이는 친한 친구 고타와 싸움이 벌어진다. 주먹으로 때리고 발로 차고 달려든다. 고타는 다이보다 힘이 세서 더 세게 맞고 나자빠진다. 다이는 분한 마음에 엄마에게 달려가 울었고, 분이 안 풀린다. 선생님과 아이들이 함께 만두를 만들었다고 다이에게 같이 먹자고 온다. 친구들이 만두가 맛있다고 같이 먹자고 부르러 왔는데, 고타가 먼저 사과한다. 다이는 만두를 먹고 마음이 풀린다. 빈 접시를 들고 '놀이섬'에 가는데 고타와의 만남이 쑥스럽긴 하다. 사소한 일로 다투고 친구를 미워하게 되는 상황이지만 다이는 '다음엔 내가 꼭 이길 거다'고 다짐한다.

특히 남자 아이들일 경우 이기고 지는 것에 굉장히 민감하다. 힘의 욕구가 부정적인 것만은 아니다. 승부욕이 있어서 지기 싫어하는 아이들은 지는 상황을 못 견뎌한다. 힘의 욕구는 이후 권력의 집착이나 인정받고자 하는 모습으로 나타나기도 한다. 힘의 욕구가 강하면 성취욕이 높고, 일의 결과에 대한 집념이 크다. 살고자 하는 동기부여가 강하고, 사회생활에서도 성공하고자 하는 동기가 높다.

힘의 욕구를 통해 결과물을 만들어내고, 성취하고자 하는 욕구를 긍정적으로 발현하는 것이 중요하다. 또한 힘의 욕구를 관계 속에서 어떻게 잘 조절해나갈 것인지 배우는 것도 필요하다. 『친구랑 싸웠어!』에서 보면 분노가 극에 달했다가 서서히 마음이 누그러지는 모습을 볼 수 있다. 스스로 감정을 조절해나가면서 친구의 사과도 받아들이고, 서로 문제를 해결해나가는 모습이 인상적이다. 어른의 중재 없이 아이들끼리 자신의 문제를 해결하면서 힘의 균형을 되찾아나간다. 이 책을 통하여 힘에 대한 욕구는 자연스러운 아이들의 성장 과정임을 알게 된다.

『으뜸 헤엄이』

레오 리오니 글 그림 | 도서출판 마루벌

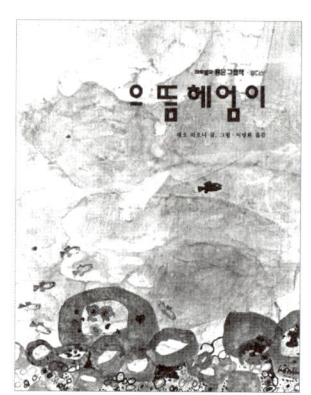

힘은 자신의 생명을 지키기 위해서도 필요하다. 초식동물은 육식동물에게 잡아먹힌다. 힘이 약한 자들은 강한 자들에게 지배를 받게 된다. 하지만 때로는 약자들의 연대로 폭력과 억압을 이겨낼 수도 있다. 『으뜸 헤엄이』는 매번 큰 물고기에 잡아먹히면서 불안에 떨어야만 하는 바닷속 물고기들의 이야기다. 빨간 작은 물고기 떼는 무섭고 날쌔고 커다란 다랑어 한 마리가 지나갈 때면 꿀꺽 잡아 먹혔다. 더 이상 바깥세상으로 나오지 못하고 숨어서 지내야만 하는 빨간 물고기들. 이들은 어떻게 위기를 극복해나갈까.

으뜸 헤엄이라 불리는 까만 물고기는 언제까지 숨어서 지낼 수만 없다는 생각에 다 같이 힘을 모아 보자고 한다. 바닷 속에서 제일 큰 물고기 모양을 만들어서 헤엄을 치자고 한다. 서로 가까이 붙어 커다란 물고기 모양으로 헤엄치는 모습을 만들어낸다. 그리고 으뜸 헤엄이는 까만 눈이 된다. 큰 물고기는 더 이상 빨간 물고기 떼를 우습게보지 못하고 두려워서 떨며 도망가 버린다.

'으뜸 헤엄이'는 혼자서의 힘만을 과시할 것이 아니라 함께 힘을 모아 세상에 맞서 나갈 용기를 보여준다. 혼자보다 여럿이 낫다. 힘은 올바르게 사용되어야 한다. 폭력과 억압으로 사람들을 위협하는 무기가 되어서는 안된다. 강한 힘은 약자를 보호하기 위함이다. 힘으로 지배되는 세상에서 정의와 사랑이 더욱 큰 힘이 될 수 있음을 알게 하는 책이다.

『세상에서 가장 큰 아이』

케빈 헹크스 글, 낸시 태퍼리 그림 | 비룡소

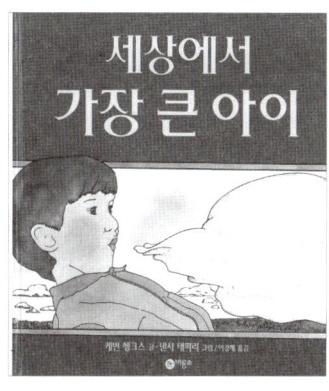

힘의 욕구는 자립을 의미기하기도 한다. 스스로 세상에서 자기 스스로 살아나갈 수 있는 힘이다. 모든 것을 도움 받아야 생존을 영위하던 아기는 점점 자신의 힘을 통해 세상을 살아나간다. 자립심도 생겨난다. 혼자 밥 먹고, 옷도 입고, 물건을 꺼내기도 하고, 신발 신고, 공을 들고 뛴다. 힘의 욕구는 자신을 믿는 마음 혹은 자존감과도 연결된다. 자신을 믿고 스스로 해낼 수 있는 용기다. 스스로의 능력을 믿으면서 해낼 수 있는 자신감도 얻는다. 그래서 아이는 엄마, 아빠보다도 훨씬 큰 존재로 자라가야 한다. 엄마, 아빠보다도 훨씬 크고 싶어 하는 아이의 욕구를 보여주는 그림책이 바로 『세상에서 가장 큰 아이』다.

그림책의 판형도 크고 시원시원하다. 제목, 글씨, 그림도 큼직큼직하다. 주인공 빌리의 몸집도 전체 그림책 화면에 비하여 매우 크다. '정말 큰 아이로구나'라는 생각이 절로 든다. 엄마의 설거지를 거들기도 하고, 금방 자라 자전거를 타고 학교에도 갈 수 있게 된다. 아이는 스스로 해낼 수 있는 힘이 생겼다고 말하면서 앞으로 엄마, 아빠보다도 클 거라고 한다. 세상에서 가장 큰 아이가 될 거라는 빌리의 상상은 재미있다.

집의 지붕이 모자가 되고, 창문은 소매가 되고, 벽은 옷이 된다. 한 두 걸음으로 할머니한테 갈 수도 있고, 목이 마르면 호숫물을 마실 수 있다. 후 하고 불면 구름이 날아간다. 무지개로 목걸이도 만든다. 해님으로 공놀이를 할 수 있을 정도가 되고, 초승달로 수염도 달겠다고 한다. 하지만 엄마는 '그런데 지금, 너는 딱 네 나이만큼 크단다' 하고 사랑스럽게 안아 준다. 빌리가 자야 할 시간. 혼자 힘으로 침대에 올라가서 눕는다. 침대에 누워 창문을 보니 달이 비춘다. 손가락으로 달이 잡힌다. '내가 세상에서 가장 커'라고 중얼거리며 잠이 드는 빌리.

크고자 하는 욕구, 자라고 싶은 마음을 보여주는 이 책은 남자 아이들이 특히 좋아한다. 뭔가 세상에서 큰일을 하고 싶어 하거나 존재감을 드러내고자 하는 아이들이 읽으면 매료된다. 모든 아이들은 자신의 세상에서 주인공이 되어야 한다. 부모의 힘에서 벗어나 스스로 책임지고, 결정하고, 선택하는 나이로 성장해나간다. 힘의 욕구는 바로 성장의 욕구이기도 하다.

● **생존의 욕구**

먹고, 자고, 배설하고, 생식으로 종족 보존하는 것, 안전하게 생명을 지키는 것은 모두 기본적인 생존 욕구다. 태어난 직후 당연히 아이들은 자신의 생명을 스스로 지켜내기 어렵다. 부모의 보호를 받아야 하고, 엄마 젖을 통하여 목숨을 이어나가야만 한다. 위험을 피하고, 자신의 안전을 지키는 것은 자연스러운 행위다. 미래에 대한 불안감은 모든 사람들이 갖고 있는 근원적인 감정이다. 영유아기의 중요한 과업 중 하나는 살기 위해 다양한 본능적인 시도를 하는 것이다. 성장하기 위하여 일부러 애쓰고 노력하는 것은 아니다. 생존 욕구는 생명을 유지하기 위한 자연스러운 욕구다. 0~3세의 영유아 대상으로 만들어진 그림책에는 특히 생존의 욕구를 보여주는 책이 많다. 먹고, 자고, 싸고... 이 모든 과정이 자연스러운 일이기 때문이다.

『제랄다와 거인』

토미 웅거러 글 그림 | 비룡소

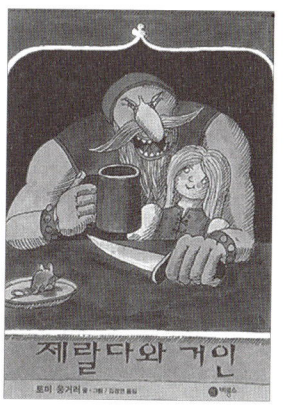

표지 그림이 왠지 섬뜩하고 무섭다. 칼을 들고 있는 못생기고 무시무시한 거인. 그리고 거인의 품에 안겨있는 작은 소녀 제랄다. 접시 위에는 작은 생쥐가 앉아있다. 색감은 어둡고 칙칙하다. 밝고 환한 그림책의 분위기가 아니다. 제랄다와 거인은 과연 어떤 사이일까?

'옛날에 사람을 잡아먹는 거인이 혼자 외로이 살고 있습니다. 사람 잡아먹는 거인들이 대부분 그렇듯, 이는 날카롭고 수염은 가시처럼 뾰죽뾰죽, 코는 큼지막했어요. 물론 기다란 칼도 갖고 있었고요, 괴팍스런 성미에, 먹성은 엄청났답니다. 세상에서 제일 좋아하는 것은요, 아침밥으로 어린아이를 잡아먹는 것이었어요.'

첫 페이지부터 어린아이 잡아먹는 거인에 대한 묘사가 섬뜩하다. 상자 속에 갇힌 어린아이, 거인의 피 묻은 칼. 과연 그림책으로 적합한 주제인가?

거인들이 날마다 마을로 나가서 아이들을 잽싸게 잡아갔기 때문에 겁이 난 부모들은 아이들을 숨기기 시작한다. 어두컴컴한 지하실, 궤짝 통에 숨긴다. 학교는 텅 비고, 선생님도 할 일이 없어진다. 어린아이를 잡아먹는 거인으로 인해 마을이 황폐해진다. 아이들이 사라지자 먹을 것이 없어진 거인은 귀리죽, 미지근한 양배추, 찬 감자 요리로 만족해야 한다. 먹을 것이 마땅찮은 거인은 점점 더 화를 내고, 심통 부리고 투덜댄다.

한편 거인 이야기를 전혀 듣지 못하는 어느 골짜기 숲 속에 사는 농부와 그의 외동딸 제랄다. 두 사람은 일 년에 딱 하루 읍내로 나가 감자와 곡식, 고기와 생선을 팔아서 생활을 한다. 장날 바로 전날 농부는 배탈이 나고, 외동딸 제랄다는 홀로 읍내에 나간다. 그 때 마침 굶주린 거인이 그 부근을 지나가게 되고, 제랄다의 냄새를 맡게 된다. 바위 뒤에 몸을 숨기고, 제랄다를 잡으려고 하던 순간 거인은 허둥대면서 바위에서 넘어진다. 발목이 삐고, 코피를 흘리고, 정신을 잃고 쓰러진다. 그 때 제랄다는 "어머나! 불쌍해라!" 소리치며 거인의 상처를 치료해주었다. 그리고 굶주린 거인이 불쌍하다는 생각이 들어서 장에 내다 팔 물건으로 맛있는 음식을 해준다.

"화란 냉이 크림 스프, 소스를 친 훈제 송어, 달팽이 마늘 버터 볶음, 통닭구이 한 쟁반, 새끼 돼지 한 마리"

보기만 해도 먹음직스러운 음식들이 한 상 가득하다. 정신이 돌아온 거인은 제랄다가 만든 요리를 먹고 감탄한다. 지금까지 잡아먹었던 어린아이와는 비교가 되지 않을 만큼 맛있다. 더 이상 어린아이를 잡아먹고 싶은 생각이 싹 사라진다. 그리고는 제랄다에게 자신의 성으로 갈 것을 제안한다. 그리고 성 안에서 제랄다는 요리를 하고 또 요리를 한다. 이것저것 새로운 요리를 만들어 진귀한 식단을 짜 보고, 요리책에 새로운 요리법을 적기도 한다.

> "양배추 절임과 소시지 모듬
> 파이 반죽에 싸서 구운 거위 간 푸딩
> 송로 버섯 젤리를 곁들인 송아지 고기 튀김
> 퐁파노 사라 베르나르
> 라스푸틴 초콜릿 소스
> 신데렐라식 칠면조 구이
> '거인의 기쁨'이라고 하는 설탕물에 졸인 과일과 숟가락 모양의 비스킷, 아이스크림 케이크"

제랄다는 심지어 이웃에 사는 남자 거인, 여자 거인을 위해 잔칫상을 차려 대접한다. 모든 거인들은 감탄하게 되고, 아이들을 먹고 싶은 마음이 모두 사라진다. 제랄다의 맛있는 음식 덕분에 사람을 잡아 먹는 거인들의 위협은 사라진다. 아이들은 숨어 있던 곳에서 밖으로 나온다. 그리고 다시금 옛날처럼 평온한 삶이 지속된다. 세월이 흘러 처녀가 된 제랄다는 거인과 사랑에 빠져 결혼한다. 아이를 여럿 낳고 행복하게 죽을 때까지 살았다는 이야기다.

거인은 먹을 것에 대한 과도한 욕망을 가진 인물이다. 안타깝게도 맛있는 음식을 만들어 먹을 수 있는 능력이 없다. 목숨을 연명하기 위해 귀리죽, 양배추, 차가운 삶은 감자를 먹을 뿐이다. 그나마 먹어본 음식 중 가장 맛있었던 것이 바로 어린아이였다. 음식에 대한 결핍이 어린아이를 잡아먹는 결과를 낳았다. 하지만 거인이 진정 원하는 것이 무엇이었을까? 어린아이를 위협하여 죽이고, 잡아먹으면서 살고 싶은 걸까?

그렇지 않다. 배가 고픈 거인은 맛있는 음식으로 배고픈 욕구를 채우고 싶을 뿐이다. 제랄다는 거인의 욕구를 채워준다. 거인에 대한 연민의 정으로 말이다. 제랄다가 해 준 음식을 맛본 거인은 당연히 제랄다를 잡아먹지 않는다. 자신의 욕구를 채워 준 유일한 사람이기 때문이다. 음식은 배고픔을 해결해주고, 결핍의 욕구를 해소해 준다.

어릴 적 엄마가 해 준 음식은 우리를 무럭무럭 자라게 했다. 그리고 성인이 된 후 엄마의 사랑과 정을 느끼게 하는 매개가 바로 음식이 될 때가 많다. 『제랄다와 거인』은 먹는 것에 대한 생존의 욕구를 보여주는 책이다. 하지만 단순한 생존을 뛰어 넘어 먹는 것이 관계를 맺는 수단일 수도 있음을 알게 한다. 살기 위하여 엄마의 젖을 본능적으로 빤다. 하지만 '엄마 젖'은 아이와 엄마를 이어주는 매개이기도 하다.

『누구나 눈다』

고미타로 글 그림 | 한림출판사

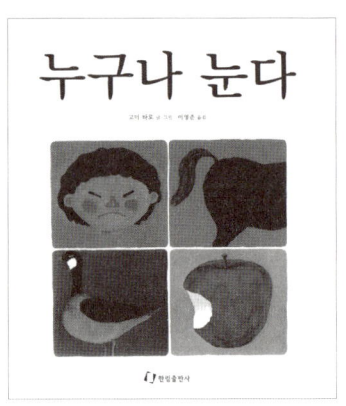

태어나자마자 아이는 기저귀를 찬다. 똥과 오줌을 누는 행위는 생리적이고 자연스럽다. 기저귀에 쉬를 하고, 응가를 하는 시기를 지나 배변훈련을 통하여 스스로 배설을 조절하는 단계가 온다. 바로 배변의 욕구와 같은 생리적 욕구를 즐겁게 표현하는 그림책은 아이들에게 '생존의 욕구'를 자연스레 충족시켜 준다.

피아제가 말하는 '0~3세의 감각운동기'는 감각적인 운동과 경험으로 배워나가는 시기다. 이 시기에는 자신의 생리적인 욕구가 충족되어야 한다. 먹는 것, 자는 것, 싸는 것이 매우 중요한 인생의 과업이다. 그 중 잘 싸는 것은 건강함의 지표다. 아이들의 변을 통하여 몸의 이상을 즉시 알아챌 수 있다. 설사를 하거나 변비를 하는 것도 문제다. 색깔이나 굵기, 농도 등은 건강을 체크하는 척도다. 그렇기 때문에 똥에 관한 책은 초보 엄마들에게도 필수다.

『누구나 눈다』는 어린이들이 가장 신기해하고, 재미있어 하는 똥에 대한 이야기다. 동물의 몸 크기에 따라 똥의 크기도 다르다. 색깔도 다르고, 모양도 다르다. 심지어 똥을 싸는 방식이나 뒤처리 방법도 다르다. 작은 동물에서 큰 동물까지, 그리고 갓난아기에서 어른까지 똥을 누는 모습이 익살스러운 그림으로 표현되었다. 짧은 문장은 읽기 좋고, 반복해도 지루하지 않다.

동물들이 자신이 눈 똥을 비교하는 모습은 아이들의 행동과도 닮았다. 아장아장 걷고, 유아 변기를 사용할 무렵 아이들은 자신이 눈 똥을 관찰해 보기도 한다. 똥이 더럽다고 처음부터 알지는 않는다. 신기하게 바라본다. 자신의 몸에서 무언가가 나왔기 때문이다. 과거에는 똥이 흙으로 돌아가 식물의 거름이 되곤 했다. 하지만 지금은 인분을 퇴비로 잘 쓰지 않는다. 똥과 자연의 순환을 몸으로 체화할 기회가 사라졌다.

똥이란 것은 무조건 더러운 것이 아니라, 너무나 당연하고 익숙하다. 동물도 사람도 모두 먹으면 '눈다'는 것을 알게 된다. 이 책에서는 어린 아이들이 똥을 누고 난 뒤 깨끗하게 휴지로 닦는 것 등 뒤처리에 대한 내용도 익히게 하였다. 배변훈련과 습관을 형성하는 시기에 보면 도움 될 그림책이다. 구성과 독특한 그림이 돋보이는 유아 그림책이다.

『모두들 잠이 들어요』
마거릿 와이즈 브라운 글, 진 샬럿 그림 | 비룡소

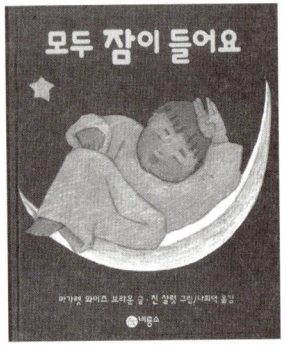

해도 해도 너무 잠을 잘 안자는 아이. 아기 띠를 메고 토닥토닥 하여 겨우 재운 다음에 침대 바닥에 내려놓으려고 하면 기가 막히게 알고 울어대는 아이. 새벽이면 꼭 일어나 서너 시간을 뜬 눈으로 지새우는 아이. 낮과 밤이 뒤바뀌어 한동안 부모 고생시키는 아이. 잠버릇이 심하게 고약하여, 1시간은 울고서야 자는 아이.

잠을 자는 것이 왜 이렇게 아이들에게는 고통일까. 낮에 잘 놀고, 밤에 잠을 자야 또 에너지를 얻어 쑥쑥 자라날 텐데. 졸린 눈을 하고서도 여전히 잠들기 싫어하는 아이를 키워본 부모들은 재우는 것이 하루하루 고통임을 안다.

베드타임 그림책이라는 것들이 있다. 잠들기 전, 잠자리에 누워 읽어 주기 좋은 그림책이다. 꼭 어떤 장르의 그림책을 읽어줄 필요는 없다. 영아기의 그림책 중 잠드는 이야기가 특히 많다. 잠드는 것이 아이들에게는 왠지 모를 불안감일 수 있다. 잠들면 깨어나지 못할 것 같은 심리적인 불안감일까. 아니면 잠이 들고 난 후 부모가 사라질 것 같은 느낌 때문일까. 잠자는 방법을 잘 몰라서 아이도 힘들고, 부모도 힘들다. 졸리면 그냥 자면 될 텐데. 아이는 짜증을 낸다.

이럴 때 『모두들 잠이 들어요』를 읽으며 세상의 모든 것들이 잠을 잔다는 것을 알게 하면 좋다. 살아있는 모든 생명체는 내일을 위하여 휴식이 필요하다. 눈을 감고 잠을 자는 것 역시 생리적인 욕구를 충족시키는 일임을 알게 한다. 모든 아이들은 잠이 필요하다. 어릴수록 잠은 많이 자야 한다.

'아기 캥거루들은 엄마의 따뜻한 주머니 속에 들어가 눈을 감아요.'
'아웅 거리던 고양이들은 자꾸만 눈을 감아요. 그러다 스르르 눈이 감기면 아무도 소리를 내지 않아요. 졸린 고양이들'
'토끼들은 빠알간 눈을 감아요. 졸린 토끼들'

이렇게 동물들이 잠을 하나 둘 자기 시작한다. 이 책은 희한하게도 읽어주는 엄마도 졸리게 만든다. 자장가 같은 수면제 같은 책이라고나 할까. 그리고 책의 마지막에는 잠자는 아기를 위한 기도문이 적혀 있다.

"하느님, 우리 기도를 들어 주세요.
동물들과 노래하는 새들,
말 못하는 어린 생명들을
부드러운 손길로 지켜 주세요."

시적 운율을 살린 리듬감 있는 문장은 반복되는 문장이 편안함을 준다. 가로 14.5cm, 세로 17cm의 판형은 1943년 출판될 당시의 책 사이즈 그대로라고 한다. 한손에 잡히는 크기다. 그래서인지 20개월 무렵, 내 아이는 잠들기 전 이 책을 책꽂이에서 뽑아오곤 했다.

06

너와 나를
이어주는 그림책

{ 생후 1년, 애착관계 형성 }

'하늘이 노랗게 보이면 아이가 나올 것이야.' 라고 어른들은 말하곤 하였다. 하지만 하늘이 노랗게 되는 것보다는 허리가 끊어질 것 같은 아픔이 수 시간 지속된 후에 아이가 태어났다. 갓 태어난 아기를 배 위에 올려놓으면, 사라진 고통에 감사하고 그동안 나의 세계에 없었던 갑자기 나타난 새로운 생명에 감동하며 감사한다. 만지면 바스라질 것만 같은 손가락을 손 위에 올려놓고 아직 뜨지 못한 눈을 바라보며 내가 존재하는 이유를 깨닫게 된다.

그 감동과 깨달음도 잠시, 갓 태어난 아기는 자신의 욕구를 말로 표현할 수 없기 때문에 울음으로 배고픔과 불편함을 표현한다. 밤낮으로 예고도 없이 깨서 우는 아이를 달래다보면 피곤해지고 산후 우울증이 오기도 한다. 피곤하여 혹은 어릴 때부터 버릇을 잘 들여야 한다는 생각에 우는 아이를 그대로 방치해 두면, 아이는 욕구가 좌절되어 나중에 커서 공격성을 보일 수도 있다. 배고픈 아기를 안아 젖을 먹이고 젖은 기저귀를 갈아주는 엄마의 손을 통하여 아기는 부모와의 상호작용을 시작한다.

태어난 아기가 눈을 뜨고 형체를 알아보기 위해서는 며칠의 시간이 걸린다. 오른쪽과 왼쪽의 눈으로 본 것을 하나의 모습으로 인식할 때, 아기가 아름답게 미소 짓는 엄마의 얼굴을 보고 있으면 그 모습 그대로 아이의 머릿속으로 들어가 저장된다. 이 때 아기와 엄마의 눈 마주침으로 아기는 세상에 대한 긍정적인 느낌을 가지게 된다. 이러한 긍정적인 느낌으로 자아를 만들어가기 시작한다.

세상에 대한 긍정적 느낌, 내가 태어난 이 세상은 믿을 만하다는 생각, 드디어 아기는 자기 앞의 세상이 아닌 자기 뒤의 세상이 궁금하여 뒤집기를 시작한다. 믿을 만한 세상. 살기로 결심한 순간이다. 더 많은 것들이 보이기 시작한다. 뒤집기와 배밀이를 지나 6개월쯤 되면 혼자 앉을 수 있다. 본격적으로 아이와 신체 놀이를 할 수 있다. 8개월이 되면 '낯을 가리기 시작한다.' 낯선 환경에서 엄마가 불안해하면 아기도 불안해하고, 엄마가 기분 좋으면 아기도 기분이 좋다. 엄마와 아이가 감정적 교류가 시작되고 이 때 엄마가 일관되고 적절한 반응을 보여 주면 안정된 애착이 형성된다. 걷기 시작하며 엄마를 중심으로 세상을 탐색하기 시작한다. 엄마의 정서적 안정으로 안정적 애착을 가지게 된 아이는 더욱 힘차게 세상을 향해 걸음마를 시작한다.

『아기 어르고 달래고 재우는 자장노래』

백창우 글. 한지희 그림 | 파랑새 어린이

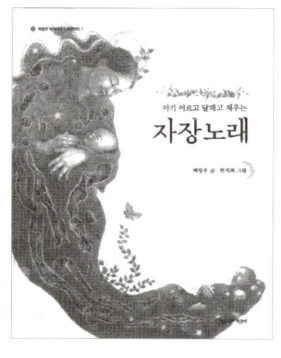

갓 태어난 아기는 깨어 있는 시간 보다 잠자는 시간이 훨씬 길다. 아직 사물을 알아 볼 정도로 시력이 발달하지 못해 눈을 떠도 사물을 인지할 수 없다. 다만 귀는 열려 있어 조그만 소리에도 깜짝 놀라 깨어 울곤 한다. 편안하고 고요한 엄마 뱃속에 비해 세상은 시끄럽고 불안하다. 이 때 들려주는 엄마의 노래 소리는 엄마의 사랑을 그대로 전해주어 아기의 마음을 안정시켜 준다.

『아기 어르고 달래고 재우는 자장노래』는 옛날부터 입에서 입으로 전해 내려오는 자장노래에 우리의 선과 빛깔과 모양을 바탕으로 그림을 그린 책이다. 노래말의 가사를 잘 들어 보면, 아기가 존재 그대로를 사랑해주는 많은 이들이 많이 등장한다. 엄마에게 아이는 보배둥이이고, 할머니에겐 사랑둥이, 형제에겐 우애둥이 동무에겐 이리둥이 이웃에게는 귀염둥이 동네방네 재주둥이이다. 이런 아이이기에 은을 줘도 금을 줘도 절대 살 수 없다. 세상천지에 으뜸이다. 존재 자체만으로 아기는 사랑 받는 존재이다.

또한 자장노래에는 우는 아이를 달래기 위한 엄마의 지고한 노력이 담겨져 있다. 호박국에 밥 말아 주고, 고추장에 밥 비벼 주고, 콩떡 팥떡 해 주는 등. 우는 아이를 달랜 다기 보다는 잘 먹고 튼튼하게 잘 자라라는 엄마의 사랑이 담겨 있는 노랫말이다. 아기를 품에 안고 행복해 하는 엄마의 모습, 대지의 모신이 아기를 끌어안은 듯 몽환적 그림이 자장노래와 잘 어우러진다. 아기를 달래주는 누이의 모습도 있고, 업고 단잠을 재워주는 할머니도 있다. 엄마뿐만 아니라 주변 사람들의 사랑과 함께 아기는 둥글둥글 잘 자란다.

아기에게 하늘 같이 높게 산처럼 크게 자라기를 바라는 마음을 담아 노래를 불러 주자. 책의 부록 CD에 들어있는 가락을 배워도 좋지만, 엄마가 직접 가락을 만들어도 좋다. 반복되는 어구와 실감나는 의성어 의태어는 읽기만 하여도 자연스럽게 운율이 떠오른다. 단조로운 운율이 아이에게 안정감을 주어 마음을 편하게 해 준다. 4-4조의 가락이라 어떤 노래를 붙여도 자연스럽다.

『엄마는 나를 정말 사랑하나 봐』

김이연 글 | 정글짐북스

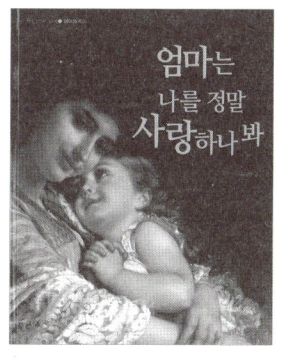

아기를 품에 안은 엄마는 세상 누구보다 행복하다. 그런 엄마의 얼굴을 바라보고 있는 아기의 얼굴 또한 세상 더 없이 평화롭다. 『엄마는 나를 정말 사랑하나 봐』는 엄마와 아기의 따뜻한 순간을 담은 명화 23점을 수록해 놓은 그림책이다. 가장 따뜻한 순간이면서 세상에서 가장 아름다운 모습이 담겨 있다.

새근새근 잠든 아기를 들여다보고 있는 엄마의 눈빛, 두 팔로 안아 올려 지긋이 내려다보는 눈빛. 아기는 따사로운 엄마의 눈빛을 느끼며 편안하게 잠을 잔다. 눈은 빤짝 반짝, 코는 동글동글, 입은 오물오물, 볼은 보들보들. 아기의 손을 잡고 이마에 뽀뽀를 한다. 젖을 먹일 때도, 가슴에 안고 손가락 하나하나를 매만지고, 아이와 눈을 맞춘다. 처음 보는 세상에서 만나는 엄마의 따뜻한 눈빛과 미소는 아이에게 편안함과 안락함의 긍정적인 느낌을 준다. 잠투정할 때도, 괜스레 화가 나 보챌 때에도 꼭 껴안아 주고 사랑을 속삭인다. 집에 있을 때도 나들이 할 때도 엄마의 시선은 아이에게 머무른다. 아기는 엄마의 시선에서 기쁨과 행복을 느낀다.

　면지에는 작가가 처음으로 병원에 가서 초음파 검사를 했을 때부터 아기가 태어 날 때까지 아기에게 보내는 짤막한 이야기가 함께 수록되어 있다. 일상의 소소한 이야기를 아기와 함께 나누려는 엄마의 마음이 그대로 담겨져 전해 온다. 책장을 넘길 때마다 엄마와 아기가 만들어내는 아름다운 모습에 절로 미소가 지어진다. "네가 태어나면서 엄마는 새롭게 태어났지. 엄마라는, 세상에서 가장 따뜻한 이름으로 말이야" 아기가 태어나지 않았다면, 나에게서 저런 엄마의 미소가 나올 수 있었을 까. 저런 아름다운 모습을 가질 수 있었을까.
　많이 안아주고 항상 바라봐주고, 쓰다듬어 주고, 뽀뽀해 주자. 그 시간만큼 아기에게 사랑은 전해진다.

『도리도리 짝짜꿍』

김세희 엮음, 유애로 그림 | 보림

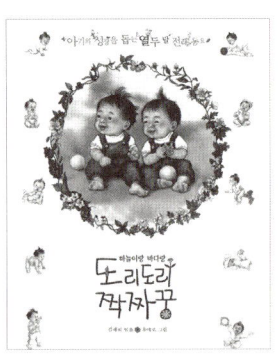

　그림책 『도리도리 짝짜꿍』은 도리도리, 짝짜꿍, 곤지곤지, 잼잼... 등 아기의 성장 발달을 돕는 우리 전래 놀이가 실려 있다. 엄마 뱃속에서 웅크리고 있던 아기의 몸을 쭉쭉 펴주며 '쭈까 쭈까'.

안정적인 심장 소리를 들려주며 가슴에 앉고서 부드럽게 흔들며 둥개 둥개. 목을 가눌 수 있으면 등에 업고 포근한 엄마 숨결을 느끼며 어부바를 불러 준다. 머리에서 몸으로, 몸에서 손으로 발로. 아이의 성장 발달 순서에 따라 아기의 몸을 자극해 주어 성장을 돕는다. 엄마의 손길을 따라 느껴지는 다정함과 부드러운 움직임에 맞는 노래는 아기에게 정서적 안정감을 준다.

누워만 있는 아기의 시선을 가끔 올려 준다. 가슴에 안고, 업고, 목마를 태워 주면 아기는 새로운 눈높이에서 보여 지는 세상에 호기심을 갖는다. 엄마의 품속에서 처음 보는 세상은 편안하게 다가온다. 아빠의 머리 위에서 바라보는 세상은 두려움이 아니라 즐거움과 유쾌함이 느껴진다. 둥개 둥개 ~ 닝가 닝가~ 노래에 맞추어 가볍게 흔들어 준다. 낯선 환경이 기분 좋게 다가온다. 아기가 더욱 힘차게 세상으로 한 발 더 나아 갈 수 있는 힘이 생긴다. 노래 가락이 기억이 나지 않거나 처음 듣는다면 익숙한 가락을 붙여 보아도 좋다. 이참에 우리 아기에게 맞는 노래 가사도 만들어 보자. 아기에게 좋은 선물이 될 것이다.

아기가 목을 가눌 수 있을 때 즈음부터 나는 아기를 배 위에 올려놓고 무릎을 올려 뒤에서 바치고선 시선을 맞추며 노래를 불러 주었다. 엄마는 누워있고 아기는 앉아 있고, 그 상태로 바라보는 방안 풍경이 아이는 마음에 들었나 보다. 오른쪽 무릎을 올리면 왼쪽이 보이고 왼쪽 무릎을 살짝 올려 주면 오른쪽이 보이며, 조금씩 다르게 들어오는 풍경들에 아기는 시선을 고정했다. 그러다가 '까꿍' 하며 엄마가 부르는 소리에 목을 뒤로 젖히며 꺄르르 웃는다. 엄마 배 위에서 처음 바라보는 세상은 안락하고 즐거운 곳이리라. 아기와 눈을 맞추고 노래를 부르는 좋은 방법은 정해져 있는 것이 아니다. 아기와 엄마가 한 장소에서 편안히 뒹굴며 함께 할 수만 있다면 아기는 그것만으로도 세상이 참 좋다.

07

나를 발견하게 하는 그림책

{생후 2년, 자존감 형성}

18개월 쯤 되면 혼자서 걷기도 하고 뛰기도 한다. 엄마와 안정 애착을 한 아이는 엄마를 중심으로 세상을 탐색하기 시작한다. 엄마 손을 잡고 나가서 잠시 떨어져 있다가 다시 뒤돌아 엄마에게 돌아오고 다시 저 만큼 갔다가 다시 뒤돌아 엄마에게 돌아오기를 반복한다. 두 다리로 서고 자신의 의지에 따라 가고 싶은 곳을 자기의 발로 걸어갈 수 있는 시기. 자아가 발달하기 시작한다.

그 첫 번째 관문은 "내가 싸고 싶을 때 쌀 거야!"

젖은 기저귀를 갈아주려고 눕혀 놓으면 휙 돌려 앉는다. 자신이 첫 창조물이 궁금한 것이다. 내 몸에서 나온 것이니 내 것이라는 생각이 드는 것은 당연하리라. 더러운 기저귀를 빨리 치워버리려는 엄마의 욕심은 내가 만든 것을 빼앗아 가는 욕심으로 착각하는 것일까? 잠시 자리라도 비우면 양손과 엉덩이 다리 온몸에 똥을 바르고 심지어는 맛도 본다. 온 몸으로 세상을 탐색하는 시기가 두 돌을 전후로 하는 시기이다. 더구나 이것은 내가 만들어 낸 것이 아닌가? 탐색하고 또 탐색해야지. 이 때 엄마가 인상을 찡그리고 아이에게 큰 소리로 혼을 내면, 아기는 자신이 창조한 물건을 엄마가 싫어한다고 내 선택을 엄마가 싫어한다고 생각한다. 자율감에 상처를 주는 순간이다.

어떻게 해야 할까? 그대로 둔다. 아이가 실컷 자신의 창조물을 탐색하고 맛볼 수 있게 충분히 놀 수 있게 미소 지으며 바라보고 잘 했다고 칭찬해 주자. 아이는 이후 성인이 될 때까지 자신이 선택한 일을 자부심을 가지고 처리하고 자존감이 높아지리라. 배변을 하는 간격이 길어지고, 똥의 모양이 자리를 잡아가고 아이가 똥을 눌 때마다 힘을 주는 모습이 일정해지면, 배변 훈련을 시작한다. 자~ 이제 아기를 위해 변기를 준비하자.

'내가 싸고 싶을 때 싸는 것' 그 때가 오면 첫발을 떼는 그 순간만큼 감동의 순간이 된다. 아이가 기저귀를 뗄 수 있다는 것이 첫 번째 감동이고, 드디어 아이가 자아의 의지를 가지기 시작했다는 것이 두 번째 감동이다. 하나의 인격체로 존중해 주어야 하는 시기가 시작된 것이다. 물론 이때부터 엄마는 힘들다. 아이의 의지와 엄마의 의지간에 기나긴 싸움이 시작되는 순간이기 때문이다.

"싫어!"

이 시기의 아이들이 가장 많이 하는 말이다. 자기 의지가 생겼으니, 자기가 하고 싶은 대로만 하겠다고 고집을 부린다. 집안의 모든 서랍이란 서랍은 다 열어 보고 그 안의 것을 몽땅 빼 놓고, 싱크대 문을 열어 모든 식기들을 빼서 두드리고 논다. 냉장고 문까지 열어 그 안에 있는 음식을 모두 빼 놓기도 한다. 세상에 대한 호기심에 자신의 의지마저 생겼으나 아직 판단 능력이 발달하기 않았기 때문에 위험에 노출되지 않도록 주의를 기울여야 한다. 혼내거나 체벌을 하는 것은 아이의 고집을 다루는데 도움이 되지 않는다. 위험한 물건은 높은 곳이나 잠금 장치가 있는 장속에 넣어 두고, 가구나 문의 모서리는 완충 장치를 해 두는 것이 좋다. 또한 이 시기에는 집안을 깨끗하고 잘 정돈해 놓고 사는 것은 포기 하는 것이 현명하다.

『응가하자, 끙끙』

최민오 지음 | 보림

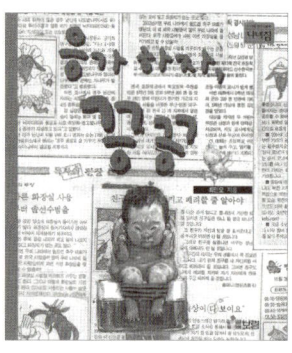

아기가 배변 훈련을 할 때쯤이면 누구나 아기를 위한 전용 변기를 구비해 둔다. 큰 아이가 말을 시작하고 똥을 누기 위해 쪼그리고 앉아 힘을 주려는 모습이 종종 눈에 띄기 시작하자 알록달록 눈에 띄는 유아용 변기를 하나 장만했다. 처음 유아용 변기를 발견했을 때, 아이에게 그것은 새로 들여온 장난감이였다. 올라가서 놀고 그곳에 앉아서 밥을 먹고 인형 친구를 올려놓고 알 수 없는 이야기를 나누었다. 빨리 기저귀를 떼어야 엄마의 일손이 줄어들고 기저귀 값이라도 줄일 요량으로 엄마의 마음은 조급한데, 그 속을 몰라주는 아들이 야속하기까지 하다. 가끔은 그 위에 올라 앉아 끙끙 똥 누는 시늉을 하기도 했으나, 아들에게 그것은 장난감 이상의 의미는 아닌 듯하다. 그 때 이 책 『응가하자, 끙끙』을 발견했을 때, 엄마의 눈은 빛났다. 당장 사서 아이를 앉혀 놓고 읽어 준다. 마치 유아용 변기 사용법을 읽어주듯이. 아들은 책을 들여다보고 유아용 변기를 쳐다보기를 반복하다가 마침내 옷을 내리고는 그 위에 앉아 힘을 주기 시작했다. 끙끙. 그리고 그것이 끝. 힘만 주다가 끝났다. 아이에게 그것은 새로운 놀이였을 뿐이었다. 아들이 변기에 똥 누기를 성공한 것은 그 뒤 한참이 지난 후였다. 그것도 아이를 혼자 방에 두고 밭일로 정신이 없었을 때, 아이는 조용히 자신의 과제를 훌륭히 해내었다. 엄마가 조급해 할 일이 아니다. 아이는 때가 되면 자신이 하고 싶을 때 스스로 과제를 수행한다.

변기통에 앉아 힘을 주고 있는 아이는 온 몸으로 고집을 부리는 아이들의 모습과 비슷하다. '난 지금 똥을 누고 싶어! 지금 당장!' 아이는 자기 스스로 선택한 이 일을 꼭 해 내고야 말겠다는 각오를 보여 준다. 『응가하자, 끙끙』은 아이에게 친숙한 동물들이 개성 넘치는 포즈로 변기통에 앉아 있다. "응가 하자. 끙끙, 끙끙, 끄응끙." 보통 아기를 변기에 앉혀 놓고 엄마들이 같이 힘을 주는데, 이 그림책에는 손잡아 주는 어른의 모습은 없다. 누구의 지시도 없이 자신의 의지대로 변기에 앉아 있다는 것. 과제(?)에 성공한 동물들은 변기에 놓인 자신의 배설물을 자랑스럽게 쳐들고 환호성을 지른다. "이야, 나왔다. 야호!". 대부분의 부모들은 인식하지 못하지만, 아이가 생후 첫 성취감을 만끽하는 것은 대변을 처음 가리는데 성공한 그 순간이다. 내가 선택한 과제를 성공적으로 해 냈을 때 아이들의 자존감이 높아진다.

처음 선택한 자신의 과제를 해 내지 못했을 때는 어떻게 해야 할까? 작가는 이런 경우를 대비하여 친절하게 알려 주고 있다. "어머, 안 나왔네. 하지만 괜찮아. 다시 한 번 해 보자" 한 번의 실패에도 불구하고 다시 도전을 했을 때는 모두가 응원해 준다. 나를 지켜봐주는 애정 어린 눈빛에 다시 힘을 낼 수 있다. 그리고 과제를 해 냈을 땐 축제의 분위기를 만들어 축하해준다. "잘했어!" 이런 경험을 통해 세상은 따뜻한 곳이라 믿게 되고 '나는 사랑받는 존재'라는 믿음을 가지게 된다. 배경에 깔아 놓은 신문지의 기사가 눈에 띈다. "멋진 내 사진", "친구끼리 예의 지키고 배려할 줄 알아야…", "바른 화장실 사용 ~부터 솔선수범을"

이 시기의 아이들이 획득하기 시작하는 나를 사랑하는 마음, 타인을 배려하는 마음을 은근슬쩍 배경에 끼워 놓은 작가의 재치가 돋보인다.

『싫어 공주와 말썽쟁이 곰』

클라라 벌리아미 지음 | 미래아이

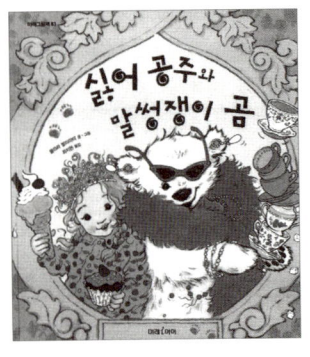

펄은 무엇이든 '싫어'라고 해서 '싫어 공주'라고 부른다. 심술이 나서 작은 발을 쿵쿵 구르고 "아침밥 먹기 싫어"하고는 숟가락을 던져 버린다. "싫어! 싫어! 싫어!"

엄마가 나가고 털이 북슬북슬한 하얀 곰이 들어온다. '싫어'라고 말하는 아이의 또 다른 모습이다. 식탁 위의 음식을 모두 먹어 치우고, 끈적끈적한 발바닥으로 집안 이곳 저곳을 돌아다닌다. 숨고, 미끄러지고, 뛰어다니고 기어오른다. 옷장 꼭대기에 올라가고 커튼을 잡아끌어 떨어뜨린다. 펄의 집을 방문한 작고 하얀 곰은 고집스런 두 살 어린 아기의 모습 그대로다. 집은 금세 뒤죽박죽되고 고집을 절대 접으려 들지 않는다. 어쩌리오. 아기들은 원래 호기심과 에너지가 넘치는 것을. 싫어 공주와 말썽쟁이 곰은 둘 다 우리 아이의 모습이다.

무엇이든 "싫어 싫어"를 외치는 펄을 어떻게 할까?
펄의 엄마는 고집부리는 펄을 그대로 두고 커피 한잔과 읽을거리를 들고 우아하게 방으로 들어간다. '엄마가 나가 버렸어요.'라고 하지만 사실 엄마는 방으로 들어 간 거다. 아이가 고집을 부리고 집안을 어지럽혀 놓았을 때, 몸과 마음이 바쁜 보통의 엄마들은 펄의 엄마처럼 우아하게 커피 잔을 들고 방으로 들어가기는 쉽지 않다. 오히려 아이의 손을 잡아끌고 방으로 데리고 들어가 일장 연설을 한 후, 잠시 방에 혼자 두는 방법을 선택한다. 그것이 아이의 마음에 깊은 상처를 준다는 사실을 알면서도 그 순간의 화를 참지 못한다.

혼자 남은 펄은 작고 하얀 곰을 상상에서 불러내어 자기 하고 싶은 대로 충분히 다 한다. 그 동안 엄마는 방에서 여유롭게 기다리면 된다. 아이가 잠잠해 졌을 때, 문을 열고 나온다.
뒤죽박죽된 방을 보고 타이르거나 나무라지 않는다. 아이가 원하는 것을 준다. 꼭 안아주고, 사랑을 담은 뽀뽀면 충분하다. 아이도 상처 받지 않고, 엄마도 자기만의 시간을 가질 수 있는 현명한 방법이다. 자기 마음껏 충분히 해 본 아이는 다음에 고집을 부리지 않는다. 자기가 하고 싶은 대로 하였으나 엄마는 여전히 자신을 사랑하고 세상은 여전히 살기 좋은 곳이라고 알게 된 아이는 세상을 향해 걸어 나갈 수 있는 힘이 생긴다.

『두드려 보아요』

안나 클라라 티돌름 지음 | 사계절

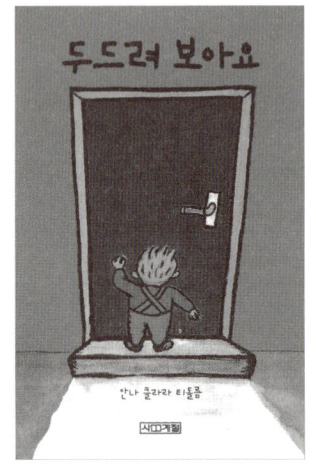

아이가 기어 다니다가 두 발로 설 수 있는 순간. 아기의 두 손은 자유로워진다. 자유로워진 두 손으로 닥치는 대로 잡아 내리고 두드리며 물건을 탐색한다. 『두드려 보아요』는 이 시기의 아이들에게 색깔과 모양에 대한 감각을 일깨워주고 여러 가지 사물의 이름 알게 해 준다. 푸른 나무 밑에 작은 집에 누가 살고 있을까? 아기는 호기심 가득 작은 집으로 시선을 집중한다. 한 장을 넘기면 파란 문에 손잡이가 달려 있다. "똑! 똑!" 실제로 소리를 내며 파란 문을 손으로 두드리면 아기도 따라 두드린다. 짜짠~ 아기와 비슷한 또래의 꼬마 미카엘이 여기저기 어질러 놓고 북을 치고 있다. 발가벗은 아기가 북을 들고 신나게 놀고 있는 모습을 보고 아기는 즐겁다. 자기와 비슷한 모습과 익숙한 풍경에 안도감을 느낀다.

안나 클라라 티돌름의 『두드려 보아요』 『찾아보아요』 『걸어 보아요』 『물어 보아요』는 자기의 주변 세상을 탐색하기 시작하는 아기들의 특징이 잘 드러나 있다. 손에 잡히는 것은 모두 두드려 무슨 소리가 들리는지 확인하고, 집 안에서 무얼 하고 놀지 찾아본다. 책의 표지에는 세상을 향해 걸음을 내 딛기 위해 당당하게 서 있는 아기의 뒷모습이 그려져 있다. 문을 열고 나가는 아이를 지켜봐 주는 엄마의 따뜻한 시선이다. 하지만 책장을 넘겨 보여 지는 세상은 아이가 만나는 세상이다. 아이의 눈을 통해 보여지는 신기하고 흥미로운 세상의 풍경이다.

　엄마는 정해진 길로 다니기를 바라지만, 아기의 호기심은 새로운 다른 길이 궁금하다. 좁다란 길을 따라 걸어 보고, 바람 부는 길을 걸어 보고, 언덕길도 걸어가며 강아지도 만나고 일하는 아저씨들의 모습도 보고 오리랑 배를 타고 노는 곰도 만난다. 밖에서 만나는 모든 것이 궁금하다. 새는 왜 날아갈까? 아저씨는 왜 자전거를 타고 갈까? 개는 왜 짖을까?

　『두드려 보아요』에서 아기는 집안으로 들어가 다양한 색의 방문 넘어 펼쳐질 세상에 대하여 상상의 나래는 펼친다. 『찾아보아요』에서는 집 안에서 놀 수 있는 놀거리를 찾기 위해 집 안의 물건들을 찾는다. 그 다음 단계로 『걸어 보아요』에서는 밖으로 나가 마주치는 길을 따라 새로운 세상을 만나고 두근두근 설레는 마음으로 새로운 친구를 만나게 된다. 그렇게 만나는 세상이 궁금해지기 시작한 아이는 『물어 보아요』에서 "왜 그럴까?" 궁금해 한다. 집 안에서 밖으로 활동 범위가 넓어지고 밖에서 만나는 세상에 관심을 가지기 시작하는 시기의 아이들에게 읽어주면 좋은 그림책이다.

08

어울림을 알려 주는 그림책

{생후 3년, 사회성 형성}

    2세부터 3세까지의 아이는 집안에서 노는 것보다 밖으로 나가고 싶어 한다. 빨리 밖에 나가고 싶은 마음에 신발을 들고 문 앞에 서서 신겨 달라고 난리다. 아이는 낯선 환경보다 익숙한 환경에서 노는 것을 좋아한다. 그 이유는 익숙한 풍경이 기억 되고, 다시 그곳에 갔을 때 자신의 기억대로 있다는 것이 기쁘고 즐겁기 때문이다. 엄마가 항상 그곳에 있다는 안정감과 같은 것으로 그 나무가, 그 벤치가, 그 놀이터가 그곳에 있다는 것은 아이에게 심리적 안정감을 주어 점점 놀기 시작한다.

    손에 잡히는 물건은 전부 아이의 상상에 의해 놀이 친구가 된다. 길을 가다 만난 나뭇잎도 아이의 친구가 되고 나뭇가지와 돌멩이는 배가 되고 차가 된다. 작은 물병의 물은 커다란 파도가 된다. 상상은 신체 발달과 깊은 연관관계가 있지만 언어와도 연결되어 간다. 말을 듣고 이해하고, 기억해서 말의 의미가 자신의 것으로 되어가는 과정을 체험한다. 이러한 과정을 통하여 아이의 상상의 세계는 더욱더 커지고 자기 고유의 세상을 만들어 간다.

엄마와 떨어져서 잘 놀던 아이가 갑자기 엄마의 꽁무니만 쫓아다니며 떨어지려하지 않고 불안한 반응을 보일 때가 있다. 걷고 뛰는 것이 능숙해 지고 세상에 대한 호기심으로 밖에 나갔으나, 엄마와 아직 정서적으로 분리할 준비가 덜 되어 있는 상태에서 발생하는 불안이다. 신체나 인지 발달은 빨리 이루어지고 정서 발달이 늦어지게 되어 발생하는 불균형에서 오는 불안이다. 이 때 엄마가 항상 옆에 있다는 것을 확인시켜 주는 것이 중요하다. 아이가 놀다가 뒤돌아보았을 때 언제나 그 자리에 있고, 아이가 어떠한 상태라도 있는 그대로의 너를 사랑한다고 말해 준다.

"세살 버릇 여든까지 간다"라는 속담이 있다.
아무런 생각 없이 외우고 다니던 속담인데, 아이를 키우다 보면, 이 말이 인간의 삶에 얼마나 중요한 말인지 알게 된다. 생후 3년까지가 유아 발달 단계에서 가장 중요한 시기이며, 이때 정서적 인지적 신체적 발달의 80%가 완성되는 시기이다. 그 중에서 가장 중요한 마음의 틀이 만들어지는 시기이다. 엄마가 항상 그 자리에 있고 어떠한 경우에도 엄마는 나를 사랑한다는 믿음을 바탕으로 아이는 자아를 형성하고 자신이 사랑 받기 위해 태어났다는 믿음을 바탕으로 자존감을 키워 나갈 수 있다. 젖병 떼고, 기저귀 떼고, 잘 뛰어 다니고, 언어 표현을 잘한다고 해도 세 돌까지는 엄마가 필요한 아기이다.

『주머니 밖으로 폴짝』
데이비드 에즈라 스테인 글 그림, 고정아 옮김 | 시공주니어

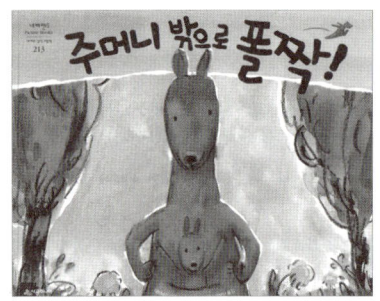

엄마 뱃속에서 10개월을 살다가 태어나, 엄마의 품에서 세상이 좋은 곳이라는 믿음이 생기고 무엇이든 해 낼 수 있다는 자신감이 생기기 시작하면, 아이는 세상 밖으로 나가고 싶어 한다. 데이비드 에즈라 스테인은 『주머니 밖으로 폴짝』에서 이러한 아이의 심리를 잘 보여 준다.

'갓 태어났을 때, 아기 캥거루는 엄마 배 주머니에서 살았어요. 그러던 어느 날 아기 캥거루는 고개를 비죽 내밀고 밖을 내다보았지요. 은은한 미소를 띤 엄마의 얼굴이 보였어요.'

엄마 배주머니에서만 살던 아기 캥거루가 세상에 대한 호기심을 가지고 세상을 바라보았을 때, 처음 만나는 것은 미소 띤 엄마의 얼굴이다. 이 미소는 세상을 탐험하고 싶은 아기에게 용기를 불어 넣는다. "엄마, 밖에 나가고 싶어요!"

걷기 시작하고 집안의 구석구석 탐험을 끝내고 활동 반경이 넓어지는 2세~3세 아이들은 밖에 나가고 싶다. 이 때, 아기는 세상이 안전한 곳인지 불안전한

곳인지 몸으로 체험하기 전에 먼저 엄마의 얼굴부터 살핀다. 엄마가 은은한 미소로 '한 번 나가보렴' 이라고 말해 준다면 아기는 세상에 한 발짝 내디딜 용기를 얻게 된다. 처음 만나는 것을 두려움 없이 대면한다는 것은 아니다.

주머니 밖으로 뛰어나간 아기 캥거루는 낯선 것과 갑자기 만나게 된다.
"너, 누구니?"
"꿀벌."
"엄마야, 내 배 주머니!"
처음 보는 것에 놀란 아기 캥거루가 찾은 것은, 엄마의 품속이다. 그 때까지 엄마는 아기의 주변에서 그 모습을 지켜보고 있다. 놀라고 당황스런 세상에 직면했을 때, 돌아 올 수 있는 엄마의 배 주머니가 있다는 것은 아기 캥거루가 다시 세상을 향해 나아갈 수 있는 힘을 준다.

'그러나 곧 아기 캥거루는 다시 뛰어 나가고 싶었지요.'
"너, 누구니?"
"토끼."
"엄마야, 내 배 주머니!"
이렇게 배 주머니와 세상을 번갈아 가며 왔다 갔다 하면서, 아기는 조금씩 더 멀리 나아간다. 처음엔 한 걸음, 다음엔 두 걸음, 그 다음엔 세 걸음... 그러고는 마침내 친구를 만나 사방을 뛰어 다닌다.
"배 주머니는?
"필요 없어요!"
비로소 아기는 홀로 세상을 탐험할 수 있게 된다. 아이가 세상을 향해 나아갈 때, 머뭇거리고 두려움에 움츠려 들 때, 엄마는 조급해 할 필요가 없다. 엄마 품에 뛰어 들다가 세상을 향해 나갔다가를 반복하면서 어떠한 경우에도 엄마가 뒤에서 든든히 나를 지켜주고 있다는 안정감을 갖게 된다. 그 안정감을 바탕으로 자신에 대한 믿음으로 아이는 비로소 독립할 수 있게 된다.

『아주 아주 특별한 집』
루스 크라우스 글, 모리스 샌닥 그림 | 시공주니어

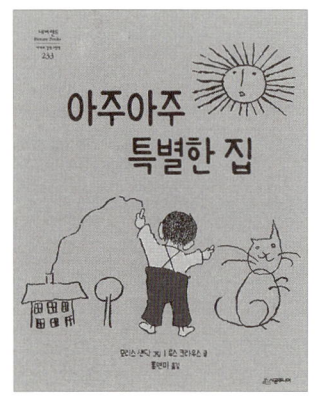

아이는 주변에 있는 모든 물건들을 자신의 상상 속에 친구로 초대한다. 말을 듣고 이해할 수 있는 단어들이 늘어 가면, 상상을 통하여 머릿속에 기억하고 있는 말들의 의미를 찾아간다. 아이의 상상의 세계는 더욱더 커지고 자기 고유의 세상을 만들어 간다.

『아주 아주 특별한 집』은 아이들의 자유로운 생각을 언어로 포착해 낼 줄 아는 작가 루스 크라우스가 글을 쓰고 어린이의 기억을 마음속에 가지고 있는 모리스 샌닥이 그림을 그렸다. 이 책은 아이가 기억하고 있는 머릿속 단어들로부터 상상의 나래를 펼쳐 '아주 아주 특별한 집'을 소개하는 그림책이다.

눈을 감고 춤을 추며 아이는 노래를 부른다. 눈을 감고 있는 아이의 옆에서는 노랫말 속에 담겨 있는 동물들도 함께 춤을 추고 있다. 단어와 함께 기억 속에서 동물들의 모습이 그려진다. "나는 어떤 집을 알아요. 눈으로 볼 수 있는 집이 아니에요. 오직 나만을 위한 집이에요. 바로 나, 나, 나, 나" 아이의 눈은 계속 감겨진 채이다. 자신의 머릿속에서 만들어지는 집 안에는 아주 특별한 물건들만 있다. 아주 특별한 침대, 아주 특별한 선반, 아주 특별한 의자. 아주 특별한 문, 아주 특별한 벽. 왜 모두 아주 특별한 것들 뿐일까? 그것은 아이 스스로 고유하게 만들어낸 것들이기 때문이다. 세상에서 유일무이한 자신만의 세상이니 특별할 수밖에 없다.

그림에서 아이의 모습에만 색을 칠해 놓고, 나머지 물건과 동물들은 선만 그려 놓았다. 모두 아이의 상상 속에서만 존재하는 것이기 때문이다. 머릿속에 기억하고 있는 단어로 떠올리는 자신만의 세상이다. '나, 나, 나, **나**' '쭉, 쭉, 쭉, **쭉**' 한 단어를 반복하면서 점점 더 크게 강조하여 자신이 만든 세상에 대한 자부심을 보여준다. 세상에 대한 단어를 하나하나 알아가며 그 단어를 머릿속에서 자신만의 의미로 재탄생시키는 과정을 통하여 아이는 세상을 점점 더 확장시켜 나간다.

『엄마는 너를 사랑해』
데비 글리오리 글 그림 | 킨더랜드

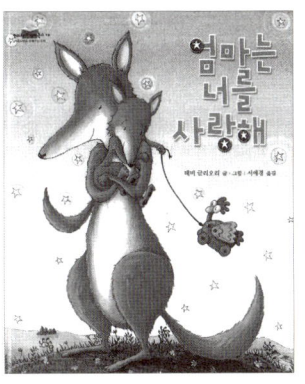

3세 아이들의 기상 발랄한 행동은 엄마를 당혹하게 하기도 한다. 어떨 때 보면 괴물 같아 보이기도 하고 징그러운 곤충 같아 보이기도 한다. 삐져서 구석에 앉아 있는 아기를 보면 심술궂은 곰 같다. 식탁에 앉아서 안 먹겠다고 고집을 부리며 음식을 쏟아 버리는 아기는 꼬물꼬물 벌레의 모습이다. 욕조에 앉아 장난을 치는 아기는 장난꾸러기 악어다. 그럼에도 불구하고 엄마가 자신을 사랑하는지 확인하고 싶다. 그림책『엄마는 너를 사랑해』는 이런 아이의 심리가 잘 드러나 있다.

엄마는 아기에게는 관심을 보이지 않고 오랜 시간 동안 전하기를 들고 수다를 떨고 있다. 아기는 심술이 났다. "난 엄마가 미워. 엄만 나 사랑하지 않지?" 아기는 엄마가 보여주는 행동을 통해 엄마의 사랑에 의심을 품기 마련이다. 이 순간 엄마는 모든 일을 제쳐두고 오로지 아기에게만 관심을 쏟아야 한다. "오, 아가. 네가 아무리 심술을 부려도, 이 세상 어떤 일이 있어도, 엄마는 언제까지나 널 사랑한단다!" 아이들은 엄마의 말을 통해서가 아니라 행동을 통해 사랑을 느낀다.

심술궂은 곰에게 엄마는 맛있는 스프와 과자를 가져다준다. 꼬물꼬물 벌레가 되어 식탁을 어지럽혀도 엄마는 동요하지 않고 미소 지으며 같이 식사를 한다. 욕조에서 악어처럼 장난을 쳐도 엄마는 부드럽게 껴안고 뽀뽀해 준다. 아기가 어떠한 모습이여도 이 세상 어떤 일이 있어도 엄마는 언제까지나 너를 사랑한다는 것을 행동으로 보여주고 귀에 속삭여 준다. 별을 바라보며 자신을 감싸고 있는 엄마의 품속에서 아기는 비로소 사랑이 무엇인지 알 수 있다. 그리고 내 주변이 사랑으로 가득하다는 것을 느낄 수 있다.

09 즐거운 그림책 소통

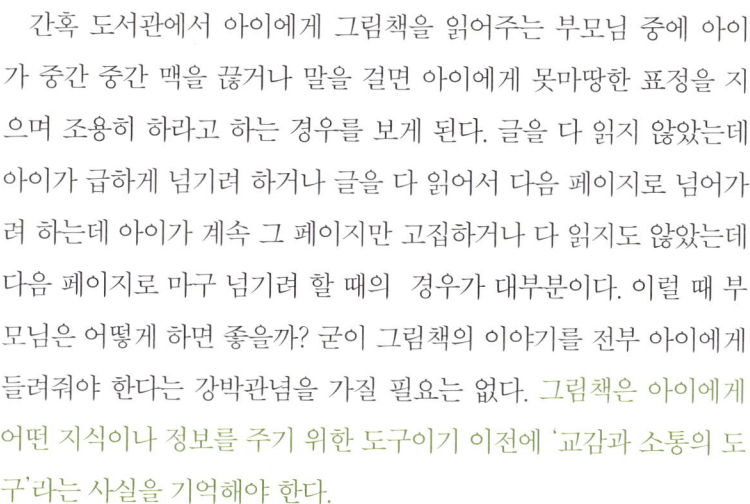

　간혹 도서관에서 아이에게 그림책을 읽어주는 부모님 중에 아이가 중간 중간 맥을 끊거나 말을 걸면 아이에게 못마땅한 표정을 지으며 조용히 하라고 하는 경우를 보게 된다. 글을 다 읽지 않았는데 아이가 급하게 넘기려 하거나 글을 다 읽어서 다음 페이지로 넘어가려 하는데 아이가 계속 그 페이지만 고집하거나 다 읽지도 않았는데 다음 페이지로 마구 넘기려 할 때의 경우가 대부분이다. 이럴 때 부모님은 어떻게 하면 좋을까? 굳이 그림책의 이야기를 전부 아이에게 들려줘야 한다는 강박관념을 가질 필요는 없다. 그림책은 아이에게 어떤 지식이나 정보를 주기 위한 도구이기 이전에 '교감과 소통의 도구'라는 사실을 기억해야 한다.

　그림책 안에 있는 단 한 페이지의 그림만으로도 아이와 이런저런 대화를 나눌 수 있다. 아이는 자기가 아는 동물을 책에서 발견하면 좋아서 그 동물의 이름을 말할 수도 있고, 그에 따른 자기 경험을 이야기 할 수 있다. 자신이 아는 언어를 표현하면서 책 속에 빠져드는 아이의 모습은 그 자체만으로도 사랑스럽다. 하지만, 아이의 그런 모습 하나 하나를 봐주기보다는 책 내용에만 치중해서 무조건 처음부터 끝까지 읽어야 한다고 여긴다면 아이는 이내 책을 덮게 될지도 모른다. 아이와 함께 그림책을 보는 것은 함께 이야기 여행을 떠나는 것이라고 생각해보면 어떨까? 읽어주는 엄마도 그림책 속 이야기를 즐기면서 아이의 반응을 살피며 함께 천천히 동화된다면 아이는 책이 주는 즐거움과 더불어 엄마와의 색다른 교감을 느낄 수 있을 것이다.

그림책 속에는 무궁한 재미와 교훈, 감동, 의미가 있다. 그리고 그 사실을 아이에게 자연스럽게 전해주기 위해서는 어떠한 강요나 억지가 있어서는 안 된다. 아이의 속도에 맞춰서 들어주고 공감해주는 일이 무엇보다 중요하다. 아이가 좀 더 보고 싶어 하는 페이지가 있으면 그 자리에 멈춰서 아이의 이야기를 들어주자. 그리고 아이가 다음 페이지를 넘길 때 같이 넘기면서 이야기를 이어가면 된다. 아이가 더 이상 보고 싶어 하지 않는다면, 거기서 멈추거나 아이가 원하는 다른 책을 보여주면 그만이다.

'그림책은 즐겁다'라는 느낌을 아이가 간직하게 해주고 그림책을 통해 엄마와 따뜻한 소통을 할 수 있다는 것을 알게 해주는 것만으로도 그림책을 통한 교육적 효과는 극대화된 것이라고 할 수 있다.

그렇다면, 아이와 소통하기 좋은 그림책은 어떤 책들이 있을까?

『잘잘잘 123』

이억배 지음 | 사계절

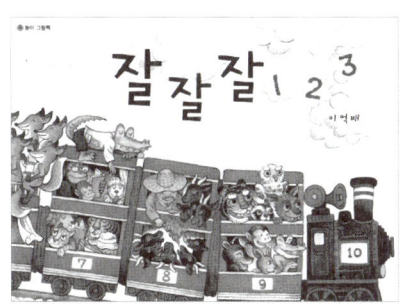

이 그림책은 우리나라 전래동요 '잘잘잘'을 인용해서 만든 책이다. 처음에는 그냥 천천히 읽어주었다가 노래로 다시 불러주면 아이는 눈을 반짝인다. 노래를 부를 때 다리를 쭉 뻗어 아이를 무릎 위에 올려놓고 '잘잘잘'이라고 나오는 부분에서 올렸다 내렸다를 반복해 아이가 들썩이게 해주면 아이는 신이 나서 어쩔 줄 모른다. 이 그림책을 통해 이야기뿐 아니라 노래도 부르고 엄마나 아빠와 함께 몸으로 노는 즐거움을 만끽할 수 있어서 일석삼조의 효과를 볼 수 있다.

아이가 어릴 때는 노래 부르고, 몸으로 노는 매력으로 이 책을 골랐다면 조금씩 커가면서 왼쪽에 숫자, 오른쪽에 그림을 보며 '하나'부터 '열'까지 자연스레 배우는 기쁨을 알게 될 것이다. 덧붙여, 호박을 이고 가는 할머니부터, 두더지, 생선장수 아줌마와 다채로운 생선들, 네쌍둥이, 다람쥐, 여우, 악어이발사, 사자, 호랑이, 원숭이, 고릴라, 할아버지 뒤를 졸졸 따라가는 염소, 윷놀이 하는 동물들, 그리고 마지막엔 등장인물들이 모두 기차를 타고 여행을 가는 장면까지…. 아이의 시선을 제압하는 친숙하고 흥미로운 캐릭터 구성과 작가의 탁월하고 섬세한 음률 맞춤, 각 페이지에 담긴 재미난 이야기들이 엄마와 아이의 소통을 더욱 풍성하게 할 것이다.

보드북으로 되어 있어서 영유아시기의 아이들이 쉽게 넘길 수 있으면서도, 쉽게 찢어지지 않는다. 또, 떨어뜨리거나 부딪쳐도 다치지 않게 모서리가 둥글게 되어있다. 아이가 침을 흘리거나 무조건 찢어버린다고 책을 좀처럼 건네주기 꺼려하는 엄마라면 이 책은 안심해도 좋다. 하지만 아직 말귀를 알아듣지 못하는 우리 아가가 책을 보면서 찢어버린다고 뭐라고 하지 마시라, 아이가 물고 빨고 찢어서 수없이 다시 붙인 책은 아이와 엄마에게 특별한 추억의 책으로 남는다. 우리 집에도 이런 책이 참 많은데 몇 번이나 테이프로 붙여서 누더기가 된 이런 책들을 볼 때마다 아이와 옛날 아기 때 이야기를 나누며 같이 깔깔깔 웃곤 한다. 가끔은 자신이 찢어놓은 책을 엄마가 정성껏 테이프로 붙이고 또 붙였다는 사실에 고마움을 느끼는 아이 모습도 볼 수 있다. 어쨌든, 내 아이 손때가 묻은 흔적이 가득한 책은 어디에서도 구할 수 없는 특별하고 소중한 책이 된다. 아이가 책을 가지고 맘껏 놀 수 있게 도와주자!!

『시리동동 거미동동』

권윤덕 지음 | 창비

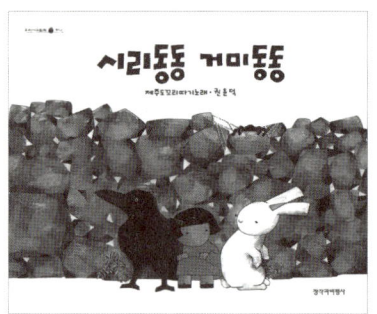

제주도를 배경으로 한 그림책이다. 제주도 특유의 꼬리 따기 노래 『시리동동 거미동동』을 채록하여 재해석한 것이다. 한 소녀가 해녀인 엄마를 기다리는 하루 일상이 그려진 이 책은 제주도의 아름다운 풍경이 정감 있게 잘 표현되어 있다. 특히 제주도에서만 볼 수 있는 까만 돌담과 그곳에 거미줄을 치고 있는 거미를 시작으로 토끼, 까마귀, 하늘, 바다 등으로 이어지는 맛깔스러운 꼬리 따기 노래가 아이들의 흥미를 불러일으킨다.

그림책을 가지고 노래를 불러주거나 율동을 해주면 아이들은 더욱 흥미롭게 이야기에 빠져들 곤 한다. 그냥 읽어줄 때보다 아이를 감싸 안거나 아이와 마주 앉아 눈을 마주치며 책을 넘겨주면서 엄마의 사랑과 정성이 듬뿍 담긴 노래로 그림책 이야기를 들려주면 아이는 정서적으로 안정되고 따뜻한 기운을 느끼는 듯하다.

우리 둘째 아이의 경우, 노래가 있는 그림책을 참 좋아한다. 그냥 읽어줄 때는 별로 흥미를 보이지 않던 그림책을 어느 날 노래로 불러주니 일부러 찾아서 들고 와 노래로 읽어달라고 한다. 처음에는 잘 몰라서 엄마 목소리에 따라 조용히 들으며 보고만 있다가 익숙해지면 자신도 노래에 맞춰 엄마와 함께 따라 부르면서 책장을 넘긴다. 그림과 이야기, 노래가 한데 어우러져서 아이에게 풍성한 상상력과 감성을 불어넣어준다는 사실을 알 수 있다.

특히 『시리동동 거미동동』의 마지막 페이지에 "엄마의 마음" 하면서 소녀와 아이가 포옹할 때 그에 맞춰 우리 아이도 같이 껴안아주면 아이는 이 책을 볼 때마다 엄마의 품을 떠올리며 마지막 페이지에 엄마와 포옹할 시간을 기다린다. 스킨십을 통한 소통은 매우 중요하다. 그런 점에서 이 책의 마지막 페이지에서는 꼭 아이를 꼭 껴안아주면 좋겠다. 특히, 그림책을 읽으며 하는 스킨십은 아이와 엄마에게 매우 오랫동안 진한 기억으로 남는다.

『달려』

이혜리 지음, 정병규 꾸밈 | 보림

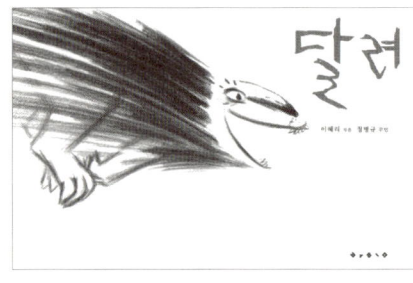

앞표지를 쫙 펼치자 바람을 가르고 신나게 달리는 사자의 모습이 있다. 그림과 함께 '달려'라는 제목이 역동적으로 다가오는 그림책이다. 하지만, 표지와 달리 첫 페이지의 그림은 기운 없이 축 늘어져있는 호랑이가 한쪽 귀퉁이에 외롭게 그려져 있다. 그리고 다음 페이지에는 대자로 누워 멍한 표정을 한 치타, 왠지 모를 고독함이 잔뜩 베인 표정의 공작, 그리고 엎드려 누워서 털을 축 늘어뜨리고 있는 사자.

글 없이 그림만 쭉 보여주다가 드디어 "심심해……"라는 한마디 글귀가 눈에 띈다. 그리고 다음 페이지에서 익살스런 표정의 공룡이 나타나서는 "심심해?" 하고 묻더니 이내 "달려!"하며 달리기 시작한다. 사자도, 공작도, 치타도, 호랑이도 신나게 달린다. 그러면서 동물들이 하나, 둘 점점 늘어가고……. 너무 신나게 달리다보니 서로 뒤엉켜 넘어지고 만다. '쿵!'.

그래도 전혀 아랑곳하지 않는다. 모두 천연덕스럽게 다시 일어나 바람을 가르며 신나게 달리는 동물들의 모습을 보고 있으면 읽는 우리들도 어느덧 함께 달리고 있는 듯 숨이 차오른다. 마지막에 "하아, 잘 놀았다!"라며 모두 둘러앉아 헉헉대는 모습을 보노라면 마치 함께 달리고 논 것 같은 기분이 느껴질 정도로 생생한 그림책이다.

  흑백의 연필화기법으로 그려진 이 책은 특유의 섬세한 그림기법으로 컬러가 있는 그림책보다 오히려 더 역동적이고 생생한 표현력을 발휘하고 있다. 덕분에 글이 없어도 아이들은 오롯이 그림에 빠져들어 한 페이지, 한 페이지 놓치지 않고 본다. 새로운 동물들이 하나, 둘 늘어날 때마다 그것을 하나하나 발견하면서 즐거워하고 그 동물들이 한데 어울려 달리는 모습이 신기해서 눈을 떼지 못한다. 달리다가 넘어져 이빨이 부러지고도 아랑곳하지 않고 웃으며 달리는 공룡의 모습을 볼 때 "공룡은 자기 이빨 부러진 것도 모르나봐!" 하며 깔깔깔 웃어댄다.

  장난감이나 컴퓨터 동영상, 게임에 현혹되기 쉬운 요즘의 우리 아이들이 함께 어울리며 달리기만 해도 이렇게 즐거울 수 있다는 사실을 알려주는 참 좋은 그림책이다. 놀이 속에 담긴 소통, 그 즐거움이 한껏 담긴 이 책은 두고두고 볼 때마다 미소를 자아낸다.

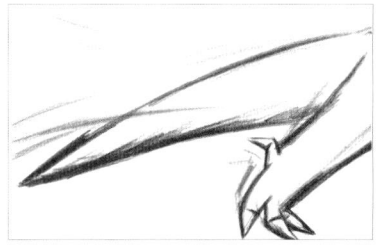 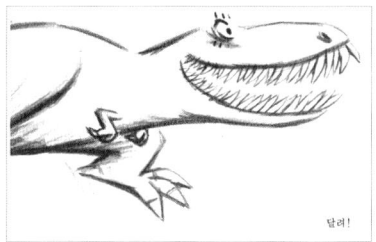

10
워킹 맘을
위로하는 그림책

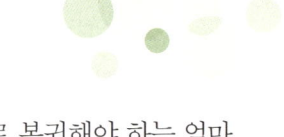

　맞벌이가 많은 요즘, 아이를 낳고 곧 직장으로 복귀해야 하는 엄마들이 참 많다. 작고 예쁜 아가를 내 손으로 얼마 키우지 못하고 매일 아침 일찍 기관이나 친인척에게 맡기고 길을 나서야 하는 엄마들은 가슴이 미어진다. 하루 종일 아이를 돌봐야하는 전업 맘들도 결코 쉽지 않지만 워킹 맘은 물리적 시간상 아이와 오래 하지 못하는 것에서 엄마로서의 죄책감과 미안함을 늘 품고 지내게 된다.

　직장에서 하루 종일 일을 하고 돌아온 워킹 맘은 몸이 피로하지만 아이에 대한 안쓰러움으로 아이에게 더 많은 것을 해주고 싶어진다. 자신이 다른 엄마들보다 아이와 더 많은 시간을 갖지 못함으로 인해 아이의 육체적, 정신적 건강이 월등히 좋지 않아지면 어쩌나 하는 걱정과 불안이 밀려들 때도 있다. 이런 마음이 들 때, 그림책으로 자신의 마음을 위로해보고 아이와 소통해보는 것은 어떨까?

　전업 맘보다는 더 많은 시간을 아이에게 할애할 수는 없지만 적은 시간이라도 아이와 밀도 있게 보낼 수 있는 방법을 생각해보자. 그 중 좋은 방법으로 그림책으로 아이와 잠들기 전에 꼭 이야기를 나누는 것이 있다. 회사에서 돌아온 엄마는 아이와 많은 얘기를 하고 싶지만, 아이에게 나눌 수 있는 이야기는 의외로 한정되어 있다. "오늘 하루 어땠어?", "뭐 먹었어?", "누구랑 놀았어?" 등이 전부일지도 모른다. 그럴 때 아이가 엄마의 사랑을 한껏 느낄 수 있는 그림책을 읽어주면 어떨까? 비록 하루 동안 엄마와 오래 떨어져 있었을지라도 엄마는 늘 너를 생각하고 있고 너를 위해 늘 최선을 다하는 삶을 살고 있다는 것을 그림책으로 이야기 해보는 것도 좋은 방법이 될 것이다.

『엄마는 회사에서 내 생각해?』

김영진 지음 | 길벗어린이

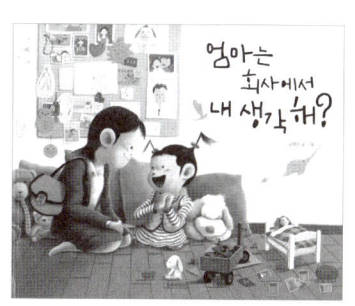

　워킹 맘의 일상을 아침부터 저녁까지 생생하게 그린 그림책이다. 엄마는 아침 출근을 위해 은비를 얼른 유치원에 보내야 해서 몸과 마음이 분주하다. 여유롭고 즐겁게 시작하고 싶은 월요일 아침이지만 은비가 유치원에 가기 싫다고 떼를 쓰는 바람에 엄마는 억지로 아이를 끌고 갈 수밖에 없다. 은비를 겨우 유치원에 보내고 전철을 탄 엄마는 마음이 휑하고 은비에게 미안한 마음에 가슴이 아프다. 한편, 유치원에 가장 먼저 도착한 은비는 외롭게 하루를 시작하지만 곧 단짝 친구가 와서 미소를 찾는다.

회사에서 일을 시작하는 순간부터 저녁 퇴근시간을 맞추기 위해 긴장을 늦추지 않는 엄마의 모습, 엄마의 걱정과 우려와는 달리 씩씩하고 활발하게 친구들과 잘 어울리고 밥도 잘 먹는 은비의 모습은 현실 속 워킹 맘과 그 아이들 일상과 흡사하다.

아이들이 쉽게 이해할 수 있도록 일하는 엄마와 아이의 일과를 쉽게 비교하며 그린 책이다. 그리고 일하는 엄마도 우리 아이가 유치원에서 어떻게 지낼지 한눈에 알 수 있도록 엄마와 아이 두 개의 시선을 적절히 잘 배합했다. 일하는 엄마의 마음, 아이의 마음을 한 눈에 엿볼 수 있어서 워킹 맘에게는 위로가 되면서 아이에게는 비록 일하는 엄마라서 몸은 오래 떨어져 있어도 엄마의 사랑이 늘 자신에게 향해 있음을 알려주는 착한 그림책이다.

『나는 기다립니다…』

다비드 칼리 글, 세르주 블로크 그림 | 문학동네

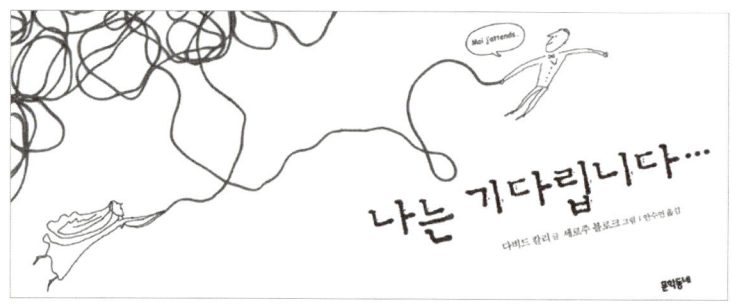

이 책은 우리가 얼마나 많은 '기다림'을 맞이하면서 사는 지에 대해 매우 단순한 그림으로 임팩트 있게 보여주고 있다. 어서 키가 자라기를 기다리고, 잠들기 전에 뽀뽀 인사를 기다리고, 맛있는 케이크를 기다리고, 비가 그치길 기다리고, 크리스마스를 기다리고, 사랑을 기다리고, 영화가 시작되길 기다리고……. 크고 작은 '기다림들'을 매우 심플하지만 강한 통찰력으로 그려냈다.

이 책이 가지는 독특한 매력은 처음부터 끝까지 이어지는 빨간 끈에 있다. 매 페이지마다 등장하는 빨간 끈이 이야기의 흐름을 더욱 집중할 수 있게 해줄 뿐 아니라 하나의 인생을 엮어가는 역할을 한다. 우리 삶은 얼핏 보면 자연히 이뤄진 것 같지만 어느 것 하나 저절로 이뤄진 것 없이 많은 시간과 정성이 들어간다는 사실을 의미 있게 보여준다. 그리고 마지막 페이지에서 잘 묶여진 빨간 실타래 한쪽이 길게 늘어트려진 모습으로 '끝'이 아닌 '끈'으로 표현된 것은 이 책의 여운을 더욱 진하게 만들어준다.

워킹 맘은 아이와 헤어지는 순간부터 아이와 만날 시간을 기다린다. 그리고 어서 아이가 빨리 자라기만을 기다릴지도 모른다. 그래서 엄마의 손을 타지 않아도 될 시기가 되어서 스스로 할 수 있는 시간이 어서 오기를 말이다. 하지만, 우리 인생은 때마다 또 다른 기다림이 기다리고 있다. 그 기다림을 숙명으로 받아들일 수 있다면 우리는 좀 더 삶을 여유롭게 살 수 있을지 모른다. 조바심 내지 않고 기다림을 당연히 여기면서 매 순간 최선을 다하는 인생을 살면 어떨까? 어쩌면 워킹 맘에게 그 마음이 가장 필요할지모른다. 많은 기다림의 끝에 얻게 되는 것들이 기쁨이 될 수 있도록 우린 좀 더 여유롭고 지혜로워져야 할 것이다.

『호랑이를 탄 엄마』

서선연 글, 오승민 그림 | 느림보

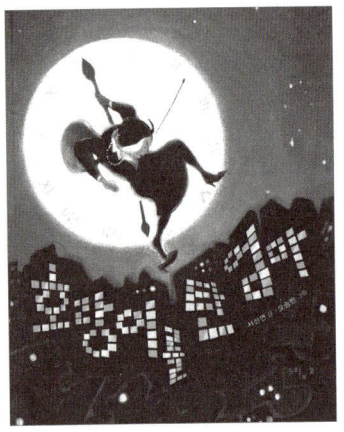

일하는 엄마의 바쁜 퇴근길 모습을 그린 책이다. 아이들을 생각하며 급하게 집으로 향하는 엄마는 뜻하지 않게 계속 떡을 달라는 호랑이, 팥죽 달라는 호랑이, 자신을 잡아먹겠다는 호랑이를 만난다. 그때마다 엄마는 의기양양하게 위기를 모면한다. 엄마만 가질 수 있는 용기와 배짱이 한껏 느껴지는 그림책이다.

현대적인 배경에서 옛 이야기에서나 나올법한 호랑이의 등장이 생뚱맞아 보일 수 있지만 일하는 엄마가 퇴근하려고 할 때마다 방해 받는 순간 순간을 호랑이를 빗대서 그린 것이다. 하지만, 집에서 엄마만을 기다리고 있는 아이들은 엄마가 왜 늦게 오는지 알 수 없다. 엄마가 집으로 돌아오기 위해 얼마나 열심히 일을 해야 하고 얼마나 분주하게 달려와야 했을지 말이다.

워킹 맘이라면 누구나 느끼고 겪을 매일 매일의 긴박한 퇴근길. 이 그림책을 통해 일하는 엄마들은 응원과 격려를 받고, 엄마를 기다리는 아이는 이해와 공감의 메시지를 얻을 수 있게 된다. 헌데 또 하나의 아이러니한 반전이 있다. 집에 겨우 무사히 돌아온 엄마를 맞이하는 건 호랑이 머리띠를 하고 호랑이 옷을 입고 뛰쳐나오는 아이들, 엉망으로 어질러진 집을 보면서 엄마는 하루 종일 보고 싶었던 아이들이지만 다시 아이들이 호랑이처럼 느껴질 만큼 피로가 몰려온다. 일과 가사 노동, 육아를 모두 감당해야 하는 워킹 맘의 일상과 복잡다단한 마음을 위트 있고 센스 넘치게 표현한 그림책이다.

본문에 소개된 그림책 목록

엄마가 엄마가 된 날	나가노 히데코 지음, 한영 옮김	책읽는곰
엄마, 언제부터 날 사랑했어?	안니 아고피앙 글, 클레르 프라네크 그림	문학동네
우린 모두 아기였다	스즈키 마모루 글·그림, 김난주 옮김	베틀북
아빠가 아빠가 된 날	나가노 히데코 지음, 한영 옮김	책읽는곰
아빠는 언제나 너를 사랑해	한스 크리스티안 슈미트 글, 안드레아스 네메트 그림	크레용하우스
우리 아빠 정말 멋져요	미레이유 달랑세 글·그림, 김정희 옮김	베틀북
아가야, 안녕?	제니 오버랜드 글, 줄리 바바스 그림, 김장성 옮김	사계절
엄마가 알을 낳았대	배빗 콜 글, 그림, 고정아 옮김	보림
동생이 태어날 거야	존 버닝햄, 헬린 옥슨버리 지음, 홍연미 옮김	웅진출판
동갑내기 울엄마	임사라 글, 박현주 그림	나무생각
세 엄마 이야기	신혜원 글·그림	사계절
강아지똥	권정생 지음	길벗어린이
엄마 마중	이태준 글, 김동성 그림	보림
날마다 날마다 놀라운 일들이 생겨요	신시아 라일런트 글, 코코 다울리 그림	문학과지성사
너를 이만큼 사랑해	무라카미 준코 글, 모리야 아키코 그림	예림당
선인장 호텔	브렌다 기버슨 글, 미간 로이드 그림	마루벌
리디아의 정원	사라 스튜어트 글, 데이비드 스몰 그림	시공주니어
언젠가 너도	앨리슨 맥기 글, 피터 H. 레이놀즈 그림	문학동네
고함쟁이 엄마	유타 바우어 글·그림, 이현정 옮김	비룡소
이렇게 널 사랑해	가브리엘라 커셀만 글, 루시아 세라노 그림	한솔수북
너는 특별하단다	맥스 루케이도 글	고슴도치
고래들의 노래	다이안 셀든 글, 개리 블라이드 그림	비룡소
황소 아저씨	권정생 글, 정승각 그림	길벗어린이
꽃을 좋아하는 소 페르디난드	먼로 리프 글, 로버트 로슨 그림	비룡소
영이의 비닐우산	윤동재 글, 김재홍 그림	창비

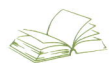

내 다리는 휠체어	프란츠 요제프 후아이니크 글, 베레나 발하우스 그림	주니어 김영사
점	피터 H. 레이놀즈 지음	문학동네
악어오리 구지구지	천즈위엔 글·그림	예림당
북극곰 코다	이루리 글, 배우리 그림	북극곰
엄마 꼭 안아 주세요	닉 블랜드 글, 프레야 블랙우드 그림	책과콩나무
우리 가족입니다	이혜란 지음	보림
친절한 친구들	후안 이춘 글, 무라야마 토모요시 그림	한림출판사
지각대장 존	존 버닝햄 지음, 박상희 옮김	비룡소
검피 아저씨의 드라이브	존 버닝햄 지음, 이주령 옮김	시공주니어
검피 아저씨의 뱃놀이	존 버닝햄 지음, 이주령 옮김	시공주니어
셀마	유타 바우어 지음, 구연정 옮김	민음사
색깔의 여왕	유타 바우어 지음, 조연주 옮김	문학동네
할아버지의 천사	유타 바우어 지음, 유혜자 옮김	비룡소
숲 속 작은 집 창가에	유타 바우어 지음, 유혜자 옮김	북극곰
만희네 집	권윤덕 글·그림	길벗어린이
엄마, 난 이 옷이 좋아요	권윤덕 글·그림	길벗어린이
일과 도구	권윤덕 글·그림	길벗어린이
앙괭이가 온다	김점선 지음	꼬마샘터
큰엄마	김점선 지음	꼬마샘터
게사니	김점선 지음	꼬마샘터
우주의 말	김점선 지음	꼬마샘터
넉 점 반	윤석중 글, 이영경 그림	창비
담	지경애 글·그림	반달
심심해서 그랬어	윤구병 글, 이태수 그림	보리
콩중이 팥중이	이주혜 글, 홍선주 그림	시공주니어
해와 달이 된 오누이	김미혜 글, 최정인 그림	비룡소

제목	저자	출판사
마고할미	정근 글, 조선경 그림	보림
작은집 이야기	버지니아 리 버튼 지음	시공주니어
우리 엄마	앤서니 브라운 지음, 허은미 옮김	웅진주니어
눈	이보나 흐미엘레프스카 지음, 이지원 옮김	창비
새는 새는 나무자고	전래동요, 정순희 그림	창비
쉿!	민퐁 호 글, 호리 미드 그림	삼성출판사
북쪽나라 자장가	낸시 화이트 칼스트롬 글, 다이앤 딜론 그림	보림
타박이	신동흔, 김남희 글, 유승희 그림, 박정아 곡	큰북작은북
노란우산	류재수 지음, 신동일 작곡	보림
노래 노래 부르며	이원수 외 작사, 홍난파 외 작곡, 장홍을 그림	길벗어린이
구리와 구라의 빵 만들기	나카가와 리에코 글, 오무라 유리코 그림	한림출판사
빨간 풍선의 모험	옐라 마리 지음	시공사
장갑	에우게니 M.라쵸프 지음	한림출판사
딸은 좋다	채인선 글, 김은정 그림	한울림어린이
언젠가 너도	피터 레이놀즈 그림, 앨리슨 맥기 글	문학동네
너를 보면	피터 레이놀즈 그림, 앨리슨 맥기 글	문학동네
나, 아기 안 할래!	김동영 글·그림	키다리
피터의 의자	에즈러 잭키츠 글·그림, 이진영 옮김	시공주니어
우리 집에 아기가 태어나요	이토 에미코 글, 이토 야스히로 사진	애플비
아빠가 되고 싶어요	볼프 에를브루흐 글·그림	사계절
찰리가 온 첫날 밤	헬린 옥슨버리 그림, 에이미 헤스트 글	시공주니어
내가 아빠를 얼마나 사랑하는지 아세요?	아니타 제람 그림, 샘 맥브래트니 글	베틀북
구름나라	존 버닝햄 글·그림, 고승희 옮김	비룡소
100만 번 산 고양이	사노 요코 지음, 김난주 옮김	비룡소
네 개의 그릇	이보나 흐미엘레프스카 지음	논장

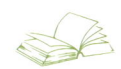

아빠랑 함께 피자놀이를	윌리엄 스타이그 지음, 박찬순 옮김	보림
괴물들이 사는 나라	모리스 샌닥 글·그림	시공주니어
아빠는 곰돌이야	김숙영 글·그림	책읽는곰
친구와 싸웠어!	시바타 아이코 지음	시공주니어
으뜸 헤엄이	레오 리오니 글·그림	마루벌
세상에서 가장 큰 아이	케빈 헹크스 글, 낸시 태퍼리 그림	비룡소
제랄다와 거인	토미 웅거러 글·그림	비룡소
누구나 눈다	고미타로 글·그림	한림출판사
모두들 잠이 들어요	마거릿 와이즈 브라운 글, 진 살럿 그림	비룡소
아기 어르고 달래고 재우는 자장노래	백창우 글, 한지희 그림	파랑새 어린이
엄마는 나를 정말 사랑하나 봐	김이연 글	정글짐북스
도리도리 짝짜꿍	김세희 엮음, 유애로 그림	보림
응가하자, 끙끙	최민오 지음	보림
싫어 공주와 말썽쟁이 곰	클라라 벌리아미 지음	미래아이
두드려 보아요	안나 클라라 티돌름 지음	사계절
주머니 밖으로 폴짝	데이비드 에즈라 스테인 글·그림	시공주니어
아주 아주 특별한 집	루스 크라우스 글, 모리스 샌닥 그림	시공주니어
엄마는 너를 사랑해	데비 글리오리 글·그림	킨더랜드
두드려 보아요	안나 클라라 티돌름 지음	사계절
잘잘잘 123	이억배 지음	사계절
시리동동 거미동동	권윤덕 지음	창비
달려	이혜리 지음, 정병규 꾸밈	보림
엄마는 회사에서 내 생각해?	김영진 지음	길벗어린이
나는 기다립니다…	다비드 칼리 글, 세르주 블로크 그림	문학동네
호랑이를 탄 엄마	서선연 글, 오승민 그림	느림보

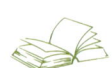

도서출판 이비컴의 실용서 브랜드 **이비락**樂은 더불어 사는 삶에 긍정적인 변화를 가져다 줄 유익한 책을 만들기 위해 끊임없이 노력합니다.
원고 및 기획안 문의 : bookbee@naver.com